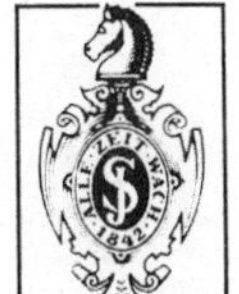

Neue Konzepte der Diagnostik und Therapie des Mammakarzinoms

Bericht über die 1. wissenschaftliche Tagung
der Deutschen Gesellschaft für Senologie:
Vor- und Frühstadien des Mammakarzinoms

Herausgegeben von
F. Kubli und D. von Fournier

Mit 87 Abbildungen

Springer-Verlag
Berlin Heidelberg New York Tokyo 1984

Professor Dr. F. Kubli
Professor Dr. F. von Fournier

Klinikum der Universität Heidelberg
Frauenklinik
Voßstraße 9
D-6900 Heidelberg

CIP-Kurztitelaufnahme der Deutschen Bibliothek

Neue Konzepte der Diagnostik und Therapie des Mammakarzinoms:
Bericht über d. 1. Wiss. Tagung d. Dt. Ges. für Senologie:
Vor- u. Frühstadien d. Mammakarzinoms.
Hrsg. von F. Kubli u. D. von Fournier.
Berlin, Heidelberg, New York, Tokyo: Springer, 1984.

NE: Kubli, Fred [Hrsg.]; Wissenschaftliche Tagung Vor- und Frühstadien des Mammakarzinoms 1981, Heidelberg; Deutsche Gesellschaft für Senologie

ISBN-13: 978-3-642-68089-2 e-ISBN-13: 978-3-642-68088-5
DOI: 10.1007/978-3-642-68088-5

Satz und Druck: Zechnersche Buchdruckerei, Speyer am Rhein
Einband: J. Schäffer OHG, Grünstadt
2121/3020-543210

Vorwort

Vor einiger Zeit fand in Heidelberg die Gründungstagung der Deutschen Gesellschaft für Senologie statt. Tagungsthema war „Diagnose und Therapie der Vor- und Frühstadien des Mammakarzinoms“. Das Interesse war groß und reflektierte sich in der hohen Zahl von über 500 Kongreßteilnehmern.

In zweifacher Hinsicht stellte dieser Anlaß einen Markstein in der senologischen Landschaft dar. Einerseits unterstreicht die Gründung einer organzentrierten, fachübergreifenden und interdisziplinären wissenschaftlichen Gesellschaft - und das dadurch geweckte breite Interesse - die Komplexität der anstehenden Probleme und die Notwendigkeit echter interdisziplinärer Zusammenarbeit. Andererseits wurden zum ersten Mal im deutschen Sprachbereich die Perspektiven und Hoffnungen, aber auch die Unsicherheiten und Verwirrungen, die sich mit der Vorverlegung der Malignomdiagnose in zeitlich frühere Stadien und der Möglichkeit organkonservierender Therapieformen ergeben, in breitem Rahmen diskutiert.

Es zeigte sich, daß neue therapeutische Perspektiven für das Mammakarzinom im Spannungsfeld zwischen der lebensbedrohlichen Natur der Erkrankung und dem psycho-sozial mutilierenden Charakter bewährter herkömmlicher Therapie den Therapeuten ebenso faszinieren wie verunsichern.

Mit dem vorliegenden Buch wird von namhaften Vertretern der Chirurgie, Gynäkologie, Radiologie, Pathologie und Inneren Medizin ein Gesamtüberblick zum aktuellen Stand der Diagnostik und der Behandlung der präinvasiven und frühinvasiven Mammakarzinoms gegeben. Dabei geht es Autoren und Herausgebern vor allem darum, neben Empfehlungen auf gesicherter Grundlage auch die Brennpunkte der Kontroversen darzustellen. Dazu zählen z. B. der Wert der subkutanen Mastektomie, Verzicht auf Radikaloperation und Nutzen und Risiken der adjuvanten Chemotherapie.

Den ärztlichen Kollegen der verschiedensten Fachbereiche, die in Klinik und Forschung die Senologie in hervorragender Weise vertreten, möchten wir herzlich danken für ihre Unterstützung bei der Gründungsversammlung der Deutschen Gesellschaft für Senologie.

Prof. Dr. med. F. Kubli   Prof. Dr. med. D. v. Fournier

Inhaltsverzeichnis

Autoren

Prof. Dr. A. C. Almendral
Univ.-Frauenklinik, Schanzenstr. 46, CH-4000 Basel

Dr. M. Bauer
Univ.-Frauenklinik, Voßstr. 9, 6900 Heidelberg

Prof. Dr. Bässler
Pathol. Institut, Pacellia-Allee 4, 6400 Fulda

Prof. Dr. F. K. Beller
Westf. Wilhelms-Universität, 4400 Münster

Prof. Dr. H. Bohmert
Klinikum Grosshadern, Chirurg. Univ.-Klinik, Marchioninistr. 15, 8000 München

Dr. J. Böttger
Städt. Kliniken, 4600 Dortmund

Prof. Dr. E. Boquoi
Elisabeth-Krankenhaus, Moltkestr. 61, 4300 Essen 1

PD Dr. R. Brun del Re
Univ.-Frauenklinik, Schanzenstr. 46, CH-4000 Basel

Dr. R. Callies
Univ.-Frauenklinik, Hufelandstr. 55, 4300 Essen

Prof. Dr. P. Citoler
Univ.-Frauenklinik, 5000 Köln 1

Dr. W. Dickreuther
Univ.-Frauenklinik, Schanzenstr. 46, CH-4000 Basel

Prof. Dr. D. v. Fournier
Univ.-Frauenklinik, Abt. f. gynäkol.-geburtshilfliche Radiologie, Voßstr. 9, 6900 Heidelberg

Prof. Dr. H. J. Frischbier
Univ.-Frauenklinik, 2000 Hamburg 20

PD Dr. D. Fritze
Medizinische Univ.-Klinik, Bergheimerstr., 6900 Heidelberg

Dr. H. J. Genz
Univ.-Frauenklinik, Hufelandstr. 55, 4300 Essen 1

Dr. R. Haas
Wilhelm-Conrad-Röntgen-Klinik, 6300 Giessen

PD Dr. M. Habs
Deutsches Krebsforschungs-Institut, Institut für Toxikologie u. Chemotherapie, 6900 Heidelberg

Prof. Dr. F. Harder
Kantonsspital, Abt. f. Chirurgie, Spitalstr., CH-4000 Basel

Prof. Dr. C. Herfarth
Direktor d. Abt. Allg. Chirurgie, Chirurgische Univ.-Klinik, 6900 Heidelberg

PD Dr. A. Hollinger
Chirurgische Klinik A, CH-8091 Zürich

Prof. Dr. W. Hoeffken
Strahleninstitut der AOK, Machabäerstr. 17–19, 5000 Köln 1

PD Dr. H. Hoeffken
Univ.-Frauenklinik, Abt. Morphologie, Voßstr. 9, 6900 Heidelberg

Prof. Dr. R. Hünig
Kantonsspital, Abt. f. Radio-Onkologie, Spitalstr., CH-4000 Basel

Prof. Dr. J. Hüter
Städt. Frauenklinik, Weinbergstr. 1, 3200 Hildesheim

Prof. Dr. G. van Kaick
Deutsches Krebsforschungszentrum, Im Neuenheimer Feld, 6900 Heidelberg

Dr. F. Kassen
Wilhelm-Conrad-Röntgen-Klinik, 6300 Gießen

PD Dr. M. Kaufmann
Univ.-Frauenklinik, Voßstr. 9, 6900 Heidelberg

Dr. K. Klinga
Univ.-Frauenklinik, Voßstr. 9, 6900 Heidelberg

Dr. H. Klingemann
Städt. Frauenklinik, Weinbergstr. 1, 3200 Hildesheim

Dr. B. Koszak
Univ.-Frauenklinik, 5000 Köln 1

Prof. Dr. G. Kreuzer
Zentralkrankenhaus Renkenheide, 2850 Bremerhaven

Prof. Dr. F. Kubli
Geschäftsführender Ärztl. Dir. Univ.-Frauenklinik, Voßstr. 9, 6900 Heidelberg

Prof. Dr. G. Lemperle
St. Markus-Krankenhaus, Plast. Chirurgie, Wilhelm-Einstein-Str. 2, 6000 Frankfurt

PD Dr. U. Lorenz
Univ.-Frauenklinik, Voßstr. 9, 6900 Heidelberg

Dr. M. Makek
Chirurg. Klinik A, CH-8091 Zürich

Dr. B. Meyer-Menk
Städt. Frauenklinik, Weinbergstr. 1, 3200 Hildesheim

Dr. A. Müller
Univ.-Frauenklinik, Voßstr. 9, 6900 Heidelberg

Prof. Dr. K. G. Ober
Univ.-Frauenklinik, Universitätsstr. 21–23, 8520 Erlangen

PD Dr. R. R. Olbrisch
Diakonie-Krankenanstalten Florence Nightingale, Abt. Plast. Chirurgie, Kreuzbergstr. 79, 4000 Düsseldorf

Prof. Dr. H. H. Rummel
Univ.-Frauenklinik, Abt. für Morphologie, Voßstr. 9, 6900 Heidelberg

Prof. Dr. B. Runnebaum
Univ.-Frauenklinik, Abt. für Endokrinologie, 6900 Heidelberg

Prof. Dr. H. Rüttgers
Univ.-Frauenklinik, Voßstr. 9, 6900 Heidelberg

Dr. H. D. Scheffzek
Univ.-Frauenklinik, Voßstr. 9, 6900 Heidelberg

Prof. Dr. P. Schlag
Chirurg. Univ.-Klinik, Im Neuenheimer Feld, 6900 Heidelberg

Prof. Dr. D. Schmähl
DKFZ, Institut für Toxikologie und Chemotherapie, Im Neuenheimer Feld, 6900 Heidelberg

Prof. Dr. C. G. Schmidt
Univ.-Frauenklinik, Hufelandstr. 55, 4300 Essen 1

Dr. U. Spāh
Univ.-Frauenklinik, Voßstr. 9, 6900 Heidelberg

Dr. H. H. Spitalny
St. Markus-Krankenhaus, Plast. Chirurgie, Wilhelm-Einstein-Str. 2, 6000 Frankfurt

Dr. H. J. Stauffer
Univ.-Frauenklinik, Schanzenstr. 46, CH-4000 Basel

Prof. Dr. H.-E. Stegner
Univ.-Frauenklinik, Martinistr. 52, 2000 Hamburg 20

Dr. D. Stucki
Univ.-Frauenklinik, Schanzenstr. 46, CH-4000 Basel

Dr. C. Theele
Pathol. Institut, Pacelliallee 4, 6400 Fulda

Prof. Dr. K. Thomsen
Univ.-Frauenklinik, 2000 Hamburg 20

Prof. Dr. W. Thorban
Städt. Kliniken, 4600 Dortmund

Prof. Dr. J. Thorhorst
Institut für Pathologie der Universität Basel, CH-4000 Basel

Prof. Dr. G. Wagner
Deutsches Krebsforschungszentrum, Im Neuenheimer Feld, 6900 Heidelberg

Dr. E. Walther
Kantonsspital, Abt. für Radio-Onkologie, Spitalstr., CH-4000 Basel

Dr. K. A. Walz
Univ.-Frauenklinik, 4300 Essen

Dr. H. Weiger
Univ.-Frauenklinik, Voßstr. 9, 6900 Heidelberg

PD Dr. G. Widmaier
Evang. Diakonissen-Krankenhaus, Rosenbergstr., 7000 Stuttgart

Prof. Dr. K. zum Winkel
Univ.-Strahlenklinik, Voßstr., 6900 Heidelberg

Prof. Dr. H. Wollnik
Wilhelm-Conrad-Röntgen-Klinik, 6300 Gießen

Dr. A. Zehnder
Univ.-Frauenklinik, Schanzenstr. 46, CH-4000 Basel

PD Dr. H. Zippel
Univ.-Frauenklinik, 5000 Köln 1

Geleitwort

W. Dörr

Was die „Senologie“ betrifft, so kann man bezüglich der Etymologie des Wortes gewiß verschiedener Meinung sein. Der Wortstamm ist der gleiche wie der unseres lateinischen Wortes Sinus, und wenn Anatomen oder Pathologen etwas nicht wissen, gehen sie zu Hyrtl, dem Wiener Anatomen vor mehr als 100 Jahren: Da finden sie auf Seite 478 acht verschiedene Bedeutungen von „Sinus“. Ziffer 6 scheint mir dem Gegenstand Ihrer Bemühungen nahezukommen. Der Vorteil *Ihrer* Terminologie ist, daß zunächst niemand weiß, wovon sie wirklich sprechen. Wenn man einen Feind überlisten will, muß man eine Tarnung, also eine Täuschung, oder, wie der Biologe das nennt, eine Mimikry vornehmen. Die Brustdrüse ist im weiteren Sinne eine Hautanhangsdrüse, sie geht also von der Körperdecke aus, hat eine besondere Bindung an ein entwicklungsgeschichtlich definiertes Feld, das wir Milchleiste nennen und die bei allen Säugern mehr oder weniger deutlich ist. Daß auch der Mensch in diese größeren Zusammenhänge der Tierreihe eingebunden ist, wird erhellt aus dem Befund einer akzidentellen Mamma, die offenbar funktionell interessant war. Die Senologen befinden sich tatsächlich in einer gewissen philologischen Schwierigkeit: Senon bedeutet eine geophysikalische Situation, eine erdgeschichtliche Kreideformation in der Umgebung der französischen Stadt Sens. Die Senologie hat aber natürlich mit geologischen Fragestellungen nur entfernt etwas zu tun. Dagegen ist die „Sinologie“ seit 100 Jahren vergeben, bedeutet sie doch die Erforschung des alten China, seiner Kultur, seiner Politik, seiner Geschichte im weiteren Sinne. Diese sprachlichen Zusammenhänge sind ohne eine gute Kenntnis der griechischen Wortstämme gar nicht zu praktizieren. Wenn man etwas nicht weiß, verweist man gerne auf eine Sprache, die man selbst nur unvollkommen versteht. Ich habe den heimlichen, immer wiederkehrenden Verdacht, daß das Wort „Senologie“ aus dem Amerikanischen kommt, weil natürlich „e“ wie „i“ gesprochen werden muß, also eine „Senology“ dem, was hier in Rede steht, der Lehre also von dem menschlichen Busen, am nächsten kommt. Eine in Rom promovierte Mitarbeiterin hat mir erklärt, daß im Italienischen „il seno“ der Busen heißt. Also dürften Amerikaner italischer Herkunft die „Senology“ kreiert haben.

Scherz beiseite: Man kann Pathologie unter zwei Aspekten betreiben, insbesondere ist das *Geschwulstproblem* zweierlei Betrachtungsweisen zugänglich, einer zellularen und einer organismischen. Die Krankheiten durch bösartige Geschwülste liegen in der Erwartungsbreite des Lebens. Leben ist die schönste Erfindung der Natur und der Tod ist ihr Kunstgriff, viel Leben zu haben (Goethe 1781/82): Störungsfreies Leben kann es nur unter Aufbietung aller Regulationen und für eine vergleichsweise kurze Lebensspanne geben. Vom Standpunkt einer distanzierten Betrachtung aus, die es nämlich mit den Gesetzen der physikalischen Chemie hält, darf man vorsichtig formulieren: Leben ohne Störung bedeutet eher die Ausnahme, bedeutet also den weniger wahrscheinlichen Fall. Krankheit ist der wahrscheinlichere, - das alles aus Gründen einer sog. theoretischen Pathologie.

Wir Heidelberger Pathologen sind vorwiegend einer anthropologischen Betrachtung verpflichtet. Über diese Form einer gleichsam höheren Krankheitsforschung kann man nur sprechen, wenn man seine Patienten wirklich genau kennt, das Leben ihrer Familie, den Lebenskreis ihres Volkes - also Herkunft und Umwelt. Hier freilich fängt das Schicksalhafte an und damit vielleicht auch, wie Heinz Oeser mit seinem Buch „Schicksal oder Verschulden" das ausdrücken wollte, die *Schuldfrage* im eigentlichen Sinne.

Fati ista culpa est, nemo fit fato nocens.

Emil Staiger übersetzt das so:

Wo Schicksal waltet, trifft den Menschen keine Schuld!

Literatur

Hyrtl, J.: Onomatologia anatomica. Neudruck 1970. G. Olms Verlag, Hildesheim, New York

I
Vor- und Frühstadium des Mammakarzinoms

1 Epidemiologie

1.1 Epidemiologische Risikofaktoren

G. Wagner

Nach überschlägigen Schätzungen sterben auf der gesamten Erde jährlich rund 250000 Frauen an Mammakrebs. In der westlichen Welt ist der Brustkrebs heutzutage die häufigste Krebsform beim weiblichen Geschlecht. Rund 7% aller Frauen, d.h. etwa jede 15. Frau, erkranken im Laufe des Lebens an einem Mammakarzinom [22]. 1976 wurden in den USA 88000 an Brustkrebs erkrankte Patientinnen registriert; 33000 starben im gleichen Jahr [35]. In der Bundesrepublik Deutschland verstarben 1978 11720 Frauen an Brustkrebs; das sind 36 Brustkrebsopfer auf 100000 Frauen und 15,1% aller Krebssterbefälle beim weiblichen Geschlecht. In der Altersklasse der 35- bis 54jährigen Frauen ist der Brustkrebs heute die häufigste Todesursache überhaupt. In den meisten zivilisierten Ländern zeigt die Mammakrebssterblichkeit einen ansteigenden Trend [10].

Beim männlichen Geschlecht spielt der Brustkrebs nur eine untergeordnete Rolle. Frauen erkranken über 100mal häufiger an dieser Krebsform als Männer [35].

Die gesundheitspolitische Bedeutung des Mammakarzinoms der Frau dürfte bereits durch diese wenigen Angaben hinreichend deutlich aufgezeigt sein. Da wir die Ursache bzw. die Ursachen des weiblichen Brustkrebses bis heute nicht kennen (und damit auch noch keine primäre Prävention treiben können), hat sich die Epidemiologie seit langem bemüht, herauszufinden, ob es Faktoren gibt, die auf ein erhöhtes Erkrankungsrisiko hinweisen, und welche Bedeutung diesen Faktoren zukommt (Übersichten z.B. bei [16, 22, 29, 40]).

Im folgenden möchte ich mich auf solche Faktoren beschränken, deren Vorliegen Anlaß sein sollte, den dadurch als vermehrt gefährdet charakterisierten Frauen eine besonders gründliche ärztliche Überwachung zuteil werden zu lassen. Nicht eingehen will ich dagegen auf diejenigen klinischen Symptome, die im Rahmen der ärztlichen Überwachung frühzeitige Hinweise auf eine erhöhte Disposition zur Krebserkrankung geben (wie z.B. gruppierte Mikrokalzifikation im Röntgenbild), da solche Frühzeichen noch Gegenstand der nachfolgenden Vorträge sein werden.

Familiäre Disposition

Das Mammakarzinom ist einer der wenigen Tumoren, bei denen eine erbliche Disposition gesichert erscheint. Lilienfeld [25] hat 1963 unter Zusammenfassung der damals vorliegenden Untersuchungen zum Thema bei Frauen, deren nächste Blutsverwandte (Mutter, Schwestern) an einem Brustkrebs erkrankt waren, ein gegenüber der Bevölkerung auf das Dreifache erhöhtes Risiko errechnet; Henderson et al. [18] fanden ein relatives Risiko von 4,4 bei Erkrankung der Mutter und von 2,4 bei erkrankten Schwestern. Anderson [3] konnte 1971 nachweisen, daß sich dieses gesteigerte Risiko nochmals auf das Doppelte bzw. Dreifache erhöht bei Frauen, deren Mütter oder Schwestern an einem doppelseitigen Brustkrebs gelitten haben. Dieses 6- bis 9fach erhöhte Risiko entspricht damit bereits einer Wahrscheinlichkeit von ca. 50%, im Laufe des Lebens an einem Mammakarzinom zu erkranken.

Tabelle 1. Kumulative Wahrscheinlichkeit für die Entwicklung eines Mammakarzinoms in Abhängigkeit vom Alter und der genetischen Belastung

Altersklasse	Kontrolle	Schwester	Mutter
		mit Karzinom	
20-29	0,000	0,005	0,000
30-39	0,000	0,005	0,031
40-49	0,004	0,023	0,085
50-59	0,020	0,031	0,134
60-69	0,049	0,079	0,178
70-79+	0,084	0,114	0,287

Aus: Anderson, D. E.: Cancer Detection Prevention *1* (1976) 283 [4]

Interessant ist, daß der Brustkrebs in gefährdeten Familien in früherem Lebensalter und häufiger doppelseitig auftritt als im Durchschnitt der Bevölkerung (Tabelle 1) [4]. Stephans et al. [38] haben eine Sippe beschrieben, in der in 3 Generationen 13 Karzinome und 11 gutartige Tumoren der Brust beobachtet wurden. Li u. Fraumeni [24] berichteten über 4 Familien, in denen von 30 weiblichen Familienmitgliedern 10 einen Brustkrebs hatten. Obwohl über den Erbgang keine endgültige Klarheit besteht, vermuten die Autoren einen einfachen dominanten Erbgang mit fehlender Penetranz beim männlichen Geschlecht.

Rassenzugehörigkeit

Die Vorkommenshäufigkeit des Brustkrebses zeigt erhebliche geographische Unterschiede; in Nord- und Mitteleuropa und in den USA ist die Krankheit 5- bis 6mal so häufig wie in Afrika und Asien (Abb. 1) [14]. Innerhalb der USA ist das Mammakarzinom bei weißen Frauen fast doppelt so häufig wie bei Negerinnen [12]. Die Tatsache, daß sich die Brustkrebsmorbidität bei chinesischen und japanischen Einwanderern in den USA und Hawaii innerhalb von 2 bis 3 Generationen derjenigen der eingesessenen Bevölkerung angleicht, spricht nach Meinung amerikanischer Autoren [17, 29] dafür, daß die rassischen Differenzen vorwiegend auf Umweltfaktoren zurückzuführen sind.

Alter

Das Brustkrebsrisiko steigt mit zunehmendem Alter an; allerdings ist die Zunahme der Morbidität nach der Menopause nicht mehr so steil wie prämeno-

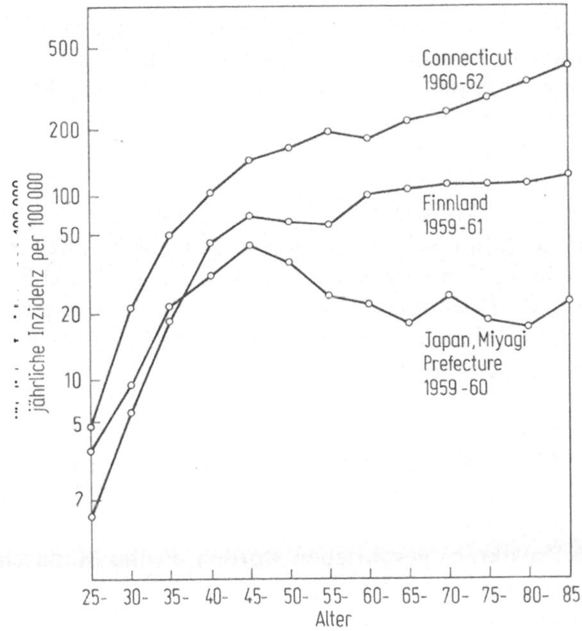

Abb. 1. Unterschiedliche Häufigkeit des Mammakarzinoms in unterschiedlichen geographischen Regionen

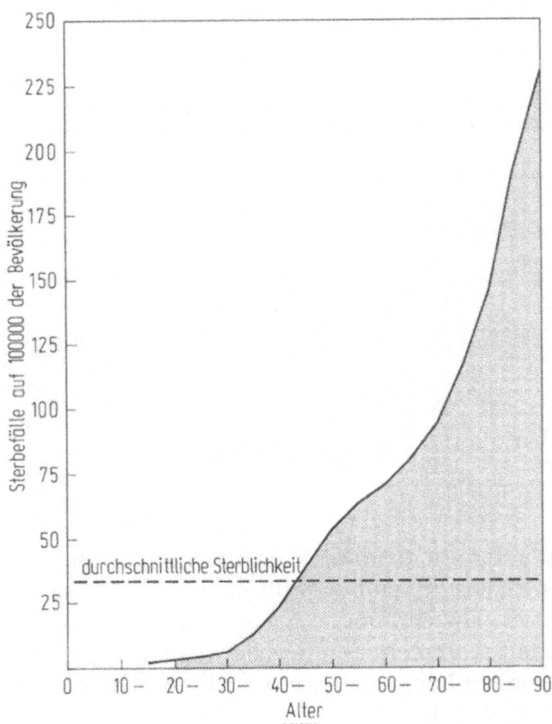

Abb. 2. Sterblichkeit an Brustkrebs in Abhängigkeit vom Alter. (BRD)

pausal [15]. In Ländern mit niedrigem Brustkrebsrisiko (wie z. B. Japan) ist sogar ein Absinken der Morbidität zu konstatieren [6]. Es liegt nahe, in dem sog. „Menopausenknick" einen Ausdruck der hormonalen Abhängigkeit des Mammakrebses zu sehen; vergleiche Abb. 2.

Sozioökonomischer Status

Brustkrebs tritt vermehrt in den sozial höheren Schichten auf. Blot et al. [8] fanden in den USA nicht nur ein geographisches Gefälle von Nordosten nach Süden, sondern auch Unterschiede im Hinblick auf Urbanisierungsgrad und Einkommenshöhe. Als eigenständiger Risikofaktor ist der Sozialstatus wenig aussagekräftig, um so weniger als er mit anderen Risikofaktoren (wie z. B. Alter bei erster Geburt und Kinderzahl) eng korreliert ist.

Sexualleben

Seit Rigoni-Stern (Verona, 1842) ist bekannt, daß Nonnen und unverheiratete Frauen häufiger an Brustkrebs erkranken als verheiratete Frauen. Seither sind unzählige Arbeiten über die Zusammenhänge zwischen dem Sexualleben der Frau und dem Auftreten von Brustkrebs geschrieben worden. Frühe Menarche und späte Menopause sind mit einem erhöhten Erkrankungsrisiko gekoppelt [37, 42]; eine frühzeitige artifizielle Menopause setzt das Erkrankungsrisiko herab [20] (nach Trichopoulos et al. [39] verringert die Ovarektomie vor dem 35. Lebensjahr das Risiko auf etwa ein Drittel).

Nulliparae haben ein höheres Brustkrebsrisiko als Frauen, die geboren haben; bei Frauen mit 5 und mehr Kindern ist das Risiko auf ca. die Hälfte verringert (Tabelle 2) [27]. Von besonderer Bedeutung soll das Alter bei der ersten

Tabelle 2. Geschätztes relatives Brustkrebsrisiko in Abhängigkeit von der Anzahl Geburten (das Risiko für nullipare Frauen wurde willkürlich auf 100 festgesetzt). (Nach MacMahon et al. [29])

Ort der Studie	Anzahl Geburten					
	0	1	2	3	4	≥5
Boston (USA)	100	76	81	64	59	54
Glamorgan (Wales)	100	68	60	63	61	42
Athen (Griechenland)	100	76	93	77	68	58
Slowenien	100	93	89	84	83	90
São Paulo (Brasilien)	100	78	87	60	62	57
Taipeh (Taiwan)	100	74	48	41	47	48
Tokio (Japan)	100	82	84	60	59	34

Geburt sein. Frauen, die erstmalig vor dem 18. Lebensjahr entbinden, zeigen ein auf ein Drittel reduziertes Risiko gegenüber Nulliparae und Frauen, die ihr erstes Kind nach dem 35. Lebensjahr entbunden haben [29]. Allerdings gibt es auch Studien, die zu dem Schluß kommen, daß den mit dem Sexualleben und der Ovarialfunktion in Zusammenhang stehenden Faktoren keine erkrankungsfördernde Wirkung zukommt [2].

Hormonale Faktoren

Unter den zahlreichen, die Funktionen der weiblichen Brust steuernden Hormonen scheint den Östrogenen hinsichtlich einer Tumorpromotion besondere Bedeutung zuzukommen. Nach Cole u. MacMahon [11] gibt die Höhe des sog. „Östriolquotienten" (d.h. das Verhältnis von Östriol zu Östren und Östradiol) bis zum 30. Lebensjahr einen Hinweis auf das spätere Brustkrebsrisiko. Nach Bulbrook et al. [9] läßt sich schon Monate bis Jahre vor dem Auftreten eines Brustkrebses das Erkrankungsrisiko durch eine Bestimmung von Androgenmetaboliten im Urin abschätzen. Frauen mit einer geringen Ätiocholanolonausscheidung im Urin sollen gegenüber Frauen mit hohen Ausscheidungsraten ein 5- bis 6fach erhöhtes Risiko haben. Bezüglich der „Pille" hat sich bisher auch nach längerem Gebrauch kein gesichert erhöhtes Risiko nachweisen lassen [31, 32], wenn auch manche Autoren der exogenen Östrogenzufuhr nach wie vor eine karzinogene Wirkung zutrauen. Ob sich in bezug auf Östrogenrezeptoren positive bzw. negative Fälle auch hinsichtlich epidemiologischer Risikofaktoren unterscheiden, ist noch nicht bekannt.

Prädisponierende Krankheiten

Eine vorangehende Mastopathia cystica soll das Erkrankungsrisiko bis auf das ca. Vierfache erhöhen [7, 13], auch noch 30–40 Jahre nach der Diagnosestellung. Das Risiko eines Zweitkarzinoms in der kontralateralen Brustdrüse nach Ausheilung des Primärkarzinoms ist nach Lewison [23] auf das Doppelte, nach Prior u. Waterhouse [30] auf das Dreifache, nach Leis [21] auf das Fünffache und nach Berndt et al. [5] auf das Siebenfache erhöht. Der Zweittumor tritt um so häufiger auf, je früher der Ersttumor aufgetreten war. Auch Frauen mit Karzinomen des Corpus uteri, des Ovars und des Dickdarms sollen vermehrt an Brustkrebsen erkranken [26, 33, 34].

Diätetische Faktoren

Einige Autoren postulieren Zusammenhänge zwischen Brustkrebsfrequenz und Ernährung. Nach Wynder et al. [43] ist der hohe Cholesterol- und Fettkonsum mitverantwortlich für die hohe Brustkrebsrate in den westlichen Ländern (Abb. 2). In Japan glaubt Hirayama [19], Zusammenhänge mit hohem Schweinefleisch- und Schmalzverzehr nachweisen zu können.

Röntgenstrahlen

Die Erhöhung des Brustkrebsrisikos durch ionisierende Strahlen wird im Zusammenhang mit dem Einsatz der Mammographie bei Screeninguntersuchungen immer wieder erörtert. Wanebo et al. [41] fanden bei Überlebenden von Hiroshima und Nagasaki eine erhöhte Brustkrebsrate erst bei Expositionen über 90 rad nach Ablauf einer Latenzzeit von durchschnittlich 15 Jahren.

In Tabelle 3 sind die wesentlichsten, heute bekannten epidemiologisch bestimmten Risikofaktoren und ihr Gewicht (ausgedrückt als „relatives Risiko") zusammengestellt. Die hier aufgeführten Faktoren sind bei vor und nach der Menopause auftretenden Karzinomen in etwa gleich; sie sind nicht in der Lage, die erheblichen Unterschiede des Brustkrebsrisikos bei verschiedenen Rassen und Nationen zu erklären. Kein einzelnes Zeichen ist allein in der

Tabelle 3. Risikofaktoren für die Entstehung von Brustkrebs

Risikofaktor	Risiko: Hoch	Risiko: Gering	Geschätztes relatives Risiko	Quelle
Rasse, ethnische Gruppe	Kaukasier, europ. Juden	Afrikaner, Orientalen, Asiaten	5–6	[27]
Familiäre Belastung	Mutter, Schwestern einseitig erkrankt	Familienanamnese negativ	2–3	[3, 4, 24]
	Mutter, Schwestern doppelseitig erkrankt	Familienanamnese negativ	6–9	
Sozialstatus	Hohes Einkommen, gute Schulbildung	Niedriges Einkommen, schlechte Schulbildung	1,1–1,5	[8]
Familienstand	Ledig	Verheiratet	1,35–2,3	[36]
Fertilität	Keine Kinder	Kinder	1,2–1,6	[14]
	1–2 Kinder	3 und mehr Kinder	1,1–2	[36]
Alter bei 1. Geburt	Hoch (>35 Jahre)	Niedrig (<18 Jahre)	1,5–4	[22, 27]
Menarchealter	Frühe Menarche (<12f.)	Späte Menarche (>16f.)	1,5–2	[18, 37]
Menstruationsdauer	>30 Jahre	<30 Jahre	1,5	[42]
Natürliche Menopause	Spät (nach 55. Lebensjahr)	Früh (vor 45. Lebensjahr)	2	[39]
Künstliche Menopause	Nein	Ja (je früher, desto geringeres Risiko)	0,4–0,6	[25, 39]
Ionisierende Strahlen	>90 rad	<90 rad	4	[41]
Mastopathia cystica	Ja	Nein	1,7–5	[7, 13, 36]
Früheres Karzinom				
– andere Brust	Ja	Nein	2–7	[5, 21, 23, 30]
– Uterus, Ovar	Ja	Nein	1,3–4	[26, 34]
– Colon/ Rektum	Ja	Nein	1,8	[33]

Lage, das Auftreten eines Brustkrebses hinreichend sicher vorauszusagen; die Zusammenfassung und statistische Bewertung zahlreicher Faktoren könnte vielleicht dazu beitragen, ein erhöhtes Brustkrebsrisiko bereits im präklinischen Stadium zu erkennen.

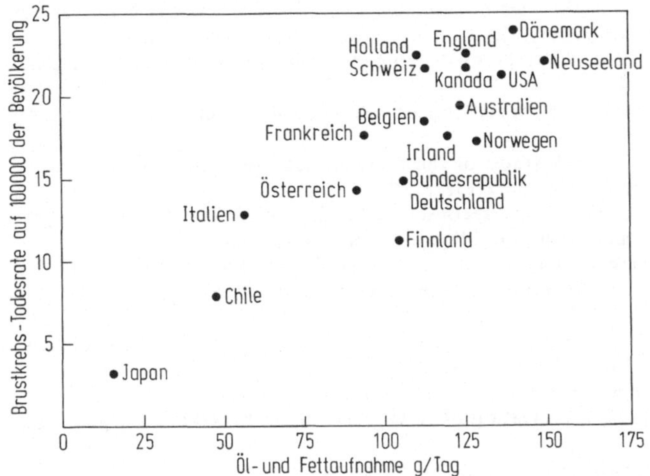

Abb. 3. Beziehung zwischen Fettaufnahme und Brustkrebs. (Nach Wynder, 1978 [43])

Literatur

1. Abramson JH (1966) Breastfeeding and breast cancer. A study of cases and matched controls in Jerusalem. Isr J Med Sci 2:457–464
2. Adami HO, Rinsten Å, Stenkvist B (1978) Reproductive history and risk of breast cancer. Cancer 41:747–757
3. Anderson DE (1971) Some characteristics of familial breast cancer. Cancer 28:1500–1504
4. Anderson DE (1976) Genetic risk for human breast cancer. Cancer Detect Prevent 1:283–291
5. Berndt H, Borrmann C, Klein K (1970) Zweitkarzinom der Brustdrüse. Arch Geschwulstforsch 36:55–63
6. Bjarnason O, Day N, Snaedal G, Tulinius H (1974) The effect of year of birth on the breast cancer age-incidence curve in Iceland. Int J Cancer 13:689–696
7. Black MM, Barclay TMC, Cutler SJ (1972) Association of atypical characteristics of benign breast lesions with subsequent rise of breast cancer. Cancer 29:338–343
8. Blot WJ, Fraumeni JF Jr, Stone BJ (1977) Geographic patterns of breast cancer in the United States. J Natl Cancer Inst 59:1407–1411
9. Bulbrook RD, Hayward JL, Spicer CC (1971) Relation between urinary androgen and corticoid excretion and subsequent breast cancer. Lancet III:395–398
10. Campbell H (1980) Cancer mortality in Europe. Site-specific patterns and trends 1955 to 1974. World Health statistics vol 33, No 4, WHO, Genf
11. Cole P, MacMahon B (1969) Oestrogen fractions during early reproductive life in the etiology of breast cancer. Lancet I:604–606
12. Cutler SJ (1977) Some epidemiologic observations on cancer of the female breast. Int J Radiat Oncol Biol Phys 2:753–754
13. Davis HH, Simons M, Davis JB (1964) Cystic disease of the breast: Relationship to carcinoma. Cancer 17:957–978
14. Dunn JE Jr (1976) Epidemiology and possible identification of high-risk groups that could develop cancer of the breast. Cancer 23:775–780
15. Fournier D v, Kuttig H, Müller A (1977) Brustkrebsfrüherkennung: Kontrolle von Risikogruppen oder Massenscreening – wer soll geröntgt werden? Med Welt 28:359–363
16. Frankl G (1980) Risk factors in breast cancer: Are they important, are they the same in pre- and post-menopausal breast cancer patients? Oncology 39:41–45

17. Haenszel W, Kurihara M (1968) Studies of Japanese migrants. I. Mortality from cancer and other diseases among Japanese in the United States. J Natl Cancer Inst 40:43–68
18. Henderson DE, Powell D, Rosario I (1974) An epidemiologic study of breast cancer. J Natl Cancer Inst 53:609–614
19. Hirayama T (1978) Epidemiology of breast cancer with special references to the role of diet. Prev Med 7:173–195
20. Hirayama T, Wynder EL (1962) A study of the epidemiology of cancer of the breast. II. The influence of hysterectomy. Cancer 15:28–38
21. Leis HP Jr (1974) Primary cancer in the second breast. In: Severin L (ed) Multiple primary malignant tumors. Perugia Univ Med School Press, Monteluce
22. Leis HP Jr (1976) Breast cancer - patients at risk. Cancer Detect Prevent 1:311–330
23. Lewison EF, Neho AS (1971) Bilateral breast cancer at the Johns Hopkins Hospital. Cancer 28:1297–1301
24. Li FP, Fraumeni FJ Jr (1969) Soft-tissue sarcomas, breast cancer and other neoplasms. A familial syndrome? Ann Intern Med 71:747–752
25. Lilienfeld AM (1963) The epidemiology of breast cancer. Cancer Res 23:1503–1513
26. MacMahon B, Austin HJ (1969) Assocation of carcinomas of the breast and corpus uteri. Cancer 23:275–280
27. MacMahon B, Cole P, Lin TM (1970) Age at first birth and breast cancer risk. Bull WHO 43:209–221
28. MacMahon B, Lin TU, Lowe CR (1970) Lactation and cancer of the breast. A summary of an international study. Bull WHO 42:185–194
29. MacMahon B, Cole P, Brown J (1973) Etiology of human breast cancer: A review. J Natl Cancer Inst 50:21–42
30. Prior P, Waterhouse JAH (1978) Incidence of bilateral tumors in a population-based series of breast cancer patients. I. Two approaches to an epidemiological analysis. Br J Cancer 37:620–634
31. Ravnihar B, Seigel DG, Lindtner J (1979) An epidemiologic study of breast cancer and benign breast neoplasias in relation to the oral contraceptive and estrogen use. Eur J Cancer 15:395–405
32. Sartwell PE, Arthes FG, Tomasei JA (1973) Epidemiology of benign breast lesions - lack of association with oral contraceptive use. N Engl J Med 288:551–554
33. Schottenfeld D, Berg JW (1971) Incidence of multiple primary cancers. IV. Cancers of the female breast and genital organs. J Natl Cancer Inst 46:161–170
34. Schottenfeld D, Berg JW, Vitsky B (1969) Incidence of multiple primary cancers. II. Index cancers arising in the stomach and lower digestive system. J Natl Cancer Inst 43:77–86
35. Seidman H (1969) Cancer of the breast. Statistical and epidemiological data. Cancer 24:1355–1378
36. Shapiro S, Strax P, Venet L (1968) The search for risk factors in breast cancer. Am J Public Health 58:820–835
37. Staszewski J (1971) Age at menarche and breast cancer. J Natl Cancer Inst 47:935–940
38. Stephans FE, Gardner EJ, Woolf CM (1958) A recheck of kindred 107, which has shown a high frequency of breast cancer. Cancer 11:967–972
39. Trichopoulos D, MacMahon B, Cole Ph (1972) Menopause and breast cancer risk. J Natl Cancer Inst 48:605–613
40. Van der Linde F (1977) Definition der Bevölkerungsgruppe mit hohem Risiko beim Mammakarzinom. Schweiz Med Wochenschr 107:962–968
41. Wanebo CK, Johnson KG, Sato K (1968) Breast cancer after exposure to the atomic bombings of Hiroshima and Nagasaki. N Engl J Med 279:667–671
42. Wynder E (1971) Identification of high risk groups in breast cancer. Cancer 28:1381–1387
43. Wynder EL, Chan P, Cohen L (1978) Die Ätiologie des Brustkrebses und ihre Bedeutung für Präventivmaßnahmen. In: Grundmann E, Beck L (Hrsg) Brustkrebs-Früherkennung. Methoden und Ergebnisse. Fischer, Stuttgart New York

2 Morphologie

2.1 Morphologische Definition und Diagnostik des Mammakarzinoms

R. Bässler und C. Theele

In der formalen Pathogenese des Mammakarzinoms besteht heute kein Zweifel darüber, daß die Mehrzahl der Karzinome dem duktalen Epithel entstammt und ein kleiner Teil dem Terrain der Drüsenläppchen. Vergleichende Untersuchungen haben gezeigt, daß invasiven Karzinomen histologisch definierte präinvasive Stadien vorausgehen, deren Erkennung, aber auch deren Deutung in diesem Organ aus 3 Gründen besondere Schwierigkeiten macht:

1. Durch das Fehlen einer direkten und kontinuierlichen Beobachtungsmöglichkeit und infolge eines Identitätsverlustes bei nachfolgenden Biopsien.
2. Durch die Tatsache, daß die Kanzerisierung zumeist ein gänzlich symptomloser, klinisch stumm bleibender Prozeß ist, belastet mit einer individuell verschiedenen Wachstumsgeschwindigkeit und Tumorzellkinetik.
3. Infolge wenig charakteristischer zytomorphologischer und zytophotometrischer Zellreaktionen bei prädisponierenden Erkrankungen oder bei einem Teil präkanzeröser Proliferationen des lobulären und duktalen Epithels.

Wir vergegenwärtigen uns, daß Drüsenläppchen und Gangsystem von einem zweireihigen Epithelbelag ausgekleidet sind: der oberflächlichen, der Sekretion dienenden Zellreihe und der Basalzellschicht als proliferations- und differenzierungsfähige Kambiumzone, aus der vom 2. Trimenon ab die Myoepithelzellen hervorgehen und andererseits der Zellersatz des Drüsenepithels gewährleistet wird (Reservezellen). Epithelproliferationen im Sinne duktaler Hyperplasien werden nahezu bei allen Formen von Mastopathie der weiblichen und männlichen Brustdrüse beobachtet, ohne daß auf deren Boden Karzinome entstehen. Von prognostischer Bedeutung sind Zeitpunkt und Wirkungsdauer des proliferationsfördernden hormonalen Impulses, dessen Aktivität in der Pubertät und während der Geschlechtsreife in der Regel passagerer Natur ist oder in der Menopause abklingt. Dagegen setzt eine kanzerogene Wirkung die Permanenz onkogener Zellproliferationen voraus, die sich histopathologisch in einer persistierenden und atypischen Epithelhyperplasie als Vorstufe des malignen Tumors ausdrückt (Abb. 1). Im Gegensatz zu den passager-reversiblen duktalen Epithelhyperplasien des oberflächlichen, zur Sekretbildung befähigten Zellkompartimentes sind die atypischen Proliferationen Ausdruck einer neoplastischen Transformation der Basalzellschicht und zumeist mit einer Störung oder Aufhebung der Epithelschichtung verbunden (Abb. 2).

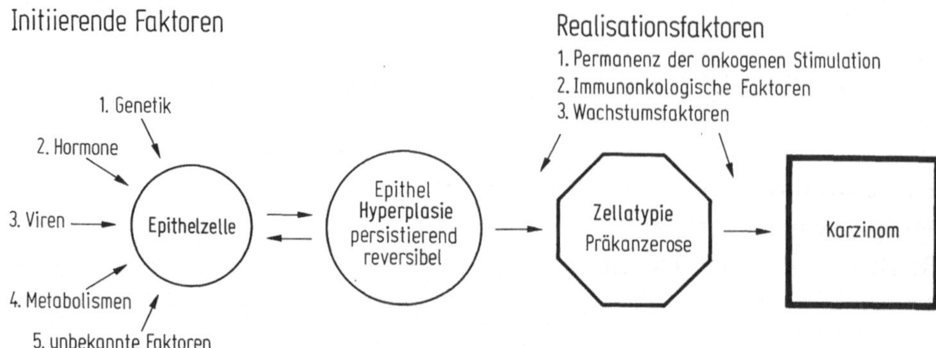

Abb. 1. Ätiologie und Pathogenese des Mammakarzinoms

Das Spektrum epithelialer Hyperplasien und atypischer Proliferationen in der Brustdrüse ist breit und terminologisch von Unschärfen und Überlappungen belastet.

Definitionen

1. Als *Präkanzerose* werden histologische Organveränderungen aufgefaßt, die nach Erfahrung und Statistik der nicht-invasiven oder invasiven Phase eines Karzinoms vorausgehen. Dazu zählen alle durch atypische Epithelproliferationen gekennzeichneten Formen der Mastopathie, der Papillomatose sowie des Carcinoma lobulare in situ. Das heißt, es sind Indikatoren eines eindeutig erhöhten Mammakarzinomrisikos.

2. *Nicht-invasive (präinvasive) Karzinome* sind intraduktale oder lobuläre epitheliale Tumoren mit den histo- und zytopathologischen Kriterien der Malignität, die ihre natürliche Grenze in Gang und Läppchen nicht verlassen haben. Beweis und Ausschluß einer Invasion sind im Einzelfall schwer prüfbar. Der

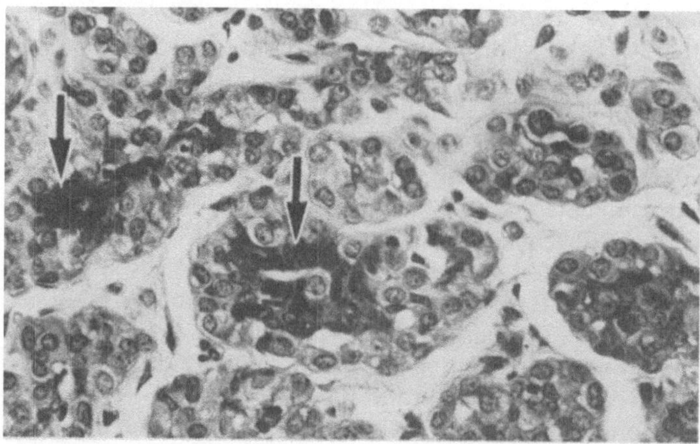

Abb. 2. Acini eines Lobulus (Ausschnittsvergrößerung) mit intensiver neoplastischer Proliferation der Basalzellen *(helle Zellen)* und Abhebung des sekretorischen Epithels *(Pfeile; dunkle Zellen)* bei Carcinoma lobulare in situ (Form., Paraff., HE).

Terminus des „nicht-invasiven" Tumors oder des Carcinoma in situ konstatiert einen Sachverhalt; der des „präinvasiven" eine Erwartung im Range einer Prädiktion.

3. Der Begriff des *Carcinoma in situ* wird in der Mamma seit Foote u. Stewart (1941) überwiegend in Verbindung mit lobulären Epithelproliferationen gebraucht, denen zum Teil keine zytomorphologischen Merkmale zellulärer Atypien eigen sind. Daher der Vorschlag von Haagensen (1978), hierfür den Terminus der „lobulären Neoplasie" zu verwenden, bzw. zwischen einem isomorphem Typ A (oder sog. Carcinoma lobulare in situ) und einem polymorphen Typ B zu unterscheiden. Während Lattes (1980) an dieser Konzeption festhält, verwenden Rosen (1980) und Andersen (1980) diesen Terminus im Hinblick auf das prognostische Verhalten nicht. Rosen et al. (1978) differenzieren nach dem Kernmuster in klein-, groß- und gemischtzellige Formen und unterstreichen die auch von dem Autor hervorgehobene Tatsache des Vorkommens verschiedener Zelltypen in einem Acinus. Man wird histo- und zytopathologisch nicht an der Tatsache vorbeigehen können, daß das Carcinoma lobulare in situ in Gestalt isomorpher, zumeist hellzelliger Proliferationen, als Mischtyp und als polymorphzelliger Prozeß auftritt, wobei die prognostische Belastung um so größer ist, je atypischer die lobulären Epithelproliferationen nach Qualität und Quantität sind (Bässler 1978).

4. *In-situ-wachsende Karzinome* sind Tumoren, die unter Zerstörung des ortsständigen Epithels auf unbeteiligte Gangsegmente oder Lobuli übergreifen. In der Regel handelt es sich um intraduktale Karzinome mit sekundärer Einbeziehung peripherer Milchgänge und Drüsenläppchen als sog. sekundäres lobuläres Karzinom (Bässler 1978, weitere Lit.). In diese Gruppe kann auch die intraduktale und lobuläre Komponente invasiver duktaler Karzinome gezählt werden, die sich in den Randzonen oder im umgebenden Binde- und Fettgewebe ausbildet.

Über Vorstadien des Mammakarzinoms

Bei der Beurteilung der Vorstadien und Vorerkrankungen des Mammakarzinoms haben sich in den letzten Jahren unsere Erkenntnisse und Erfahrungen beträchtlich vermehrt. Es ist auch heute die Hauptaufgabe geblieben, die prognostische Entwicklung einer diffusen oder lokalisierten Erkrankung des Drüsenkörpers nach histo- und zytopathologischen Kriterien zu bewerten und abzuschätzen. In Tabelle 1 sind die häufigsten und wichtigsten benignen Erkrankungen in ihren Beziehungen zu atypischen Hyperplasien und malignen Tumoren orientierend aufgezeigt. In diesem Zusammenhang sollen aus dem Gebiet der Mastopathie nur 2 Varianten beschrieben werden, die im aktuellen Schrifttum Bedeutung erlangt haben: die sog. ‚radiären Narben' und die ‚juvenile Papillomatose'.

1. Die *Mastopathia cystica fibrosa* ist die bekannteste und häufigste Erkrankung, die mit tiefreichenden Umbaureaktionen des gesamten Drüsenkörpers verbunden ist. Den Rang einer prämalignen Erkrankung haben aber nur diejenige Formen, die mit intraduktalen, soliden oder papillären Proliferationen

Tabelle 1. Beziehungen zwischen benignen, präkanzerösen und malignen Erkrankungen und Tumoren der Brustdrüse

Benigne Form	Präkanzerose	Maligner Tumor
Duktale Hyperplasie	Atypische Hyperplasie	Nicht-invasives, invasives Karzinom
1. Mastopathia cystica fibrosa, prolif. Form	+ (~5%)	Intraduktales (duktuläres) Karzinom
„Radiäre Narbe" (oblit. Mastopathie)	+	Tubuläres Karzinom
Juvenile Mastopathie Sog. juvenile Papillomatose	+	Fraglich
2. Sklerosierende Adenose	Selten	
3. Papillom Papillomatose	+	Papilläres Karzinom
4. Fibroadenom	Selten	Carcinoma lobulare in situ Cystosarcoma phylloides Sarkom
5. Makromastie (diffuse Hyperplasieformen)	–	–
6. Gynäkomastie	Selten	Fraglich

atypischer Zellen verbunden sind. Von allen Formen sind das weniger als 5% (Prechtel 1972). Für die nicht-proliferativen Mastopathien besteht kein Risiko; für die übrigen Formen mit intraduktalen Epithelhyperplasien ohne Atypien ist das Risiko der Kanzerisierung nach bisherigen Erfahrungen überschätzt worden und offenbar nur geringfügig erhöht. Statistische Studien haben gezeigt, daß das Karzinomrisiko bei Mastopathien insgesamt 2- bis 4mal häufiger als in Vergleichspopulationen ist.

2. *Sogenannte radiäre oder strahlige Narben bei Mastopathien.* Im deutschen Schrifttum ist von Hamperl (1975) auf herdförmige tubuläre Proliferationen hingewiesen worden, die mit einer Fibrose und Elastose des Stromas verbunden sind und wie ein infiltrierend wachsender Tumor imponieren. Es handelt sich hierbei um dieselben Veränderungen, die von McDivitt et al. (1967) als „sclerosing adenosis with pseudoinfiltration", von Fenoglio u. Lattes (1974) als „sclerosing papillary proliferation", von Azzopardi (1979) als „infiltrating epitheliosis", von Fisher et al. (1979) als „non encapsulated sclerosing lesions", von Stegner et al. (1980) als „Pseudoscirrhus" bezeichnet worden sind (vgl. Tabelle 2). Die zumeist sternförmigen Herde sind wenige Millimeter groß, selten größer und können mammographisch durch ihre Form und Dichte erkannt werden. Diese beruhen auf dem feingeweblichen Aufbau mit einem sklerosierten zentralen Herd, der intensive Ablagerungen von Elastoid aufweist und häufig obliterierte Milchgänge umschließt (obliterierende Mastopathie). Das wesentliche Merkmal und diagnostische Problem sind Proliferationen kleiner Gänge in diesen sklerosierten Herden, die einem infiltrierenden Wachstum gleichen, wobei dieser Prozeß auch auf das umliegende Fettgewebe übergreift. Größere Gangsegmente in der Umgebung weisen häufig intraduktale papilläre

Proliferationen auf. In Abhängigkeit von der Stärke dieser Umbaureaktionen zeigen die Epithelzellen einen mehr oder weniger gesteigerten Chromatingehalt der Kerne, Polarisationsverlust, Einreihigkeit und damit in stärker ausgebildeten Formen Proliferationsphasen sowie Übergänge in ein tubuläres Karzinom (Abb. 3a–c). Im Einzelfall ist die histopathologische Differenzierung schwer. Über DNS-Messungen vgl. Stegner et al. (1980) (Tabelle 2).

Tabelle 2. Morphologische Charakteristika von „Radiärer Narbe", Tubulärem Karzinom und Adenose (modifiziert nach Fisher et al. 1979)

Kriterien	„Radiäre Narbe" obliterierende Mastopathie prolif.-skleros. Adenose (nicht-kapsuliert)	Tubuläres Karzinom	Adenose
Größe	1–5 mm (2,7 mm)	7–20 mm (14 mm)	3–10 mm (3,7 mm)
Form	sternförmig	polyzyklisch	polyzyklisch
Elastose	+ +	+ +	(+)
Kalzifikation (Mammogr.)	80%	–	75%
Basalmembran	+ + (73%)	± (39%)	+ + + (95%)
Polaritätsverlust	(+)	(+)	–
Myoepithelzellen	(+)	(+)	+ +
Kerngrading (NG)	3 (2)	3 (2)	3
Glykoprotein	–	(+)	(+)
Fettinfiltration	–	+	–

In Verbindung mit proliferativen Formen der Mastopathie wurden im eigenen Untersuchungsgut in einem Jahr 16 ausgeprägte und typische radiäre Narben mit tubulärer Infiltration bei Frauen im Durchschnittsalter von 53 Jahren festgestellt. In 4 Fällen fanden sich Kombinationen mit invasiven duktalen, intraduktalen und tubulären Karzinomen.

Pathogenetische Beziehungen zwischen radiären Narben und tubulär differenzierten Karzinomen sind vermutet und in einer gründlichen Untersuchung von Linell et al. (1980) an 555 Amputationspräparaten von Mammakarzinomen untersucht worden. Dabei konnten in Mastektomiepräparaten in 16% derartig radiäre Narben, häufig multipel, beobachtet werden. Vergleichende Studien zeigten Übergangsformen zwischen radiärer Narbe, tubulärem Karzinom und infiltrierendem adenoiden Karzinom, woraus die Autoren den Schluß zogen, daß die strahligen Narben Ausgangsort tubulär differenzierter Karzinome unterschiedlicher Gewebsreife sind. Die tubulären Proliferationen bewirken eine zunehmende Abrundung der ursprünglich polygonalen sternförmigen Konfiguration der retraktiv bedingten Form der radiären Narbe. Diese Konzeption von Linell et al. (1980) veranlaßte die Autoren zu einer neuen Klassifikation der invasiven duktalen Karzinome in tubuläre, tubuloduktale im Sinne weiterer Progressionsstufen, und in invasiv wachsende Karzinome vom Komedotyp, auf die in diesem Zusammenhang nicht weiter eingegangen wird.

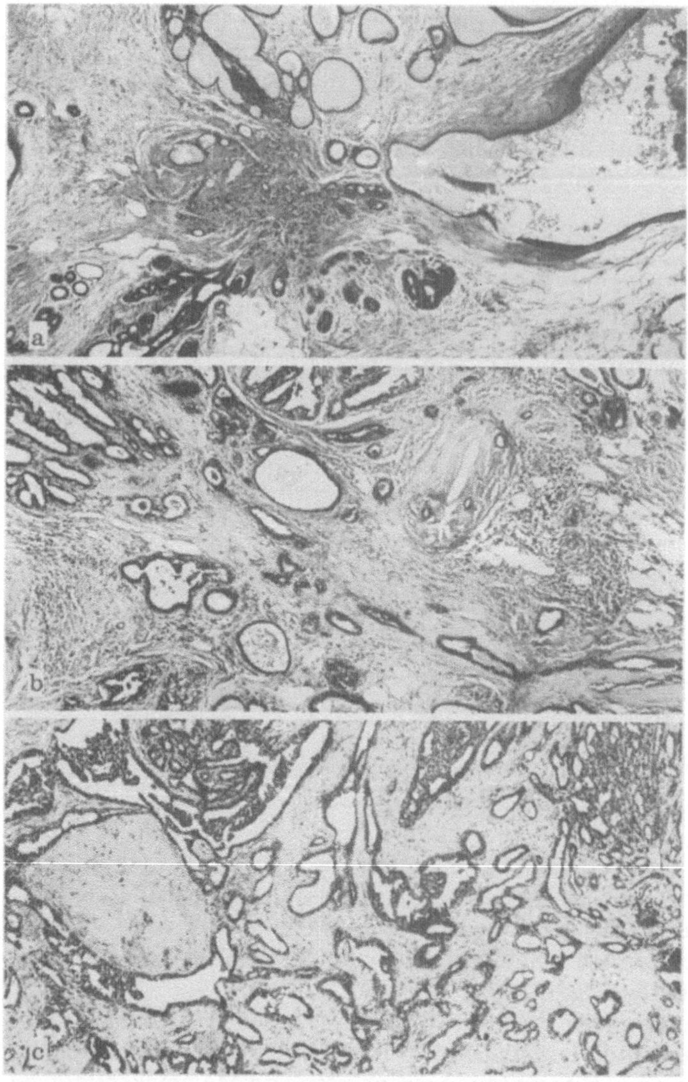

Abb. 3a–c. Sogenannte radiäre Narbe bei Mastopathie. **a** Kleine radiäre Narbe mit einem zentralen Nidus als sklerosierende Adenose und Zysten sowie Gangektasien in der Umgebung. **b** Sklerosierungszone mit obliteriertem Milchgang und tubulärer Pseudoinfiltration. **c** Tubuläres, teils intraduktal-papilläres Karzinom bei starker Elastose des Stromas auf dem Boden einer sog. radiären Narbe (Form., Paraff., HE).

3. *Juvenile Papillomatose.* Unter diesem Terminus sind von Kiaer et al. (1979) und von Rosen et al. (1980) Formen einer intensiven proliferierenden Mastopathie mit herdförmiger Ausbildung von Epitheldysplasien und Atypien beschrieben worden, die im Adoleszentenalter und bei jungen Frauen auftreten. Gemeinsames histopathologisches Merkmal ist die Ausbildung multipler Zysten („swiss cheese disease": Rosen 1980) im Drüsenkörper (Abb. 4) sowie starke intraduktale und duktuläre Epithelproliferationen im Sinne einer Papil-

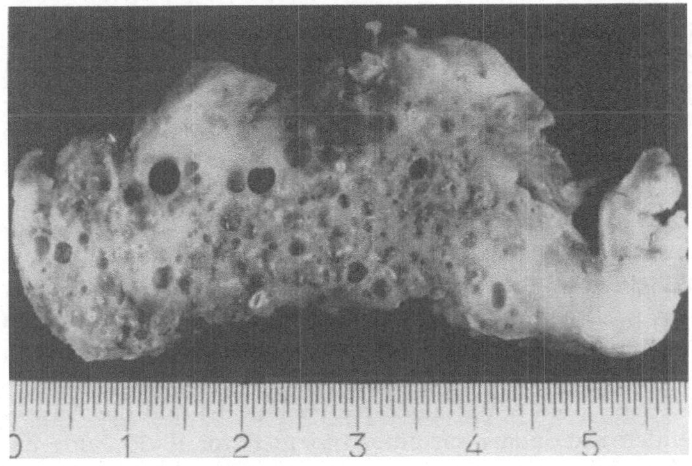

Abb. 4. Juvenile Papillomatose (swiss cheese disease). Op.-Präparat vom unteren äußeren Quadranten einer 19jährigen Frau

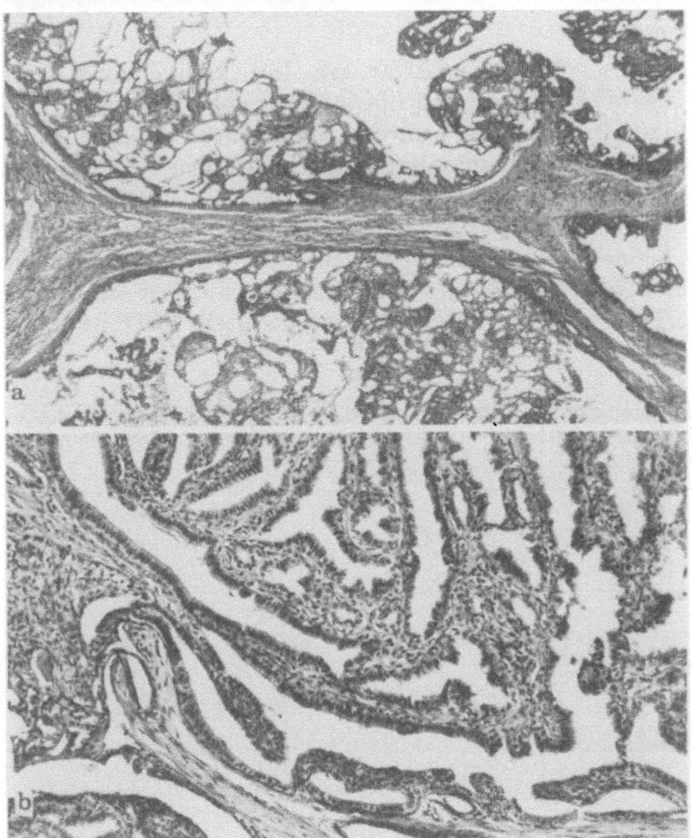

Abb. 5a/b. Juvenile Papillomatose. **a** Aus Op.-Präparat eines 13jährigen Mädchens mit Zystenbildung und starker papillärer Proliferation. **b** Op.-Präparat einer 18jährigen Frau mit intraduktaler Papillomatose. (Form., Paraff., HE).

lomatose, zum Teil in Verbindung mit apokriner Metaplasie und sklerosierender Adenose (Abb. 5). Von Kiaer et al. (1979) wird über 3 Fälle, von Rosen et al. (1980) über 37 Fälle berichtet. Der Autor verfügt über 16 eigene Beobachtungen. Mittleres Alter ist 19 Jahre; Verteilung: 13, 15, 16; 3mal 18; 19 und 6 Fälle über 20 Jahre bis zum Alter von 26 Jahren. Endokrinologisch keine besondere Konstellation bekannt.

Angesichts der Stärke dieser papillären und zum Teil atypischen Proliferationen drängt sich die Frage der Prognose und damit der Therapie auf. Es besteht kein Zweifel, daß ein erhöhtes Karzinomrisiko vorliegt, das aber bis jetzt nicht sicher abzuschätzen ist. Nachbeobachtungszeiten bis zu 8 Jahren ergeben in 5 von 37 Fällen von Rosen et al. (1980) 5 Rezidive, in einem Fall (Kiaer et al. 1979) nach 27 Jahren ein Karzinom bei präkanzeröser vorangegangener Papillomatose. Da das bisherige „follow up“ noch relativ kurz ist und die Ausbildung eines infiltrierenden Karzinoms aus einer In-situ-Form 10–15 Jahre beträgt, ergeben sich keine eindeutigen Konsequenzen, wenngleich erwartet werden kann, daß in diesen Fällen das Risiko und eine Kanzerisierung zeitlich vorverlegt werden.

Nicht-invasive Karzinome

Im Gegensatz zu der großen Gruppe invasiver duktaler Karzinome mit mehr oder weniger starker zentraler Sklerose und Elastose, die nach Wellings (1980) von den terminalen duktulären Gangsegmenten ausgehen, kommen nicht-invasive Karzinome in den großen und mittelgroßen Milchgängen sowie in den Drüsenläppchen vor. So unterscheiden wir die intraduktal lokalisierten und sich ausbreitenden Karzinome und die lobulären Karzinome, die sich im Gebiet der peripheren kleinen Gangsegmente miteinander verbinden können. Wenn auch die Beziehungen zwischen den Manifestationen dieser Karzinome topisch eng sind, so ergeben sich die in Tabelle 3 aufgezeigten Differenzen, aus

Tabelle 3. Vergleichende Parameter zwischen Carcinoma lobulare in situ und nicht-invasivem intraduktalen Karzinom. (Nach Rosen et al. 1979, 1980; Andersen u. Schiødt 1980; Rosner et al. 1980; Lattes 1980)

	Carcinoma lobulare in situ	Nicht-invasives intraduktales Karzinom
1. Frequenz	18,5%	2,1%
2. Tumorresiduen in Mastektomie nach Biopsie	88%	90%
3. Lokalisation in anderen Quadranten	80%	33%
4. Multizentrisches Auftreten	70%	35%
5. Bilaterale Lokalisation	~30–35%	~10%
6. Subsequentes invasives Karzinom	16–17% (ipsilateral)	39%
7. Zeitintervall	~15 Jahre	~10 Jahre
8. Axilläre Metastasen	1%	1%
9. Erkennung im Gefrierschnitt	19%	45%
10. Fünfjahresüberlebenszeit	83,5%	63,8%
11. Rezidivrate	2,5%	10,4%

denen hervorgeht, daß die *nicht-invasiven duktalen Karzinome* gegenüber den lobulären Formen *in kürzerer Zeit* und *in höherer Frequenz* die *invasive Phase* erreichen und *prognostisch ungünstiger* sind als das Carcinoma lobulare in situ. Die Frequenz nicht-invasiver Karzinome variiert zwischen 0,6 und 10,2%, sie liegt nach neuen Studien von Rosner et al. (1980) an 8587 Fällen bei 5,3%.

Intraduktales, nicht-invasives Karzinom. Die im duktalen Hohlraumsystem der Mamma auftretenden Karzinome sind histopathologisch gekennzeichnet durch Entwicklung eines atypischen vielreihigen Epithels, welches tapetenartig das Gangsegment auskleidet und zunehmend die Lichtung einengt oder verschließt. Nach dem Muster dieser Proliferate unterscheiden wir morphologisch solide, kribriforme und komedonenartige Typen, ohne daß diesen Formen eine prognostische Bedeutung innewohnt; ferner das papilläre Karzinom mit seinen pathogenetischen Beziehungen zur Papillomatose und zum Papillom. Ihrer Topik in den großen Gängen entsprechend sind diese Karzinome zumeist im Zentrum der Brustdrüse lokalisiert, während nicht-invasive Karzinome der *kleineren* Gangsegmente in allen Quadranten vorkommen, häufig in Verbindung oder auf dem Boden einer proliferierenden Mastopathie. Die nicht-invasive Phase entspricht einem Carcinoma in situ der Milchgänge, ein Terminus, der allgemein hierfür nicht angewendet wird. Die Erfahrungen haben gezeigt, daß nur ein kleiner Teil dieser Karzinome als nicht-invasiv bezeichnet werden kann und die Mehrzahl, das sind mehr als 75%, als intraduktales invasives Karzinom zu gelten hat.

Neue Parameter dieser Karzinome aus den letzten Jahren haben deutlich gemacht, daß der Tumor entsprechend seinen Ausbreitungsmöglichkeiten in ca. 35% multizentrisch und in ca. 10–22% bilateral auftritt. Unbehandelte intraduktale Karzinome erreichen nach ca. 10 Jahren in 39% die invasive Phase (Betsill et al. 1978). Auch dann, wenn sich das Karzinom als nicht-invasiv erwiesen hat, ist mit okkulten Invasionsherden und axillären Lymphknotenmetastasen bei einer kleinen Zahl zu rechnen (1:40 bis 1:113 Fälle), im Mittel in 1%. Mit quantitativ wachsender Infiltrationsneigung im Primärtumor wächst die Metastasierungsfrequenz und die Mortalitätsrate (Silverberg u. Chitale 1973).

Im Gefrierschnitt (Schnellschnittuntersuchung) wurden in 45% nicht-invasive Karzinome als richtig erkannt, dagegen nur in 19% lobuläre Karzinome. Nach vorangegangener Biopsie wiesen die Mastektomiepräparate in 56% Residuen des Karzinoms auf, und zwar in 6% infiltrierende Karzinome (bei bioptischer Diagnose eines nicht-invasiven, intraduktalen Karzinoms) und in 4% bei einem vordiagnostizierten lobulären Carcinoma in situ (Rosen et al. 1979). Die Autoren fanden ferner in anderen Quadranten (nach Biopsie) in 33% Herde mit nicht-invasiven duktalen Karzinomen und in 80% Herde mit lobulären Karzinomen, ein Sachverhalt, der die starke Ausbreitung und Multiplizität illustriert. Heilungsrate nach 5 Jahren und Rezidivquoten sind bei intraduktalen Karzinomen eindeutig ungünstiger und zeigen an, daß beide nicht-invasiven Karzinome ein differentes biologisches Verhalten zeigen, wobei das Carcinoma lobulare in situ die bessere Prognose hat.

Carcinoma lobulare in situ (CLIS). Der in zahlreichen Berichten beschriebene autochthone Tumor der Drüsenläppchen stellt pathogenetisch einen Proliferationszustand der Basalzellen des azinären Epithels dar (Abb. 2). Die einzelnen Endsprossen der Lobuli und häufig auch die intra- und extralobulären Gangsegmente sind von isomorphen Tumorzellen völlig ausgefüllt, wodurch sich die Flächen der Azini wie des gesamten Lobulus um das 2- bis 3fache vergrößern. Zell- und Kernform sind nicht einheitlich, und man unterscheidet auf Anregung von Haagensen einen zellulär-isomorphen, paucilobulären Typ A von einem polymorphen und in mehreren Läppchen auftretenden Typ B, der ferner einen höheren Mukopolysaccharidgehalt der Tumorzellen besitzt (Abb. 6). Daneben gibt es Mischtypen und in Einzelfällen kann es zu einer Kanzeri-

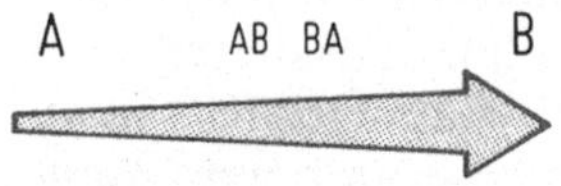

Abb. 6. Schematische Darstellung zur Zytomorphologie und Prognose des lobulären Karzinoms

sierung des gesamten lobulären Epithels als „disseminiertes lobuläres Karzinom“ kommen (Bässler u. Kronsbein 1980). Bemerkenswerterweise ist die Differenzierung in 2 Typen in den umfangreichen Studien zu dieser Frage von Rosen et al. (1978, 1980) und von Andersen u. Schiødt (1980) nicht übernommen worden. Die Autoren machen hinsichtlich der prognostischen Wertung keine Unterschiede. Nach Rosen (1980) tritt das CLIS in 75% prämenopausal auf und wird auch später festgestellt, so daß eine spontane Involution dieses Prozesses in der Postmenopause unwahrscheinlich ist. Das kumulative Risiko für die Entwicklung eines invasiven Karzinoms korreliert mit zunehmendem Lebensalter und Länge der Beobachtungszeit. Wie aus Tabelle 4 hervorgeht, liegt das Risiko bei CLIS 9- bis 12mal über der Erwartungsrate, wobei ipsilateral in 16,2%, kontralateral in 10,7% invasive Karzinome festzustellen sind. Nach Lattes (1980) ist für das kumulative Risiko die Verbindung von CLIS, familiärer Krebsbelastung und zystischer Mastopathie von Bedeutung, wobei die Korrelation mit einer zystischen Mastopathie von geringerem Einfluß zu sein scheint als die genetische Fixierung des Risikos (Rosen 1980). Deshalb sollten

Tabelle 4. Invasive Karzinome bei Carcinoma lobulare in situ (CLIS). Die Frequenz invasiver Karzinome bei CLIS liegt 9- bis 12mal über der Erwartungsrate für Mammakarzinome

	Andersen (1977)	Rosen et al. (1978)	Total
Zahl der Fälle	228	99	327
Invasives Karzinom			*Mittelwerte*
Ipsilateral	15,1%	18,2%	16,2%
Kontralateral	9,3%	13,5%	10,7%

Form und Ausmaß therapeutischer Maßnahmen bei CLIS gerade diese Faktoren berücksichtigen, wozu vor allem eine Qualifikation der Mastopathie nach dem Grad epithelialer Proliferationen gehört und nicht nur die Feststellung, daß eine zystische Mastopathie vorliegt.

Therapeutisch bestehen auch heute unterschiedliche Auffassungen, da die Zeitintervalle bis zur Ausbildung eines invasiven Karzinoms lang sind und nicht in jeder Brustdrüse mit einem CLIS notwendigerweise ein invasiver Tumor entsteht. Das bedeutet nach Rosen (1980) auch, daß das Risiko für beide Brustdrüsen nicht unbedingt gleich ist. Dafür spricht die Ausbildung einseitiger invasiver Karzinome und die Persistenz eines kontralateralen CLIS.

So ergeben sich 3 therapeutische Alternativen:

1. Konservatives Vorgehen: Klinische und mammographische (lebenslange) Kontrolle, wenn keine ausreichende, den Prozeß völlig beseitigende Operation vorausgegangen ist, um die Ausbildung kleiner Karzinome rechtzeitig zu erkennen. Empfohlen von Haagensen et al. (1978) und Andersen (1977).

2. Bilaterale Mastektomie als entgegengesetztes Extrem zur Entfernung des karzinogenen Terrains. Keine praktikable und zumutbare Alternative. Wichtig ist jedoch die bilaterale Biopsie zur Erkennung des erhöhten Risikos.

3. Solange keine medikamentöse Möglichkeit durch Chemotherapie, Antiöstrogene u. a. gegeben ist, empfiehlt Rosen die homolaterale Mastektomie mit Entfernung unterer axillärer Lymphknoten und eine kontralaterale Biopsie.

Frühkarzinom – „minimal cancer"

Der Begriff eines „Frühkarzinoms" der Mamma ist definitorisch und unter pathomorphologischen Gesichtspunkten unglücklich und irreführend, weil eine zeitorientierte Einteilung der Tumoren einseitig ist und nur mit anderen meßbaren Größen verglichen werden kann. Angesichts der jahrelangen Entwicklungszeiten, der unterschiedlichen zellkinetischen und tumordefensiven – wenn auch weitgehend unbekannten – biologischen Mechanismen, ist es nicht gerechtfertigt, von „früh" oder „spät" in der Onkologie des Mammakarzinoms zu sprechen. Das wird besonders deutlich bei den nicht-invasiven Karzinomen, die keine umschriebenen Tumoren erzeugen und keine meßbare zeitliche Einteilung gestatten. So gesehen sollte früh und spät auf naturwissenschaftlich vertretbare Begriffe reduziert werden, d. h. auf Größenordnungen, biologische Verhaltensweisen sowie histo- und zytologische Kriterien.

Als „minimal cancer" werden Karzinome bis 0,5 cm Durchmesser bezeichnet, unabhängig, ob sie als invasives Karzinom (ca. 40%) oder nicht-invasives Karzinom (ca. 60%) imponieren. Axilläre Metastasen werden bei Karzinomen von 0,1–1 cm in 17% beobachtet (Hutter 1980). Tumorrezidive fanden sich bei Kleinstkarzinomen im Mastektomiepräparat nicht, bei Karzinomen bis 1 cm Durchmesser jedoch in 19,6%. Nach Mastektomie ist die Fünf- und Zehnjahresüberlebenszeit 98 bzw. 95% (weitere Literatur Bässler 1978; Hutter 1980).

Eigene Studien zur *Größe der Karzinome* (n = 764 aus 1973–1979) ergaben einen mittleren Durchmesser der Tumoren von 2–3 cm und eine kontinuierliche Frequenzzunahme kleiner Tumoren unter 1 cm und von 1–2 cm Größe. Im Mittel wurden in 25,1% Karzinome bis 2 cm Durchmesser beobachtet. Die Häufigkeit der Karzinome bis 2 cm betrug seit 1976 35,4%, der Karzinome bis zu 1 cm Durchmesser 12%.

Zusammenfassung

1. Persistierende und atypische Epithelproliferationen in den Gängen und Läppchen der Mamma sind in der Regel Ausdruck eines progredienten neoplastischen Prozesses, der auf einer Transformation der Basalzellschicht beruht und mit einer Störung oder Aufhebung der Epithelschichtung verbunden ist. Das histopathologische Spektrum epithelialer Hyperplasien und atypischer Proliferationen ist in der weiblichen Brustdrüse breit und wird an Beispielen von Vorstadien des Mammakarzinoms belegt.

2. Definitorisch werden die Begriffe der Präkanzerose, des nicht-invasiven Karzinoms, des Carcinoma in situ und des In-situ-wachsenden Karzinoms erläutert.

3. Aus der Gruppe der Vorstadien und Vorerkrankungen werden die Mastopathia cystica fibrosa mit atypischen Epithelproliferationen, die sog. radiären Narben in ihrer Beziehung zu tubulären Karzinomen sowie die juvenile Papillomatose und deren Prognose besprochen.

4. Vergleichende Untersuchungen über das nicht-invasive duktale Karzinom und das Carcinoma lobulare in situ ergaben eine ungünstigere Prognose der intraduktalen Karzinomformen.

5. Der Begriff des „Frühkarzinoms“ ist irreführend und einseitig und sollte durch naturwissenschaftlich definierte Größenordnungen, histopathologische Kriterien und biologische Verhaltensformen ersetzt werden.

Literatur

Andersen JA (1977) Lobular carcinoma of the breast. Cancer 39:2597–2602

Andersen JA, Schiødt T (1980) On the concept of carcinoma in situ of the breast. Pathol Res Pract 166:407–414

Azzopardi JG (1979) Problems in breast pathology. Saunders, London Philadelphia Toronto

Bässler R (1978) Pathologie der Brustdrüse. In: Doerr W, Seifert G, Uehlinger E (Hrsg) Spezielle pathologische Anatomie, Bd. 11. Springer, Berlin Heidelberg New York

Bässler R, Kronsbein H (1980) Disseminated lobular carcinoma – a predominantly pleomorphic lobular carcinoma of the whole breast. Pathol Res Pract 166:456–470

Betsill WL, Rosen PP, Lieberman PH, Robbins GF (1978) Intraductal carcinoma. JAMA 239:1863–1867

Fenoglio C, Lattes R (1974) Sclerosing papillary proliferations in the female breast. A benign lesion often mistaken for carcinoma. Cancer 33:691–700

Fisher ER, Palekar AS, Kotwal N, Lipana N (1979) A nonencapsulated sclerosing lesion of the breast. Am J Clin Pathol 71:240–246

Foote FW, Steward FW (1941) Lobular carcinoma in situ, a rare form of mammary cancer. Am J Pathol 17:491

Haagensen CD, Lane N, Lattes R, Bodian C (1978) Lobular neoplasia (so called lobular carcinoma in situ) of the breast. Cancer 42:737–769

Hamperl H (1975) Strahlige Narben und obliterierende Mastopathie. Virchows Arch [Pathol Anat] 369:55–68

Hutter RVP (1980) The influence of pathologic factors on breast cancer management. Cancer 46:961–976

Kiaer HW, Kiaer WW, Linell F, Jacobsen S (1979) Extreme duct papillomatosis of the juvenile breast. Acta Pathol Microbiol Scand [A] 87:353–359

Lattes R (1980) Lobular neoplasia (lobular carcinoma in situ) of the breast. A histological entity of controversial clinical significance. Pathol Res Pract 166:415–429

Linell F, Ljungberg O, Andersson J (1980) Breast carcinoma. Aspects of early stages, progression and related problems. Munksgaard, Copenhagen

McDivitt RW, Stewart FW, Berg JW (1967) Tumors of the breast. Atlas of tumor pathology. Sec Ser Fasc 2. Armed Forces Hosp. Pathol. Washington DC

Prechtel K (1972) Beziehungen der Mastopathie zum Mammakarzinom. Fortschr Med 90:43–45

Rosen PP (1980) Lobular carcinoma in situ: Recent clinico-pathologic studies at Memorial Hospital. Pathol Res Pract 166:430–455

Rosen PP, Lieberman PH, Braun DW, Kosloff C, Adair F (1978) Lobular carcinoma in situ of the breast. Am J Surg Pathol 2:225–251

Rosen PP, Senie R, Schottenfeld D, Ashikari R (1979) Noninvasive breast carcinoma. Ann Surg 189:377–382

Rosen PP, Cantrell B, Mullen DL, De Palo A (1980) Juvenile papillomatosis (swiss cheese disease) of the breast. Am J Surg Pathol 4:3–12

Rosner D, Bedwani RN, Vana J, Baker HW, Murphy GP (1980) Noninvasive breast carcinoma, Ann Surg 192:139–147

Silverberg SG, Chitale AR (1973) Assessment of significance of proportions of intraductal and infiltrating tumor growth in ductal carcinoma of the breast. Cancer 32:830–837

Stegner HE, Bahnsen J, Hinz B (1980) Cytophotometric analysis of nuclear DNA-content in so-called obliterating mastopathy with epithelial hyperproliferation. Pathol Res Pract 170:146–159

Wellings SR (1980) A hypothesis of the origin of human breast cancer from the terminal ductal lobular unit. Pathol Res Pract 166:515–535

2.2 Über das Entartungsrisiko der lobulären Neoplasie der Mamma

H. H. Zippel, B. Koszak und P. Citoler

Bei den intralobulären Epithelproliferationen als sog. Vorläufer eines invasiven lobulären Karzinoms wird heute zwischen Typ A und Typ B unterschieden. Das zytomorphologische Bild beider Veränderungen ist wiederholt ausführlich beschrieben worden [1, 3]. Beim Typ A ist der Lobulus bzw. angrenzende Duktus von einer gleichförmigen Zellproliferation mehr oder weniger vollständig ausgefüllt. Die Zellen haben überwiegend ein helles Zytoplasma und kleine, gleich große runde bzw. ovale Kerne. Mitosen werden selten beobachtet. Beim Typ B verleiht die gegenüber Typ A ausgeprägtere Zellneubildung dem Lobulus ein eher plumpes Aussehen, wobei die Zellen eine deutliche Kernvergrößerung mit Kernpolymorphie aufweisen. Mitosen sind beim Typ B häufiger zu beobachten.

Foote u. Stewart [2] haben für die intralobulären Epithelproliferationen generell ein Entartungsrisiko von 25% errechnet. Zytomorphologische und zytophotometrische Untersuchungen haben zur Annahme geführt, daß es sich beim Typ A um ein frühes, beim Typ B um ein fortgeschritteneres Stadium handelt [5, 6]. Unter der Vorstellung einer fakultativen Präkanzerose beim Typ A wurde an der UFK Köln nur bei Patientinnen mit lobulärer Neoplasie Typ B in der Regel eine prophylaktische Entfernung des Drüsenkörpers vorgenommen. Frauen mit lobulärer Neoplasie Typ A dagegen wurden weiter kontrolliert. Bei diesen Patientinnen wurde halbjährlich eine klinische Untersuchung und jährlich eine Mammographie durchgeführt. Die Ergebnisse der bisherigen klinischen Verlaufskontrollen der Patientinnen mit lobulärer Neoplasie Typ A sollen im folgenden dargestellt werden.

Es handelt sich um 103 Patientinnen. Die Beobachtungszeit beträgt im einzelnen zwischen 1 und 14,7 Jahren. Die durchschnittliche Beobachtungszeit liegt bei 6,1 Jahren. Aufgrund klinischer bzw. mammographischer Befunde war bei 37 Frauen in der Folgezeit eine nochmalige Gewebeexzision aus derselben Brust erforderlich (Tabelle 1). Neben intraduktalen Epithelproliferationen ohne Zellatypien (7 Fälle) fanden sich weiterhin 2 Fälle mit intraduktalen atypischen Epithelproliferationen (Mastopathie III. Grades). Bei 10 Patientinnen wurde eine fibrös zystische Mastopathie festgestellt.

Von besonderem Interesse waren die Fälle, bei denen wiederum eine lobuläre Neoplasie aufgedeckt wurde. Es handelt sich um 11 Patientinnen. Bei 5 Fällen hatten die Veränderungen etwas zugenommen in Form von Übergängen zum Typ B. Bei 2 Patientinnen, deren histologische Bilder in Abb. 1–4 darge-

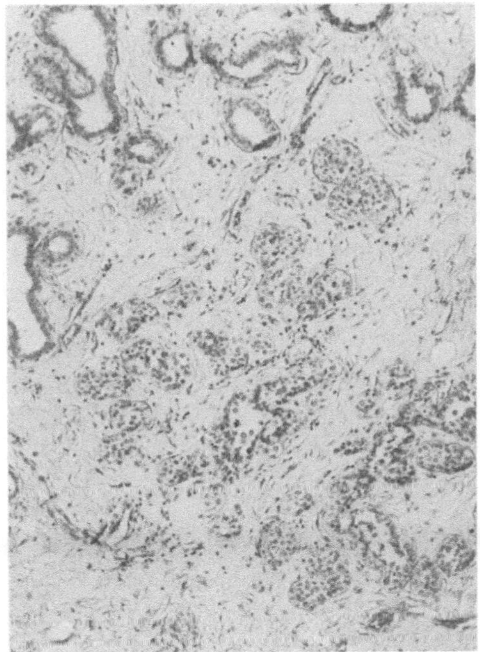

Abb. 1. 46jährige Patientin (L. E.). Lobuläre Neoplasie Typ A. Histo-Nr. 1238/71 (H. E Färbung).

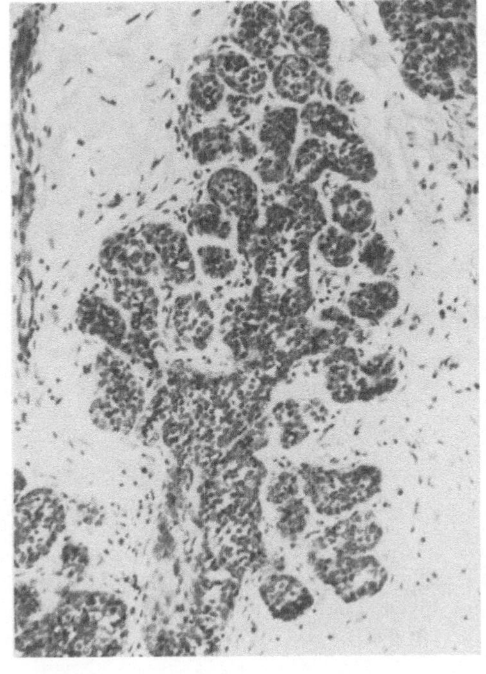

Abb. 2. Gleiche Patientin (L. E.) wie in Abb. 1. Erneute Gewebeexzision 4 Jahre später. Lobuläre Neoplasie Typ B. Histo-Nr. 199/75 (H. E Färbung).

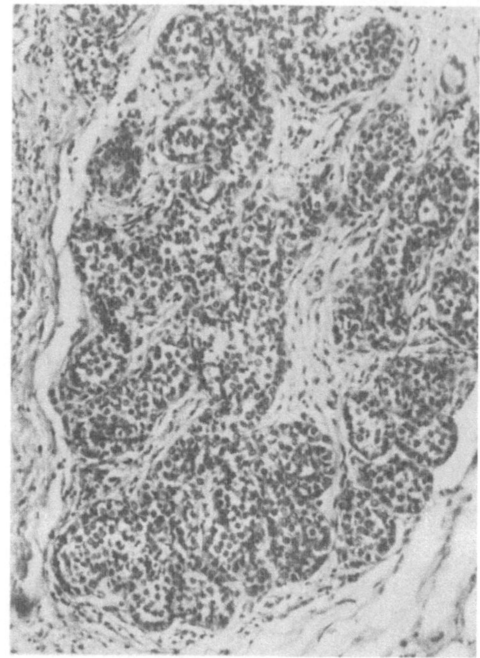

Abb. 3. 68jährige Patientin (J. M.). Lobuläre Neoplasie Typ A. Histo-Nr. 88/70 (H. E Färbung).

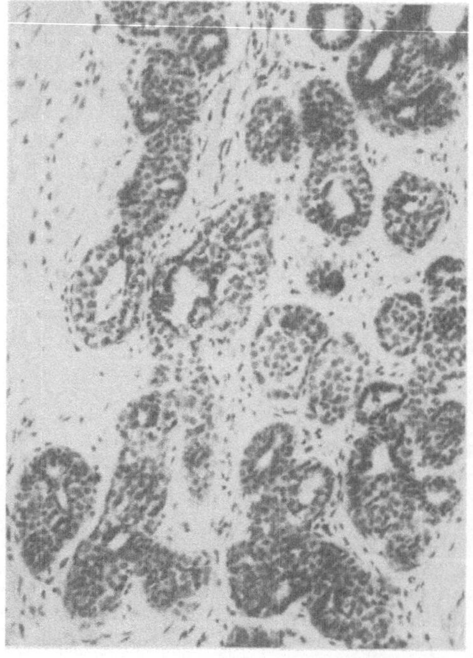

Abb. 4. Gleiche Patientin (J. M.) wie in Abb. 3. Erneute Gewebeexzision 10 Jahre später. Lobuläre Neoplasie Typ B. Histo-Nr. 406/80 (H. E Färbung).

Tabelle 1. Histologische Befunde bei 37 Patientinnen mit lobulärer Neoplasie der Mamma und nachfolgender Gewebeexzision (UFK Köln 1981)

Histologischer Befund	Anzahl	Insgesamt
Mastopathie		19
M I°	10	
M II°	7	
M III°	2	
Lobuläre Neoplasie		11
Typ A	4	
Typ A/Typ B	5	
Typ B	2	
Karzinome	7	7
Insgesamt	37	37

Tabelle 2. Histologische Befunde bei Patientinnen mit lobulärer Neoplasie der Mamma und nachfolgend auf der gleichen Seite aufgetretenem Karzinom (UFK Köln 1981)

Patientin	Erstbefund	Zeitlicher Abstand bis zum Auftreten des Ca. (Jahre)	Zweitbefund
1	Typ A, M I°	2	Undiff. Ca.
2	Typ A, M I°	4	Undiff. Ca.
3	Typ A, M I°	12	Undiff. Ca.
4	Typ A, M I°	5	Drüsenbild. Ca.
5	Typ A, M II°	8	Drüsenbild. Ca.
6	Typ A, M I°	10	Dukt. Ca.
7	Typ A, M III°	4,5	Dukt. Ca.

stellt sind, fand sich ein Typ B. Unter den 103 Patientinnen waren 7 Frauen, bei denen in der Folgezeit in derselben Brust ein Karzinom aufgedeckt wurde. Die 7 Fälle sind in Tabelle 2 zusammengestellt. Neben undifferenzierten Karzinomen handelte es sich um 2 drüsenbildende sowie 2 duktale Karzinome. In keinem der 7 Fälle konnte ein infiltrierend wachsendes lobuläres Karzinom bzw. ein kleinzelliges Karzinom nachgewiesen werden. Ein Hinweis, daß sich die Karzinome aus der lobulären Neoplasie Typ A entwickelt hatten, konnte somit in keinem Falle erbracht werden. Es zeigte sich aber auch, daß Patientinnen mit lobulärer Neoplasie Typ A in höherem Maße gefährdet sind, in derselben Brust in der Folgezeit ein Karzinom zu entwickeln. Das Risiko liegt nach dem derzeitigen Stand unserer Verlaufskontrolle bei 6,8%. In einer vergleichbaren Untersuchung, über die wir früher berichtet haben, wurde bei Patientinnen mit intraduktalen, soliden, adenoiden und papillären Wucherungen ohne Zellatypien ein Entartungsrisiko von 4,3% errechnet [4].

Literatur

1. Bässler R (1978) Pathologie der Brustdrüse. In: Doerr W, Seifert G, Uehlinger E (Hrsg) Spezielle pathologische Anatomie, Bd 11. Springer, Berlin Heidelberg New York, S 685–705
2. Foote FW, Stewart FW (1941) Lobular carcinoma in situ, a rare form of mammary cancer. Am J Pathol 17:491–496
3. Haagensen CD (1971) Diseases of the breast. Saunders, Philadelphia London Toronto, pp 503–519
4. Zippel HH, Citoler P (1973) Klinische und morphologische Untersuchungen bei Patientinnen mit proliferierender Mastopathie und Papillomatose. Geburtshilfe Frauenheilkd 33:282–288
5. Zippel HH, Kunze WP (1977) The nuclear DNA content of lobular neoplasia of the mammary gland. Arch Gynecol 222:265–274
6. Zippel HH, Henatsch HJ, Kunze WP (1979) Morphometric and cytophotometric investigations of lobular neoplasia of the breast with ductal involvement. J Cancer Res Clin Oncol 93:265–274

3 Diagnostik

3.1 Diagnostische Maßnahmen zur Früherkennung des Mammakarzinoms

W. Hoeffken

Alle Bemühungen um eine Früherkennung des Mammacarcinoms sind darauf gerichtet, das Carcinom zu einem früheren Zeitpunkt zu diagnostizieren, als dies mit den Methoden der Palpation oder Inspektion erreicht werden konnte.

Die *Mammographie* ist die derzeit leistungsfähigste Methode zur Früherkennung des Mammacarcinoms.

Die *Thermographie* ist in einigen wenigen Fällen in der Lage, Frühcarcinome zu entdecken, die sich der mammographischen Diagnosestellung entziehen.

Die *Ultraschall-Diagnostik* ist in Entwicklung begriffen. Ihre Domäne sind bisher die solide wachsenden Carcinomknoten von mehr als 10 mm Größe. Bei dichter Mastopathie kann die Ultraschalluntersuchung gelegentlich Carcinome erfassen, die der mammographischen Diagnosestellung entgehen. Präcancerosen (z.B. Papillomatosen, lobuläre Carcinomata in situ) und die noninvasiven intraductalen Carcinome (Comedo-Carcinome) sowie kleine solide Carcinome mit einer Größe von weniger als 10 mm Durchmesser sind mit der Ultraschalldiagnostik vorläufig nicht zu diagnostizieren. Die Ultraschall-Diagnostik ist demnach auf die Differentialdiagnose klinisch palpabler Knoten beschränkt.

Die *Palpation* hat weiterhin ihre Bedeutung als „Wegweiser" für die mammographische Befunderhebung und ergänzt in einigen Fällen die apparative Diagnostik, wenn durch ungünstige Umstände oder spezielle Wachstumsformen der palpable Tumorknoten weder mit der Mammographie noch mit der Thermographie oder Ultraschalluntersuchung erfaßbar ist.

Zusammenfassend ist nach dem heutigen Stand der Erkenntnisse festzustellen, daß mit der Mammographie etwa 80–95% der Mammacarcinome diagnostizierbar sind und bei der komplementären Anwendung aller vorhandenen Untersuchungsmethoden die Carcinom-Frühdiagnose bei etwa 90–95% liegt.

Damit gelingt es, die Carcinomdiagnose meist um 1–2 Jahre vorzuverlegen und das Mammacarcinom um etwa 4–5 Verdopplungszeiten früher zu erkennen, als dies mit der Palpation allein möglich war. Trotz dieser Erfolge muß betont werden, daß die Entdeckung eines „minimal breast cancers" nicht gleichbedeutend mit einer Frühdiagnose ist, denn etwa 15–25% dieser Mikrocarcinome haben bereits lymphogen oder hämatogen metastasiert. Wesentlich günstiger scheint die Situation nur dann zu sein, wenn das Carcinom weniger als 5 mm Durchmesser hat. Solche Mikrocarcinome sind aber meist Zufallsentdeckungen.

Bemühungen um die Vorverlegungen der Mammacarcinom-Diagnostik gehen in 2 Richtungen:

1. Verbesserung der Mammographie-Technik
2. Verbesserung der medizinischen Kenntnisse

Beide Wege laufen parallel.

Technische Verbesserungen

Durch die Einführung der Raster-Mammographie können etwa 20% der Streustrahlen unterdrückt werden, die bisher zu etwa 40–50% Anteil an der diffusen nicht bildgebenden Filmbelichtung hatten. Die jetzt entwickelten Weichstrahlraster haben 30 Linien pro cm, ein Schachtverhältnis von 5:1 und einen Rasterfaktor von 2 bei einer angewendeten Röhrenspannung von 28–32 KV.

Die Rasteranwendung macht die Benutzung einer Verstärkerfolie notwendig, um die Dosisabsorption durch das Raster zu kompensieren. Zur Unterdrükkung einer diagnose-störenden Bildkörnigkeit ist die Vergrößerung des Fokus/Film-Abstandes notwendig geworden. Dadurch läßt sich die geometrische Unschärfe vermindern, die sich bei der Mammographie besonders nachteilig auswirkt, weil das diagnostisch gesuchte Aufnahmeobjekt eine Größe von nur etwa 0,2 mm hat (Mikrokalk, Krebsfüße), während der abbildende Röhrenfokus eine Kantenlänge von 0,6 mm besitzt.

Trotz der long-cone-Technik bringt die Benutzung der handelsüblichen Film/Folien-Kombinationen keine zufriedenstellende Bildqualität und Detailerkennbarkeit für eine anspruchsvolle und zur Früherkennung notwendige Mammographietechnik. Bei der Suche nach geeigneten Film/Folien-Kombinationen fand Friedrich/Berlin, daß einige folienlose Mammographiefilme eine besondere Sensibilität auf das emittierte Lichtspektrum bestimmter Folien haben. Mit diesen Film/Folien-Kombinationen läßt sich bei der Raster/long-cone-Technik gegenüber der früheren Mammographie mit folienlosen Filmen eine Verbesserung der Detailerkennbarkeit erreichen und trotzdem die Dosis auf etwa 50% reduzieren.

Zweifellos muß die technische Entwicklung weitergehen in Richtung auf eine möglichst optimale Film/Folien-Kombination oder ein anderes bildgebendes System.

Neue medizinische Erkenntnisse

Die verbesserte Detailerkennbarkeit von Feinstrukturen in der Mammographie und vergleichende Studien von Mammographien mit den histologischen Schnitten haben neue Erkenntnisse gebracht (Lanyi und Citoler). Dadurch läßt sich heute die Diagnostik der Mikroverkalkungen wesentlich differenzierter gestalten als noch vor wenigen Jahren.

Mikrokalk bei Mastopathie

a) Mikroverkalkungen, die bei horizontalem Röntgenstrahlengang im mediolateralen Bild strichförmige oder sichelförmige Spiegel bilden, lassen sich hierdurch als Mikrocysten mit Kalkmilchinhalt (Teetassen-Phänomen/Lanyi) identifizieren.

b) Granulären Mikroverkalkungen, die verstreut einseitig oder doppelseitig über das Drüsenparenchym angeordnet sind, entsprechen Sekretverkalkungen in Mikrocysten.

c) Rundliche Verkalkungen von etwa 1 mm Durchmesser, die zu etwa 5–7 Gebilden in einem pfefferkorngroßen Bezirk eng beieinanderliegen, stellen Kalkablagerungen bei einer blunt-duct-Adenose dar.

d) Rundliche Kalkablagerungen in Mikrocysten kommen bei zahlreichen Mastopathieformen vor, u. a. auch bei der „sklerosierenden Adenose". Sie gehören zum Allgemeinbild der mikrocystischen Adenose und sind nicht speziell hinweisend auf eine „sklerosierende Adenose", begleiten vielmehr diese besonders histologische Form der Mastopathie lediglich als Zufallsbefund.

Mikrokalk beim Carcinom

Neue Erkenntnisse für die Diagnostik des intraductal wachsenden Milchgangscarcinoms sind durch Studium des Verteilungsmusters und der räumlichen Anordnung sowie genauere Beachtung der Form der einzelnen Mikroverkalkungen erzielt worden. Hier ist besonders auf die Arbeiten von Lanyi zu verweisen.

a) Die räumliche Anordnung der Mikroverkalkungen bei einem Carcinom entspricht häufig einer geometrischen Konfiguration (dreieckig, rhomboid, keilförmig, schwalbenschwanzähnlich.

Die Erklärung für diese speziellen Verteilungsmuster der Mikroverkalkungen beim intraductalen Milchgangscarcinom ergibt sich zwangsläufig aus der dentritischen Anordnung des Milchgangssystems. Je kompletter die Carcinomausbreitung einen Lobus erfaßt, um so mehr muß sich die Abbildungsgeometrie der Kegelform nähern und damit in der Mammographie zumindest in einer der Aufnahmeebenen einer Dreiecksformation mit Richtung der Spitze auf den ableitenden großen Milchgang oder auf die Mamille ähneln. Die Beachtung des Verteilungsmusters der Mikroverkalkungen und die Unterscheidung zwischen rundlichen und polymorphen (bizarren oder keilförmigen) Formen des einzelnen Mikrokalks hat uns in der Differenzierung zwischen malignen und benignen Veränderungen wesentlich weitergeholfen.

b) Die Form der Mikrokalzifikationen beim Carcinom ist überwiegend polymorph (bizarr, eckig, keilförmig), während sie bei der Mastopathie rundlich ist (oder sichelförmig im medio-lateralen Bild).

Mikroskopische Untersuchungsmethoden zur Frühdiagnostik

Eine Verbesserung der Früherkennung des Mammacarcinoms ist durch den Einsatz der Cytologie und der histologischen Gewebsuntersuchung möglich.

Palpable Prozesse

Cytologie:

In einer Studie von 100 mammographisch diagnostizierten palpablen Carcinomen wurde die Diagnose durch routinemäßige Feinnadelpunktion in 84 Fällen durch die cytologische Untersuchung bestätigt. Die falsch-negative Cytologie bei den restlichen 16 Fällen geht zum überwiegenden Teil zu Lasten der Materialgewinnung. Diese ist in wesentlichem Maße von der Technik der Feinnadelpunktion und damit von der Erfahrung des Untersuchers abhängig.

Histologie:

Die palpablen Prozesse können histologisch durch eine Kanülenbiopsie mit der tru-cut-Kanüle überprüft werden. Die Materialgewinnung mit dieser Kanüle ist vereinfacht worden durch die Konstruktion des sog. PISTOMAT, ein Handgriff mit Federspannung, der den Außenteil der tru-cut-Kanüle vorschnellen läßt und dadurch den Abschneidevorgang zur Gewinnung eines Gewebezylinders verbessert.

Nichtpalpable Prozesse

Die cytologische oder histologische Untersuchung von *tastbaren* Prozessen gehört jedoch nicht zur eigentlichen Frühdiagnostik. Diese ist vielmehr nur durch eine cytologische oder feingewebliche Abklärung von *nichtpalpablen* Prozessen erreichbar, die mammographisch auffällig, aber nicht exakt lokalisierbar und damit nicht exstirpierbar sind. Bei mammographisch auffälligen Befunden, die nur in 1 Filmebene erkennbar sind oder aus wenigen gruppierten Mikroverkalkungen bestehen, kann durch gezielte Punktion mit Hilfe eines Loch-Tubus (Brezina/Kramann) oder durch stereotaktische Punktion (Nordenström) eine sofortige cytologische oder histologische Abklärung erfolgen anstelle der bisher notwendigen Kontrolluntersuchungen nach mehrmonatiger Wartezeit.

3.2 Zur Frage der Therapieverzögerung durch falsch-negative Mammographien

W. Thorban und J. Böttger

Mit der Einführung der Mammographie als Routineuntersuchung hat sich bei vielen operativ tätigen Klinikern der Eindruck verstärkt, daß nicht selten eine Therapieverzögerung durch falsch-negative Mammographiebefunde gegeben war.

Wir haben bei 288 Patientinnen mit einem histologisch gesicherten Mammakarzinom aus den Jahren 1975/1978 nachuntersucht, ob und wodurch es zu einer Verzögerung des Therapiebeginns gekommen war.

Als Verzögerungszeitraum galt der Abstand zwischen dem erstmaligen Auftreten von eindeutiger Symptomatik und der Operation. Dabei mußte die Symptomatik so eindeutig sein, daß sie nach den klassischen Prinzipien der Mammachirurgie zu einer Probeexzision hätte führen müssen.

Tabelle 1. Verzögerungen des Therapiebeginns bei tastbarem Mammatumor

1. durch die Patientinnen:	110 Pat. um ∅ 232 Tage
2. durch den Hausarzt:	9 Pat. um ∅ 216 Tage
3. durch den Chirurgen:	9 Pat. um ∅ 541 Tage
4. durch die Mammographie:	37 Pat. um ∅ 370 Tage

Zur Verzögerung des Therapiebeginns (Tabelle 1) kam es durch die Patientinnen selbst in 110 Fällen, durch den Hausarzt in 9 Fällen, durch den Chirurgen ebenfalls in 9 Fällen und durch die Mammographie in 37 Fällen.

Zweimal kam es bei doppelseitigem Karzinom zu einer beidseitigen mammographisch bedingten Verschleppung, so daß diese bei insgesamt 37 Patientinnen 39mal beobachtet wurde. Der Anteil mammographisch bedingter Verschleppungen bei insgesamt 290 Mammakarzinomen (bei 288 Patientinnen) betrug also 13% (39 Fälle).

Die Ursache für die falsch-negativen Mammographien sind in Tabelle 2 wiedergegeben.

Trotz aller Fortschritte in der Diagnostik von Mammatumoren durch radiologische und weitere nicht-invasive Methoden muß wieder auch auf die Nachteile und Gefahren dieser Untersuchungen hingewiesen werden.

Tabelle 2. Systematik der Ursachen mammographischer Fehldiagnosen

1. objektbedingte Fehler (dichte Brüste etc.)
2. verfahrensbedingte Fehler (Filmmaterial, Geräte, fehlerhafte Bildeinstellung etc.)
3. subjektive Fehler (Unaufmerksamkeit, mangelnde Erfahrung etc.)

Der tastbare solide Mammatumor kann in seiner Dignität auch heute nur mit Hilfe einer histologischen Untersuchung nach Probeexzision zweifelsfrei bestimmt werden.

Der Wert der Mammographie liegt u. E. weniger in der Beurteilung tastbarer Mammatumoren, sondern in der Früherkennung präklinischer Tumorstadien und in der Mitbeurteilung der gesunden Seite.

Es sei abschließend an die Grundforderung der Onkologie erinnert, wonach die Diagnose eines Malignoms niemals aus dem Verlauf gestellt werden darf. Bei jedem Tumorverdacht muß die Diagnose sofort gestellt oder sofort ausgeschlossen werden, und dieser Ausschluß ist nur mit der histologischen Untersuchung möglich.

3.3 Isometrische Markierung nicht-palpabler mammographisch erkannter Läsionen

D. Stucki, R. Brun del Re, W. Dickreuter, A. C. Almendral, A. Zehnder und H. J. Stauffer

Eines der Hauptprobleme bei der Lokalisierung nicht-palpabler Läsionen ist das variable biometrische Verhältnis der Brust bei der Mammographie, Palpation und während der Operation bei der liegenden Patientin.

Es war unser Ziel, eine Methode zu entwickeln, die folgende Bedingungen erfüllen mußte:

1. Die rotationsbedingte Projektionsverschiebung zwischen der Erstmammographie und der Lokalisations-Mammographie muß berücksichtigt werden, d.h. die Isometrie muß gewährleistet sein.
2. Die Methode soll eine hohe Treffsicherheit aufweisen.
3. Die notwendigen zusätzlichen Mammographien zur Lokalisation sollen auf zwei beschränkt sein.
4. Die Methode soll unabhängig sein vom Typ des Mammographiegerätes.
5. Die Methode soll einfach sein, d.h. durch jeden Chirurgen und Radiologen auch in kleinen Krankenhäusern bzw. ambulant ausführbar sein.

Wir benutzen ein Gerät, bestehend aus 2 planparallelen Plastikschalen, die durch ein Rohrsystem miteinander verbunden sind. Die untere Plastikschale kann rutschsicher auf dem Aufnahmetisch aufgesetzt werden. Die obere Schale weist ein enges Perforationsmuster und Metallorientierungsmarken auf.

Die desinfizierte Brust wird zwischen die zwei Plastikschalen gelagert. Mit dem Senken des Aufnahmetubus wird die obere Plastikschale heruntergedrückt und die Brust komprimiert. In dieser Stellung erfolgt eine Mammographie. Beim Anheben des Tubus bleibt die obere Plastikschale durch eine Vorrichtung jedoch fixiert, so daß die Kompression auf die Brust unverändert aufrechterhalten bleibt. Auf der durchgeführten Mammographie ist jetzt das Perforationsmuster mit Orientierungsmarke erkennbar. Durch das dem Herd entsprechende Perforationsloch wird eine Nadel senkrecht bis zum Herd eingestochen. In der lateralen Mammographie wird der Abstand der Nadelspitze zum Herd ausgemessen und der Abstand korrigiert. Dann wird durch die Nadel mit Methylenblau-Farbstoff markiert und zusätzlich ein Mandrin mit Widerhaken unverschieblich in das Gewebe eingeschoben (Franck-Prinzip).

Das biopsierte Gewebestück wird geröntgt.

Resultat

Von Juni 1977 bis Dezember 1980 wurden bei 143 Patientinnen insgesamt 164 nicht-palpable Läsionen lokalisiert (Tabelle 1).

Tabelle 1. 164 nicht-palpable Läsionen, die an 143 Patientinnen lokalisiert wurden

Nadellokalisation	n = 164	
Befund durchstochen	86	95,7% = erfolgreiche Lokalisationen
Befund berührt	52	
Befund benachbart	19	
Erfolglos	7	
Wiederholung	6	

In 157 Fällen (95,7%) war die Lokalisation erfolgreich: der Befund wurde entweder durchstochen, war von der Nadelspitze berührt oder lag benachbart zur Nadelspitze.

7mal war die Lokalisation erfolglos, in 6 Fällen wurde wiederholt.

Die notwendige Nadelkorrektur betrug durchschnittlich 1,8 cm.

Im einzelnen wurden folgende Fehlermöglichkeiten bei der Durchführung dieser Methode beobachtet: 2 Läsionen konnten nicht zur Darstellung gebracht werden, in 2 Fällen wurde die Nadel unbeabsichtigt herausgezogen, einmal lag die Nadel nicht tief genug, in 12 Fällen fand der Operateur die Läsion nicht oder resezierte nur einen Teil, in 4 Fällen war die Indikation zu Lokalisation unberechtigt, da sie nur in einer Ebene gesehen werden konnte.

Histologische Befunde

Histologische Befunde liegen für 161 Markierungen vor. Die Diagnosen lauteten wie folgt:

Gutartige Veränderungen	=	142 Fälle
Ca in situ lobulare	=	5 Fälle
Ca in situ ductale	=	3 Fälle
invasive Karzinome	=	11 Fälle

Der mittlere Durchmesser der Läsionen betrug 14,9 ± 6,1 mm.

3.4 Objektive Tumoridentifikation im Differentialthermogramm

R. Haas, H. Wollnik und F. Kassen

Die oberflächliche Temperaturverteilung der weiblichen Brust wird einmal von der Ergiebigkeit der i. allg. dem Körperkern zuzurechnenden Wärmequellen, zum anderen vom äußeren Wärmeübergang Haut - Umgebung geprägt. Der Wärmetransport im Körperinnern (Kern), sowie von der Haut (Schale) zur Umgebung wird wesentlich von der Außentemperatur mitbestimmt.

Während der Wärmeaustausch in der Trennfläche zwischen Kern und Schale und in der Schale selbst ausschließlich konvektiv und konduktiv erfolgt, wird der Hautoberfläche durch Verdunsten, Strahlung und Wärmeleitung mit anschließender Konvektion Wärme entzogen.

Bei konstantem Mikroklima ergeben sich Unterschiede aus einer Änderung der Transportbedingungen in der Körperschale, wobei die Wärmekonvektion über die Gefäßbahnen ausschlaggebend ist. Die geometrischen Gefäßstrukturen und die Ortsverschiedenheit wirksamer Wärmeübergänge bestimmen dabei allein die Temperaturverteilung auf der Haut.

Für die tumorbedingte Störung des Temperaturprofils der weiblichen Brust in Form einer lokalen oder globalen hyperthermen Reaktion wird bis heute die exotherme metabolische Aktivität des Karzinoms mit einer erhöhten Wärmeabgabe an benachbarte Hautpartien durch Konduktion und Konvektion verantwortlich gemacht [1, 2]. Wenn man die überragende Rolle des konvektiven Wärmetransports über den Blutweg beim inneren Wärmeübergang in Betracht zieht, ist jedoch eine solche Symptomdeutung nur bei oberflächennah gelegenen Tumoren verständlich. Das infiltrierend wachsende Mammakarzinom führt bereits frühzeitig zu direkten Gefäßläsionen oder zur Verlegung und Verlagerung von Gefäßen und damit auch von Wärmeströmen. Auch der Angiogenesefaktor von Malignomen mit Ausbildung pathologischer Gefäßstrecken am Tumorbett nimmt hier einen Einfluß auf die peritumorale Thermodynamik. So konnten die biochemisch-anatomischen Untersuchungen Folkmans [3] beweisen, daß bereits ein „minimal cancer“ in einer Ausdehnung von weniger als 3 mm, bzw. mit einer Zellzahl von $6 \cdot 10^5$, eine Kapillarsprossung aus benachbarten Blutgefäßen bewirkt. Eine Möglichkeit zur Verbesserung der IR-Thermographie als bildgebendes Verfahren sahen wir unter den folgenden Voraussetzungen:

1. Aufgabe der gewohnten anatomisch orientierten morphologischen Denkweise.

2. Standardisierte Bedingungen für die Aufnahmegeometrie.
3. Einführung objektiv-quantitativer Beurteilungskriterien.

Eine meßtechnische Erweiterung sahen wir in der Aufbereitung des thermischen Verteilungsbildes mit mathematischen Hilfsmitteln, denn das menschliche Auge vermag Grautöne, d. h. Intensitätsinformationen, nur schwer zu differenzieren.

Die durch Farbkodierung erreichte Temperaturauflösung von nur etwa 0,5 °C resultiert aus der nur geringen Anzahl von Isothermenfunktionen. Ein Schritt zu einer besseren Informationserfassung ist der „line scan", der ein 2dimensionales Temperaturprofil in einer willkürlich ausgewählten Vorzugsrichtung, zumeist jedoch nach einer Bildzeile aufzeichnet.

Im diagnostischen Einzelfall erweist es sich jedoch als schwierig, nach der thermischen Topographie der Haut den „line scan" optimal anzulegen. Im

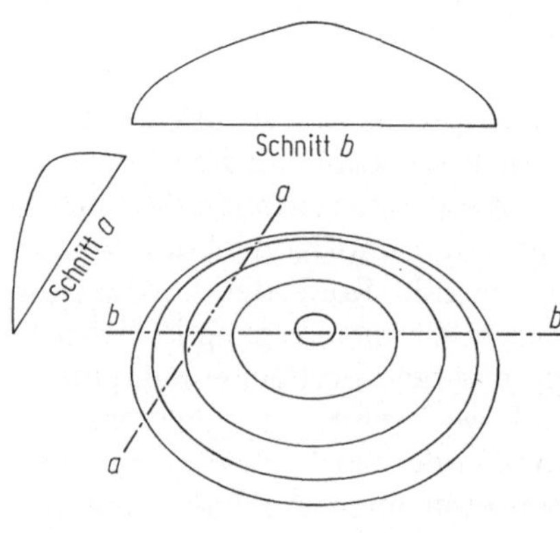

Abb. 1. Isothermen einer einfach strukturierten fiktiven Temperaturverteilung. Daneben sind die Temperaturprofile in den Schnittebenen *a* und *b* eingezeichnet. Beachtenswert sind hierbei die im „line scan" wesentlich unterschiedlichen Temperaturprofile

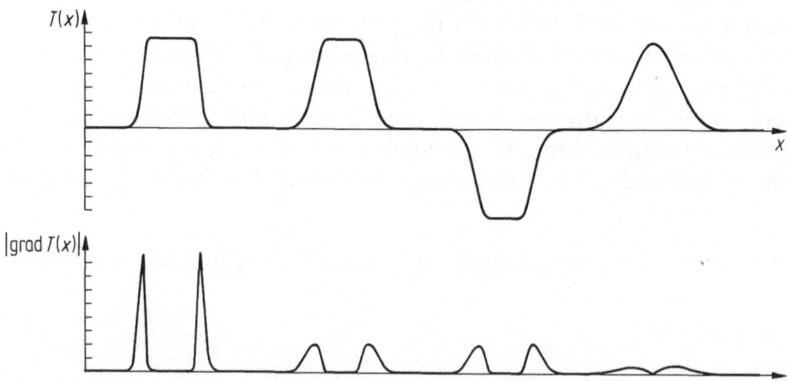

Abb. 2. Angenommenes Temperaturprofil $T(x)$ im „line scan" sowie der Betrag des zugehörigen lokalen Temperaturgradienten $|\text{grad } T(x)|$, der den Temperaturanstieg oder Abfall ΔT pro Längeneinheit Δx charakterisiert. Beachte die großen Unterschiede von $|\text{grad } T(x)|$ bei den vier vergleichbaren thermischen Verteilungsbildern. Von wesentlicher Bedeutung ist auch, daß $|\text{grad } T(x)|$ nicht davon abhängt, ob es sich um eine ansteigende oder abfallende Temperatur mit x handelt und ob sich $|\text{grad } T(x)|$ auf einen hyperthermen oder hypothermen Bereich bezieht

Normalfall begnügt man sich deshalb mit nur einem Teil der latenten Information (s. Abb. 1).

Die diagnostische Aufgabe bei der Thermographie besteht darin, thermisch abnorme Verteilungsmuster zu deuten. Bei einer solchen Mustererkennung galt dabei unser Augenmerk der lokalen Störung des thermischen Profils.

Die entstehende Temperaturverteilung ist hierbei weniger durch ihre Amplituden als durch das Ausmaß der Temperaturänderungen charakterisiert, so

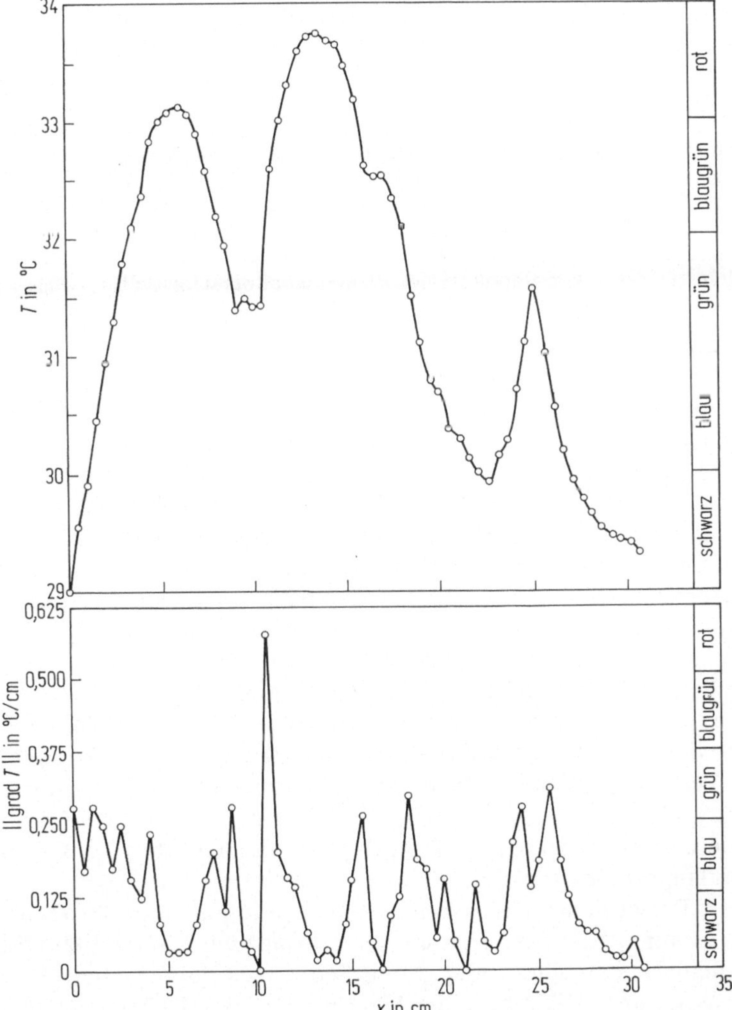

Abb. 3. a Horizontaler „line scan" *T(x)* einer tumortragenden Brust und (**b**) die dazugehörige Verteilung des lokalen Temperaturgradienten |grad *T(x)*|. Als Tumorsignal in der *T(x)*-Verteilung erscheint nicht eine signifikante Temperaturerhöhung, sondern eine lokal eng begrenzte Temperaturabsenkung, die notwendigerweise eine Temperaturerhöhung der benachbarten Gewebsbereiche nach sich zieht. Die im Übergangsbereich beobachteten steilen lokalen Temperaturgradienten korrelieren eng mit einem malignen Tumorwachstum und bilden damit das Schlüsselphänomen in der Thermodiagnostik

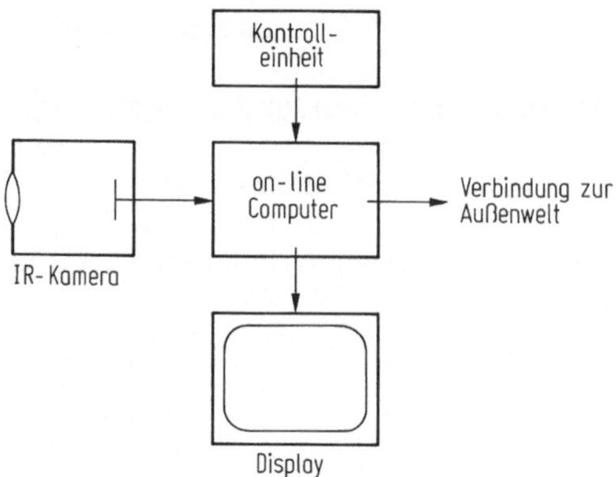

Abb. 4. Schematische Darstellung der Meßanordnung. Das Signal der IR-Kamera wird über einen Analogdigitalconverter mit einer Genauigkeit von weniger als 1% digitalisiert und in dem Speicher eines On-line-Prozeßrechners hinterlegt und zugleich als farbkodiertes Isothermenbild auf der rechten Bildhälfte eines Fernsehmonitors aufgezeichnet. Zusätzlich wird nach einem einfachen Algorithmus aus dem Isothermenbild das dazugehörige Gradientenfeld errechnet und simultan auf der linken Bildhälfte des Fernsehmonitors dargestellt

daß nicht die lokale Temperatur, sondern der lokale Temperaturgradient von Bedeutung ist (s. Abb. 2 und 3).

Für die thermische Musteranalyse wurde ein Prozeßrechner eingesetzt, welcher in Echtzeit die Temperaturverteilung als achtfarbiges Isothermenbild darstellt (s. Abb. 5b). Gleichzeitig wurde das Differentialthermogramm (DT) aufgezeichnet, d.h. die Größe des Temperaturgradienten für jeden Bildpunkt. Bei einem mittleren Kamera-Objekt-Abstand von 3 m wird eine Ortsauflösung von 5 mm pro Punkt erreicht. Ein Temperaturunterschied von einem Bildpunkt zum nächsten von z.B. 0,25 °C entspricht dabei einem Gradienten von 0,5 °C/cm. Völlig fehlende örtliche Temperaturdifferenzen erkennt man durch schwarz-kodierte Punkte im differentiellen Verteilungsbild.

Eine solche Gradientendarstellung erlaubt im Gegensatz zur herkömmlichen Analogdarstellung der IR-Thermographie eine rasche Beurteilung der komplexen thermischen Verteilungsmuster, wie sie im Falle eines Mammakarzinoms vorliegen können.

Empirisch erwiesen sich dabei lokale Temperaturgradienten über 0,5 °C/cm als ein geeigneter Tumorindex.

Ein Vorteil der DT liegt neben der Befundautomatisation auch in der relativen Konstanz des Gradientenfeldes. Eine solche Konstanz der Bildqualität läßt sich [5, 6] mathematisch darstellen oder durch Sequenzaufnahmen bei oberflächlicher Erwärmung und Abkühlung der Haut verifizieren. Dabei zeigt sich bei bzw. nach einer solchen Belastung eine Bildkonstanz im Gradientenfeld, während beim normalen elektronischen Thermogramm infolge der allgemeinen Änderung der Oberflächentemperaturen (Superposition) ein farbliches Zerfließen des Isothermenbildes zu beobachten ist. Die bisher erforderliche kostenaufwendige Mikroklimatisierung des Untersuchungsraumes, wie auch die Adaptation der Patienten wird überflüssig.

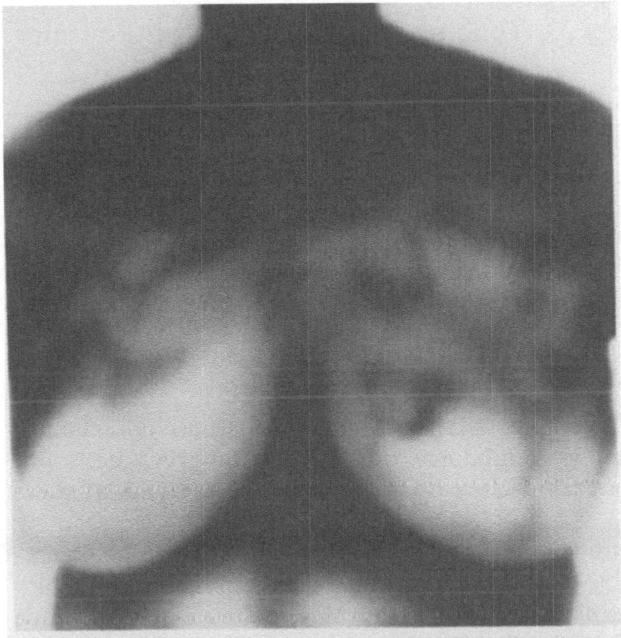

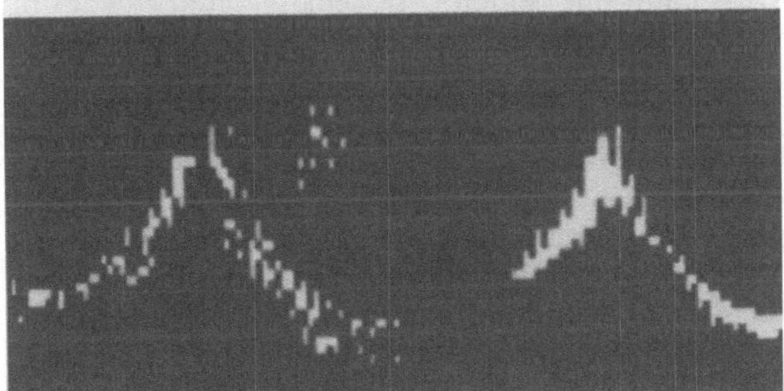

Abb. 5a/b. Objektive Tumoridentifikation im Falle eines klinisch und radiologisch okkulten invasiven Milchgangskarzinoms. Wiedergegeben ist ein Grautonbild (inverted) sowie eine Simultandarstellung *(rechts)* einer Temperaturverteilung *T(x,y)* und *links* des dazugehörigen Temperaturgradientenfeldes grad *T(x,y)*, wobei durch elektronischen Farbauszug nur Isothermen und Isogradienten ab einem bestimmten Schwellenwert zur Abbildung gelangen. **a.** Hier ist im Vergleich zu kontralateral eine insgesamt verstärkte Venenzeichnung auffällig, wobei die thermisch auffallende Venenkonfluenz im oberen inneren Quadranten der linken Mamma den Verdacht auf ein Karzinom lenkt; **b** hier gelingt eine objektive Tumoridentifikation in dieser Lokalisation über das Schwellenkriterium eines lokalen Temperaturgradienten über 0,5 °C/cm

Literatur

1. Gautherie M, Gros CM (1976) Medica mundi, vol 21, No 5
2. Anliker M, Field P (1970) Applied radiology.
3. Folkman JM (1972) Prax-Kur 42
4. Haas R, Altaras J, Rossmeisl D, Gerhardt R (1978) II. Congreso Europeo de Termografia, Barcelona.
5. Wollnik H, Haas R, Kassen F submitted to Acta Thermografica
6. Kassen F, Haas R, Wollnik H vorbereitet zur Veröffentlichung in „Onkologie"

3.5 Ergebnisse von Klinik, Echomammographie und Röntgenmammographie

W. Schmidt, G. van Kaick, J. Teubner, A. Müller, D. von Fournier und F. Kubli

Die Ultraschalluntersuchung der Mamma ist als eine wichtige zusätzliche Untersuchungsmethode bei der Abklärung von palpablen wie nicht-palpablen Prozessen der weiblichen Brust zu werten [2–12].

Bis heute allerdings wird die Mammographie als die zuverlässigste Methode bei der Erkennung von malignen Veränderungen der weiblichen Brust angesehen [1].

Patientengut und Methodik

Von 1979–1980 wurden in einer prospektiven Studie 179 Ultraschallmammographien bei 142 Patientinnen vorgenommen, die entweder aufgrund des klinischen und/oder des mammographischen Befundes zur stationären Aufnahme kamen.

Die Ultraschalluntersuchungen erfolgten in der Regel mit 2 Ultraschallgeräten: dem „Octoson" (3 MHz, Firma Ausonics) und dem handgeführten Compoundscanner (Echoview 80 LDI, 5 MHz, Firma Picker), in einzelnen Fällen nur mit einem Gerät. Die Brust kann mit beiden Ultraschallgeräten sowohl in Quer- als auch in Längsschnitten tomographiert werden.

Ergebnisse

Von den 142 Patientinnen liegen 131 histologische Befunde vor. Bei 49 Patientinnen wurde ein Karzinom festgestellt. Multizentrische Karzinome wurden 3mal (6%) registriert (Tabelle 1). Die intraoperativ-histologische Stadieneinteilung der Karzinome ist in Tabelle 2 dargestellt. Hierbei werden die sonographischen mit den mammographischen Diagnosen verglichen. Als suspekte Befunde wurden karzinomverdächtige und auch unklare Ergebnisse zusammengefaßt; als benigne galten unauffällige und gutartige Befunde. Ultrasonographisch wurden in den T_0-T_1-Stadien 18/24 Karzinome (75%) präoperativ richtig eingestuft, mammographisch waren es 20/24 Karzinome (83%). Von den T_2-T_4-Stadien wurden sonographisch 2 von 24 Fällen mit T_2-Stadium präoperativ nicht richtig eingestuft, mammographisch wurden alle Karzinome in diesen Stadien erkannt.

Ein wichtiges sonographisches Kriterium von Karzinomen stellt der sog. zentrale „Tumorschallschatten" dar. In 29/53 Fällen (55%) mit Karzinomen wurde dieses „Tumorschallschattenphänomen" registriert und zwar am häufigsten bei szirrhösen Karzinomen mit 21/31 Fällen (68%). Bei den restlichen histologischen Karzinomtypen wird dieser „Schallschatten" nur gelegentlich re-

Tabelle 1. Häufigkeit von Mammakarzinomen im Untersuchungskollektiv (1979–1980)

Patientinnen	n
Zahl der Patientinnen	142
Zahl der Untersuchungen	179
Histologisch gesicherte Ergebnisse	131
Karzinome	53
Patientinnen mit Karzinomen	49
Multizentrische Karzinome	3
(1 × T_2/T_2; 1 × T_4/T_2; 1 × $T_1/T_1/T_0$)	

Tabelle 2. Intraoperativ-histologische Stadieneinteilung bei Mammakarzinomen. Vergleich der röntgenologischen mit den ultrasonographischen Untersuchungsergebnissen

Histologisch/intraoperatives Stadium		Sonographische Diagnose		Mammographische Diagnose	
		Suspekt	Benigne	Suspekt	Benigne
Karzinome	n = 53 (100%)				
davon multizentrisch (Bei 3 Patientinnen)	n = 7[a] (13%)	n = 46 (87%)	n = 7 (13%)	n = 49 (92%)	n = 4 (8%)
$T_1 < 1$ cm	n = 4	2	2	2	2
$T_1 > 1$ cm	n = 20	16	4	18	2
T_2	n = 24	22	2	24	
T_3-T_4	n = 5	5		5	

[a] Bei drei Patientinnen waren multizentrische Karzinome nachweisbar: $T_1/T_1/T_0$; T_2/T_1; T_4, T_2

Tabelle 3. Histologischer Tumortyp und sog. „Schallschattenphänome"

Karzinome insgesamt n = 53 (100%)		Mit Schatten n = 29 (55%)	Ohne Schatten n = 24 (45%)
Carcinoma solidum[a] scirrhosum	n = 31	21	10
Carcinoma solidum simplex	n = 3	1	2
Carcinoma solidum medullare	n = 6	3	3
Cribriformes Karzinom mit Invasion	n = 6	2	4
Duktal-lobuläres Karzinom mit (geringer) Invasion	n = 5	2	3
Adenokarzinom	n = 1	–	1
Karzinomsarkom	n = 1	–	1

[a] Bei den szirrhösen Karzinomen findet sich in 21/31 (68%) Fällen ein „Schallschatten"

Tabelle 4. Präoperative sonographische Beurteilung benigner Veränderungen der Mamma

Präoperative sonographische Beurteilung	Fibroadenom perikanalikulär	Fibroadenom regressiv verändert	Mastopathie I.–III.	Zysten 8 mm	Lipomatose Narbengewebe Adenose Sonstige	Anzahl n=78
Ca.-verdächtig	1	4	4		1	10
Unklar	2	2	13	1[a]	1	18
Unauffällig			15		2	17
Gutartig	4·		13	12	3	33

[a] Mehrfach gekammerte Zyste mit einem mittleren Durchmesser 2 cm

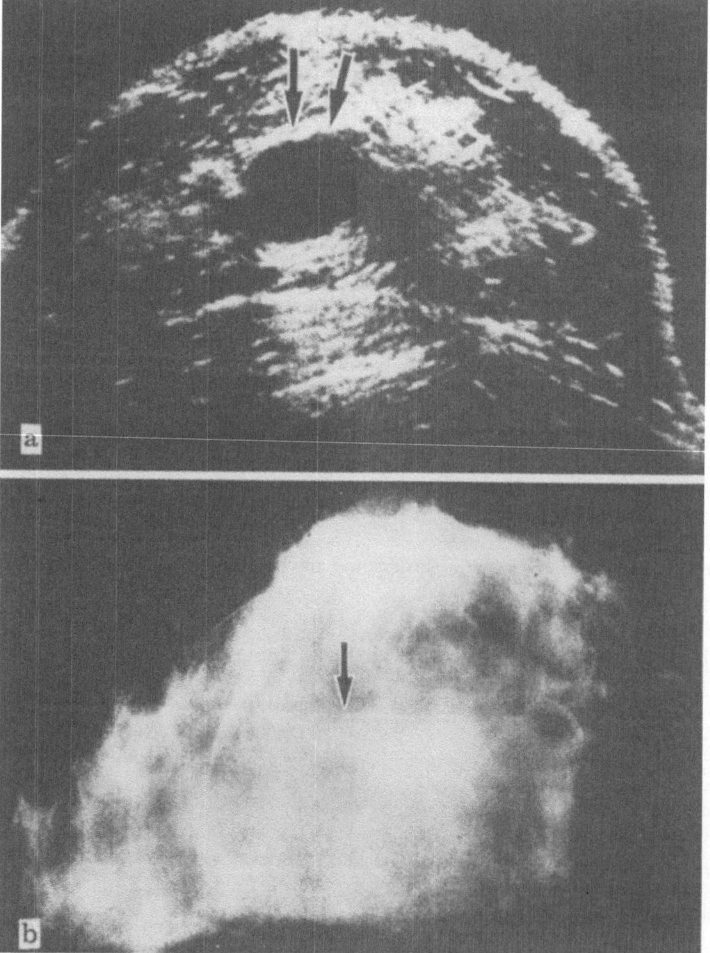

Abb. 1. a Sonographische Darstellung einer 23 mm in Ø messenden Zyste in der Mamma (Octoson, 3 MHz); **b** Übersichtsmammographie, röntgenologisch unscharf begrenzte Verdichtung, unklarer Befund

gistriert (Tabelle 3). Von 78 Fällen mit histologisch nachgewiesenen gutartigen Veränderungen wurden nach der oben aufgeführten Definition 28/78 Fälle (36%) als suspekt eingestuft. Alle 13 Zysten wurden richtig erkannt (Tabelle 4). Fibroadenome, Narbengewebe und fibrös-zystische Mastopathien können gelegentlich sonographisch auch als suspekt erscheinen (Tabelle 4). Die Abb. 1a und 2a zeigen typische ultrasonographische Befunde bei benignen und malignen Veränderungen der Mamma, die Abb. 1b und 2b stellen die dazugehörigen Mammographien dar.

Diskussion

Nach wie vor besitzt die Selbstuntersuchung der Frau die zentrale Bedeutung für die Erkennung des Brustdrüsenkrebses. Klinisch okkulte Karzinome können bisher durch die Mammographie erkannt werden [1]. Allerdings ist auch

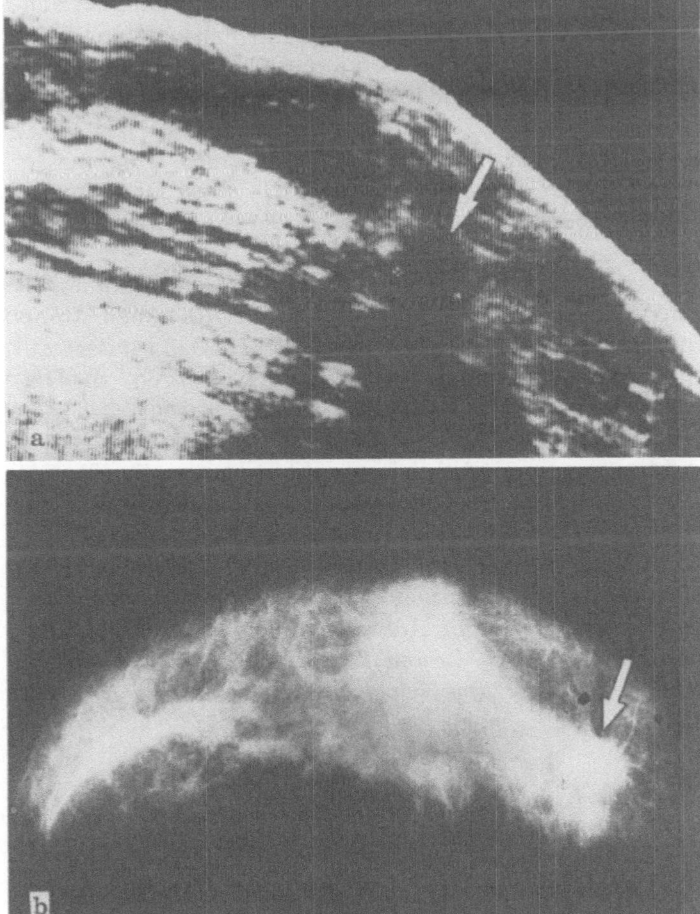

Abb. 2. a Sonographische Darstellung eines okkulten Mammakarzinoms, 7 mm Ø mit dem typischen zentralen Tumorschallschatten (Echoview 80 LDI, 5 MHz); **b** das dazugehörige Mammogramm mit dem röntgenologisch nachweisbaren Tumor

die Effektivität der Mammographie für ein Screening heute noch umstritten [1]. Die ultrasonographischen Kriterien benigner wie maligner Läsionen der Mamma wurden von Kobayashi [9] ausführlich dargestellt. Die durchschnittliche Trefferrate der Sonographie liegt nach der Literatur im Mittel bei 86%, wenn der Tumordurchmesser >1 cm ist [11].

In unserer eigenen Untersuchung lag die Tumortrefferrate bei 87%. Sie lag niedriger als die Tumortrefferrate der Mammographie (92%). Falsch-positive Befunde wurden in 36% aller gutartigen Veränderungen erhoben. Mammographisch sollen ebenfalls ca. 30% falsch-positive Befunde erhoben werden [1]. Von den T_0-T_1-Stadien wurden sonographisch 75% präoperativ richtig eingestuft, nach der Mammographie waren dies 83%. Das bisher kleinste sonographisch nachweisbare Karzinom hatte einen mittleren Durchmesser von 3 mm [5]. In der vorliegenden Untersuchung hatte das kleinste Karzinom einen mittleren Durchmesser von 7 mm. Als wichtiges sonographisches Kriterium für Malignität wird der hinter dem Tumor gelegene sog. „Schallschatten" betrachtet [7–9]. Wir fanden in 55% aller Karzinome dieses „Schallschattenphänomen", am häufigsten mit 68% beim szirrhösen Karzinom. Allerdings war dieses „Tumorschallschattenphänomen" auch bei 18% aller benignen Veränderungen registriert worden.

Die bisher kleinste sonographisch erkannte Zyste hatte einen Durchmesser von 2 mm [5]. In unserem Kollektiv hatte die kleinste Zyste einen Durchmesser von 7 mm. Zysten werden ab einer gewissen Größe zu 98% sonographisch erkannt [12].

Zur Zeit stellt die Ultraschalluntersuchung eine Ergänzung der Mammographie dar. Nachteile sind: der relativ hohe Zeitaufwand und die hohen Anforderungen an das Untersuchungsgerät wie an den Ultraschallanwender. Zur Zeit kann die Ultraschalluntersuchung nicht als „Screeningverfahren" zur Diagnose von Mammakarzinomen angewandt werden [10]. Aber bereits jetzt kann durch den zusätzlichen Einsatz der Ultraschalluntersuchung die Lokalisation und die Punktion von Mammazysten erheblich erleichtert werden [7, 12].

Zusammenfassung

Es wird über die ultrasonographischen Ergebnisse von 142 Patientinnen mit 131 histologisch gesicherten Befunden berichtet. 53 Karzinome wurden histologisch nachgewiesen. Die Trefferrate mit Hilfe der Sonographie lag bei 87%, mit Hilfe der Mammographie bei 92%. In den T_0-T_1-Stadien wurden 75% der Karzinome richtig eingestuft. Der „Tumorschallschatten" wurde in 55% aller Karzinome, und in 18% bei gutartigen Läsionen gesehen.

Literatur

1. Barth V (1979) Brustdrüse. Thieme, Stuttgart
2. Baum G (1977) Ultrasound mammography. Radiology 122:199–205
3. Baum G (1980) Advances in ultrasound mammography. Remote focus arc scanning. Ultrasound Med Biol 6:11–17
4. Friedrich M (1980) Ultraschalluntersuchung der Brust. Radiologe 20:209–225
5. Griffiths K (1978) Ultrasound examination of the breast. Med Ultrasound 2:13–19
6. Gros CM, Haehnel P, Dale P, Gairard B (1974) Echographie mammaire. J Radiol 55:611–614

7. Hackelöer BJ, Lauth G, Duda V, Hüncke B, Buchholz R (1980) Neue Möglichkeiten der Ultraschallmammographie. GEBFRA 40:301-312
8. Igl W, Lohe K, Eiermann W, Bassermann R, Lissner J (1980) Sonographische Carcinomdiagnostik der weiblichen Brust im Vergleich zur Mammographie. Tumor Diagn 5:247-253
9. Kobayashi T (1977) Gray-Scale echography for breast cancer. Radiology 122:207-214
10. Kossoff G, Jellins J, Reeve TS (1978) Ultrasound in the detection of early breast cancer. In: Grundmann E, Beck L (eds) Early diagnosis of breast cancer. Fischer, Stuttgart New York, p 149
11. Schmidt W, Teubner J, van Kaick G, von Fournier D, Kubli F (im Druck) Ultrasonographische Untersuchungsergebnisse bei der Mammadiagnostik. Geburtshilfe Frauenheilkd
12. Teixidor HS (1980) The use of ultrasonography in the management of masses of the breast. Surg Gynecol Obstet 150:486-490

3.6 Die Zytodiagnostik der Neoplasie der Brustdrüse

E. Boquoi und G. Kreuzer

Die Zytologie ist keineswegs eine Außenseitermethode in der Diagnostik der Brustdrüsenveränderungen. Ihr Einsatz erfordert allerdings besondere Sachkenntnis und Erfahrung. Anwendung finden

1. die Exfoliativzytologie [1, 2] und
2. die Punktionszytologie [1, 2].

Exfoliativzytologie

Der exfoliativzytologischen Untersuchung zugänglich sind nur das Mamillensekret und die Epidermis der Mamma. Gefahndet wird nach atypischen Zellen, die im Sekret suspendiert nach außen gelangen oder von der Hautoberfläche der Mamillenregion spontan abschilfern. Da nur ein kleiner Teil der Mammakarzinome mit einer Mamillensekretion einhergeht und dieses Sekret auch nicht immer Tumorzellen enthält, ist die Entdeckungsrate mit dieser Methode gering. Eine Zusammenstellung der einschlägigen Literatur (Tabelle 1) ergibt eine Ausbeute von 2,4% Karzinomen durch die Zytologie bei 9777 untersuchten Frauen mit einer pathologischen Mamillensekretion.

Bemerkenswert ist, daß diese Trefferrate nicht vom Karzinomstadium abhängig ist. Anders als erwartet, werden hierbei relativ häufig nicht-infiltrierende Malignome erfaßt. Im eigenen Material lieferte die Sekretzytologie bei 6 von 33 noninvasiven Mammakarzinomen den entsprechenden Hinweis. Das ist fast 10mal häufiger als statistisch zu erwarten war. Der Sekretzytologie kommt demzufolge eine gewisse Bedeutung in der Brustkrebssuche und Krebsfrüherkennung zu. Histologisch handelt es sich bei den so entdeckten Malignomen meist um noninvasive Karzinome der großen Milchausführungsgänge, die offenbar auf dem Boden einer Ductusektasie entstanden sind. Im zytologischen Ausstrich liegen die Tumorzellen meist in kleinen Komplexen vor, bei denen es sich um abgebrochene Papillenspitzen handelt. Die Zellatypie ist deutlich. Differentialdiagnostisch muß das Milchgangspapillom abgegrenzt werden, das wesentlich häufiger eine Mamillensekretion verursacht. Im Gegensatz zum glatten homogenen Hintergrund beim Milchgangspapillom ist er beim Karzinom schmutzig und krümelig. Nicht selten ist die Beurteilung von Mamillensekreten durch autolytische Veränderungen erschwert, die sich während der mehr oder weniger langen Verweildauer der Zellen im Milchgangssystem entwickeln.

Tabelle 1. Diagnostische Treffsicherheit der Sekretzytologie und deren Entdeckungsrate an Karzinomen bei 9777 Frauen mit Mamillensekretion (aus: Kreuzer und Boquoi [1981])

Autoren	Zahl der Frauen mit Mamillen-sekretion	Zahl der histologisch gesicherten Karzinome	Positive oder ver-dächtige zytologische Befunde	Diagnostische Treff-sicherheit der Zyto-logie [%]	Entdeckungs-rate (Kar-zinome) der Zytologie [%]
Agamova 1965	108	12	12	100,0	11,1
Bajardi u. Kastner 1971	107	8	3	37,5	2,8
Barth 1979	319	4	0	0	0
Boquoi 1977	224	34	21	61,8	9,4
Degrell 1965	78	8	5	62,5	6,4
Diezel u. Heilmann 1973	330	8	8	100,0	2,4
Gregl 1979	966	15	8	53,3	0,82
von Haam 1962	339	23	21	91,3	6,2
Hofmann u. Kern 1970	200	23	10	43,5	5,0
Kattner 1976	1252	9	9	100,0	0,7
Kjellgren 1964	253	25	21	84,0	8,3
Kratochvil 1961	103	20	7	35,0	6,8
Masukava et al. 1966	94	16	6	37,5	6,4
Papanicolaou et al. 1958	1066	45	27	60,0	2,5
Retsch 1965	53	17	17	100,0	32,0
Sachs et al. 1976	473	11	6	54,5	1,3
Saphir 1950	90	18	15	83,3	16,7
Sicard u. Marsan 1959	57	9	7	77,8	12,3
Soost u. Ries 1968	163	5	3	60,0	1,8
de Thé 1959	30	9	3	33,3	10,0
Woyke et al. 1973	52	2	2	100,0	3,8
Wunderlich 1977	3420	34	29	85,3	0,85
Total	9777	355	240	66,39	2,45

Weniger bekannt, jedoch keineswegs weniger bedeutsam ist die Exfoliativzytologie beim Morbus Paget der Mamille, einer besonderen klinischen Verlaufsform des Brustkrebses, die in etwa 2–3% aller Fälle beobachtet wird. Von der ekzemähnlich- oder erosivveränderten Mamille und/oder Areola entnimmt man mit dem Skalpell, Spatel oder Watteträger Zellmaterial. Im Ausstrich erkennt man die typischen Paget-Zellen sehr leicht. Sie weisen häufig das Phänomen des „engulfements" auf: Eine Zelle umschlingt eine andere. Bei starker Vergrößerung sind die zytologischen Charakteristika noch eindrucksvoller: deutliche Zellgrenzen, helles voluminöses Zytoplasma, großer Kern mit prominentem Nukleolus. Diese Zellen werden auch Eulen- oder Vogelaugenzellen genannt. Im eigenen Beobachtungsgut waren wir in der Lage, von 18 Paget-Karzinomen 14 bereits durch die Exfoliativzytologie präoperativ zu diagnostizieren.

Punktionszytologie

Die Punktionszytologie besitzt gegenüber der Exfoliativzytologie ein wesentlich breiteres Indikationsspektrum, denn jeder tastbare Knoten in der Mamma kann und sollte punktionszytologisch untersucht werden. Darüber hinaus besteht die Möglichkeit, nur röntgenologisch oder thermographisch suspekte Veränderungen blind nach dem Mammogramm bzw. Thermogramm oder mit Hilfe einer speziellen, vom Röntgenbild gesteuerten Vorrichtung zu punktieren (s. unten). Die Hauptaufgabe der Aspirationsbiopsie liegt demzufolge in der weiteren Abklärung bereits mit anderen Methoden erkennbarer Brustdrüsenveränderungen, wobei insbesondere auch Vor- und Frühstadien des Mammakarzinoms zytologisch erfaßt werden.

Die Trefferrate der Punktionszytologie wird in erster Linie von der Tumorgröße und von der Karzinomzelldichte pro Raumeinheit bestimmt, d.h. je kleiner und bindegewebsreicher sowie karzinomzellärmer die Geschwulst ist, desto geringer die diagnostische Ausbeute. Tabelle 2 zeigt unsere Ergebnisse mit der Feinnadelpunktion bei 492 histologisch gesicherten operablen Mammakarzinomen. Bei Zusammenfassung aller Stadien wird deutlich, daß rund ¾ der Fälle präoperativ zutreffend als bösartig diagnostiziert wurden. Hinzu kommen noch 20% der Fälle, bei denen der Verdacht auf ein Karzinom geäußert wurde. In etwa 8% war der zytologische Befund allerdings falsch-negativ. Dieses Resultat läßt sich zwar mit zunehmender Erfahrung noch verbessern. Es werden aber auch dann noch rund 5% falsch-negativer Diagnosen bleiben. Hier werden die Grenzen der Methode erreicht. Aus Tabelle 2 ist ferner ersichtlich, daß sich die Fehlerquote reziprok zur Tumorgröße verhält. Bei Tumoren bis 1 cm Durchmesser liegt die Rate der falsch-negativen Diagnosen noch bei 15,8%, sinkt bei einem Durchmesser von 1–2 cm auf 9,4% und beträgt bei Krebsen über 2 cm Durchmesser nur noch 4%.

Tabelle 2. Die Treffsicherheit der zytologischen Erkennung von Karzinomen im eigenen Untersuchungsgut von insgesamt 492 Fällen: Gliederung der zytologischen Diagnosen in 3 Gruppen und deren Trefferraten insgesamt und wenn sie auf die Größe der Karzinomknoten bezogen werden

Diagnose Gruppen		Nicht-invasive	Kleiner als 1 cm	Zwischen 1 und 2 cm	Größer als 2 cm
Bösartig					
Ratio	357/492	17/33	26/57	142/203	172/199
%	72,6	51,5	45,6	70	86,5
Verdächtig					
Ratio	94/492	11/33	22/57	42/203	19/199
%	19,1	33,3	38,6	20,6	9,5
Unverdächtig					
Ratio	41/492	5/33	9/57	19/203	8/199
%	8,3	15,2	15,8	9,4	4,0

Überraschend ist, daß die Zytodiagnostik bei den noninvasiven Karzinomen etwa so gute Ergebnisse erbringt, wie bei den Tumoren bis 1 cm Durchmesser. Dies ist einerseits, wie erwähnt, ein Erfolg der Exfoliativzytologie. Andererseits trägt auch die Punktionszytologie zu diesem Ergebnis bei, da ein großer Teil der nicht-infiltrierenden Krebse mit einem Tastbefund einhergeht und deshalb punktiert wurde. Die tastbare Veränderung der Mamma ist zwar klinisch fast immer unverdächtig und meist nicht durch das eigentliche noninvasive Karzinom bedingt, sondern durch Begleitveränderungen; sie ermöglicht aber häufig dennoch die Gewinnung repräsentativen Zellmaterials (Fächerung).

Ihre große Bedeutung gewinnt die Punktionszytologie im Rahmen der sog. Tripeldiagnostik, d.h. der Kombination von Klinik, Mammographie und Zytologie. Mit ihr gelingt es, die Dignität eines großen Teils der Brustdrüsenveränderungen präoperativ definitiv zu bestimmen. Wie Tabelle 3 zeigt (860 klinisch, mammographisch und zytologisch untersuchte Fälle mit nachfolgender histologischer Klärung), liegt bei übereinstimmendem Befund aller 3 Methoden die Treffsicherheit sowohl bei den gut- als auch bösartigen Prozessen bei über 99%.

Tabelle 3. Die Zuverlässigkeit der sog. Tripeldiagnostik aus klinischer, mammographischer und zytologischer Untersuchung wird an den eindeutigen Unterschieden zwischen bösartigen und gutartigen Tumoren gezeigt, die alle später histologisch abgesichert worden sind

Klinisch Mammographisch Zytologisch	+ + +		Zweifelhafte oder widersprüchliche Befunde		0 0 0	
	n	[%]	n	[%]	n	[%]
Bösartig 356	169	99,4	186	33,9	1	0,7
Gutartig 504	1	0,6	363	66,1	140	99,3
Insgesamt 860	170	100	549	100	141	100

Dreifach übereinstimmende Befunde wurden bei 311 (170 + 141) von 860 Fällen erzielt. Das sind rund 36%. Als Konsequenz aus dieser Sicherheit der dreifach bestätigten Diagnose kann bei bösartigen Prozessen die chirurgische Intervention oder die Bestrahlung sofort durchgeführt, bei gutartigen Veränderungen kontrollierend abgewartet werden. Nur bei zweifelhaften oder widersprüchlichen Befunden (64% aller Fälle) führen wir in traditioneller Weise eine chirurgische Biopsie durch. Viele retrospektiv unnötige Eingriffe, besonders bei Zysten und einfacher Mastopathie, lassen sich so vermeiden. Das Verhältnis von Operationen bei Mammakarzinomen zu solchen bei gutartigen Prozessen hat sich bei uns von ehemals 1:5 auf heute 1:1 verringert. Die Verbesserung der Diagnostik kommt dadurch zustande, daß sich die einzelnen Methoden, insbesondere Zytologie und Mammographie, ergänzen. Fehler werden gegenseitig korrigiert, Lücken geschlossen, und zwar aus folgenden Gründen:

1. Die Zytologie ist mit nur wenigen falsch-positiven Befunden belastet.
2. Zytologie und Mammographie erfassen verschiedene Parameter des Krebswachstums. Die Zytologie deckt den mikroskopischen und die Mammographie den makroskopischen Sektor ab.
3. Die Trefferraten der beiden Verfahren liegen bei den einzelnen Karzinomtypen unterschiedlich hoch.

So liefert die Zytologie bei den bindegewebsarmen Mammakarzinomen eher höhere Trefferraten als die Mammographie. Diese Karzinome wachsen meist zirkumskript und präsentieren sich im Röntgenbild als Rundherde, die radiologisch oft schwer von gutartigen Rundherden abzugrenzen sind. Diese Rundherde stellen die Domäne der Punktionszytologie dar, denn die in Frage kommenden Prozesse - das bindegewebsarme Karzinom, das Fibroadenom und die Zyste - werfen selten Probleme für den Zytologen auf.

Dagegen hat die Mammographie bei den bindegewebsreichen Karzinomen, den sog. „Szirrhen", wegen der typischen makroskopischen Wuchsform dieser Tumoren bessere Ergebnisse als die Zytologie zu verzeichnen, da bei letzterer Methode die Materialgewinnung Schwierigkeiten bereiten kann.

Prinzipiell ist es in der Mammazytologie nicht möglich, zwischen invasiven und noninvasiven Karzinomen zu unterscheiden, denn die Morphologie der Tumorzelle ändert sich weder mit der Invasion noch in den weiteren Stadien. Allerdings ist der Differenzierungsgrad der einzelnen Karzinomzelle meist klar beurteilbar.

Neue Aspekte eröffnen sich durch die Möglichkeit, mit Hilfe der Feinnadelpunktion auch die sog. proliferierende Mastopathie [2], die als fakultative Präkanzerose angesehen wird, insbesondere wenn sie mit Zellatypien einhergeht, zytologisch zu diagnostizieren. Dies war an unserem Material von 101 histologisch verifizierten Fällen in mehr als der Hälfte der Fälle sicher möglich (Tabelle 4). Die Treffsicherheit ist, wie erwartet, um so höher, je ausgeprägter der Proliferationsgrad ist. Bei reiner sklerosierender Adenose ist die Treffsicherheit geringer als in Fällen mit intrazystischen bzw. intraduktalen Proliferationen. Eine besonders sorgfältige Überwachung der Frauen mit dieser Risikoerkrankung kann, gestützt auf den zytologischen Befund, veranlaßt werden.

Tabelle 4. Die zytologische Erkennbarkeit der proliferierenden Mastopathie in der präoperativen Feinnadelpunktion

Zytologische Diagnosen	Histologische Graduierung der Mastopathien			
	Stark		Mäßig bis mittel	
Proliferierende Mastopathie	24/35	68,6	27/66	40,9
Kein Anhalt für proliferierende Mastopathie	11/35	31,4	39/66	59,1
Insgesamt	35 =	100	66 =	100

Bei mammographisch oder thermographisch entdeckten suspekten Veränderungen der Mamma, die klinisch noch völlig okkult sind, sind die Ergebnisse der „blind" durchgeführten Aspirationszytologie unbefriedigend. Dies führte dazu, daß Methoden entwickelt wurden, die einerseits eine genaue Lokalisation und Markierung, andererseits eine gezielte Aspiration von Zellmaterial aus diesen kleinsten Prozessen ermöglichen (Kramann u. Feser 1975; Nordenstrom u. Zajicek 1977; Brun del Re et al. 1977; Hoeffken 1981) [Literatur bei 1 und 2]. Die Ergebnisse dieser Verfahren sind vielversprechend, aber entweder noch nicht ausreichend erprobt, technisch nicht ausgereift oder für die Praxis noch nicht geeignet.

Literatur

1. Boquoi E, Kreuzer G (1977) Zytologische Diagnostik. In: Frischbier HJ, Lohbeck HU (Hrsg) Frühdiagnostik des Mammakarzinoms. Thieme, Stuttgart
2. Kreuzer G, Boquoi E (1981) Zytologie der weiblichen Brustdrüse. Thieme, Stuttgart

3.7 Histologische Diagnose mit der Bohrbiopsie; Erfahrungen mit einem neuen Instrumentarium

A. Hollinger und M. Makek

In der poliklinischen Behandlung haben wir seit 1979 die Bohrbiopsie zur histologischen Abklärung von Mammatumoren angewandt [2].

Material und Methoden

Bei 78 Patientinnen wurden Bohrbiopsien der Mamma entnommen. Die Fälle wurden gleichzeitig durch Zytologie und konventionelle Messerbiopsie dokumentiert.

Das Instrument zur Entnahme von Bohrbiopsien besteht aus einem Hohlbohrer von 2 mm Außendurchmesser. Zum Antrieb dient ein Mikromotor, wie er für Zahnärztebohrer gebraucht wird.

Durch eine Stichinzision der Haut kann der Bohrer auf den Tumor aufgesetzt werden. Durch einmaliges zügiges Vor- und Rückbewegen wird ein 1,5–3 cm langer Biopsiezylinder gewonnen.

Bei großen Resistenzen oder mammographisch verdächtigen Arealen können fächerförmig mehrere Biopsien entnommen werden (Abb. 1).

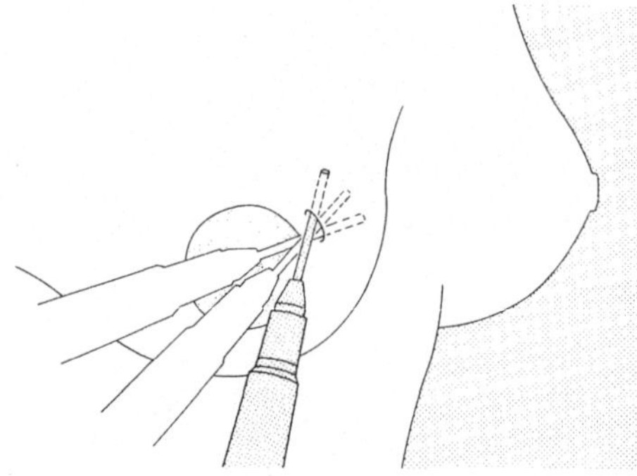

Abb. 1. Gefächerte Entnahme mehrerer Bohrbiopsien

Resultate

Bei den 78 Fällen handelt es sich um 17 Karzinome und 61 gutartige Läsionen. Tabelle 1 zeigt, daß ein tastbares Mammakarzinom bei gleichzeitiger Punktionszytologie und Bohrbiopsie mit Sicherheit richtig diagnostiziert wurde. Et-

Tabelle 1. Das Karzinom wird mit Feinnadelpunktion und Bohrbiopsie gleich gut erfaßt

Karzinome	n = 17	
	Zytologie	Bohrbiopsie
Diagnose richtig	15	17
Diagnose nicht möglich	0	0
Diagnose falsch	0	0
Nicht untersucht	2	0
Treffsicherheit	100%	100%

Tabelle 2. In ausgewählten Fällen gutartiger Läsionen ist die Bohrbiopsie der Feinnadelpunktion überlegen

Gutartige Läsionen	n = 61	
	Zytologie	Bohrbiopsie
Diagnose „benigne"	45	60
Diagnose „maligne" (= falsch positiv)	2	0
Diagnose nicht möglich	14	1
Treffsicherheit	74%	98,4%

was anders verhielt es sich bei den benignen Läsionen (Tabelle 2). In 74% fand der Zytologe entweder azelluläres oder nicht repräsentatives Material, während die Bohrbiopsie in 98,4% diagnostisch weiterhalf. Falsch-positive, d.h. fälschlich malignomverdächtige zytologische Befunde kommen vor, deshalb sollte ohne histologischen Karzinomnachweis eine Ablatio mammae unterbleiben [1].

Diskussion

Die guten Resultate der Bohrbiopsie, wie wir sie hier präsentieren, gründen zweifellos in der Auswahl geeigneter Fälle. Wir haben konsequent einige Einschränkungen beachtet:

1. Ein schlaffer, atrophischer oder lipomatöser Drüsenkörper erschwert die Materialgewinnung.
2. Große Zysten sind keine Indikation für die Bohrbiopsie.
3. Tumoren unter 5 mm Durchmesser können beim Versuch einer Bohrbiopsie weggleiten.

Bei richtiger Indikation und etwas geübter Hand bietet die Bohrbiopsie ohne Zweifel einige Vorteile:

1. Das Verfahren ist einfach und nicht an einen Operationssaal gebunden. Es kann in jedem Behandlungszimmer angewandt werden.
2. Die Kosten sind gering (kein Hilfspersonal, kleines Instrumentarium, keine sterile Wäsche, Zeitgewinn).

3. Die Tumorkontrolle zu einem späteren Zeitpunkt wird nicht erschwert. Es ist bekannt, daß im Anschluß an eine konventionelle Tumorbiopsie der Drüsenkörper gelegentlich Narben aufweist, welche die Palpation und die Selbstkontrolle der Patientin erschweren. Dies ist nach der Bohrbiopsie selten der Fall.
4. Das kosmetische Resultat befriedigt in allen Fällen.
5. Die Patientinnen sind zu wiederholten Bohrbiopsien leicht bereit. Besonders in der Betreuung von Risikopatientinnen kann eine leicht durchzuführende und leicht zu wiederholende Biopsie von Bedeutung sein.
6. Das im Biopsiezylinder vorhandene Gewebe ist repräsentativ für die histologische Untersuchung (Abb. 2–4).

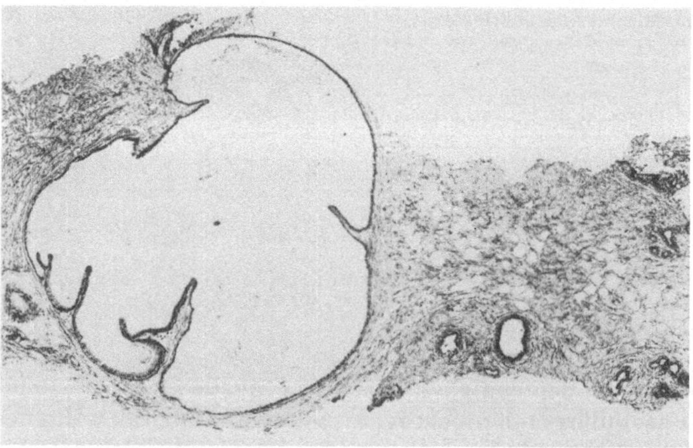

Abb. 2. Bohrbiopsiezylinder bei Mastopathia fibrosa cystica Reclus Grad I. Fibrosiertes Brustdrüsengewebe mit einer Zyste, die von eosinophilem, von-Saar-Epithel ausgekleidet ist.

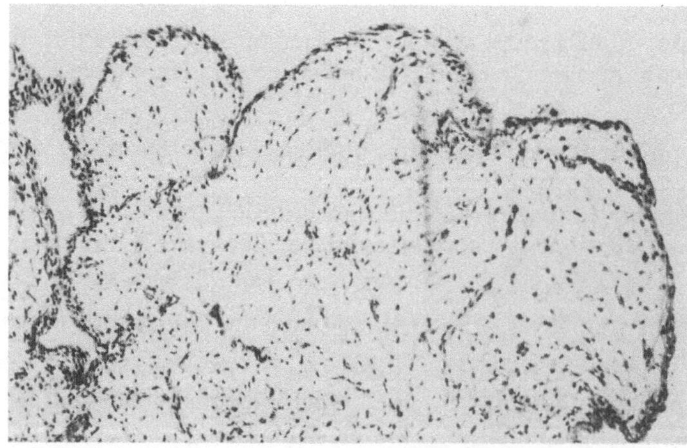

Abb. 3. Bohrbiopsie eines gutartigen Cystosarcoma phylloides (myxoide Variante). Lobulär gebautes Tumorgewebe mit aufgelockertem Stroma.

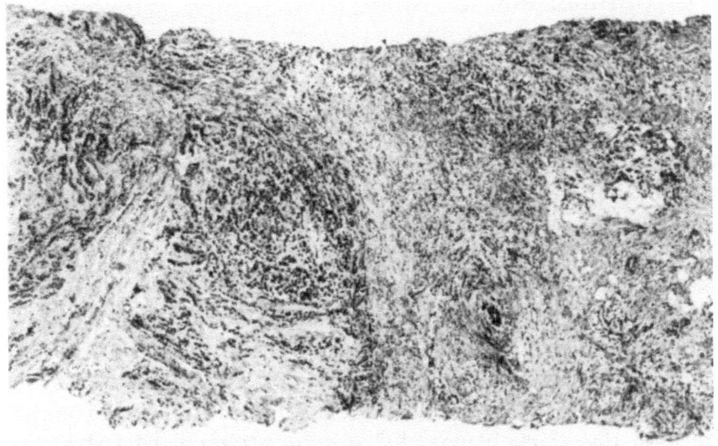

Abb. 4. Bohrbiopsie bei einem Carcinoma solidum simplex patim scirrhosum. Hyalinisierter Gewebszylinder ist praktisch vollkommen von Tumorgewebe durchsetzt.

Literatur

1. Hollinger A, Decurtins M (1980) Morphologische Diagnostik bei Mamma-Tumoren. Schweiz Rundschau Med (Praxis) 69/49:1823–1927
2. Hollinger A, Makek M (im Druck) Die Bohrbiopsie, eine geeignete neue Methode zur histologischen Untersuchung von Mamma-Tumoren. Helv Chir Acta 48:41

3.8 Ambulante Mammabiopsien mit der sog. Histocan-Stanznadel

H. Hoeffken, H. H. Rummel und U. Späh

Die feingewebliche Untersuchung unklarer oder verdächtiger Veränderungen des Brustdrüsenkörpers ist als Voraussetzung für das weitere therapeutische Vorgehen bei den verschiedensten Mammaläsionen anzusehen. Feinnadelbiopsien können in Zweifelsfällen eine histologische Klärung nicht ersetzen, beispielsweise bei bindegewebsreichen Mastopathieformen. Eine Möglichkeit, größere operative Eingriffe zu vermeiden und ambulant Gewebeproben zur histologischen Aufarbeitung zu gewinnen, bietet die Stanzbiopsie mit der sog. Histocan-Stanznadel. Die Voraussetzung für ihren Einsatz ist die genaue Lokalisation des untersuchungswürdigen Gewebsbezirkes. Die Histocan-Stanznadel besteht im wesentlichen aus einer Schneidekanüle und der darin geführten Probennadel mit einer in ihrem unteren Anteil sitzenden Aussparung, der Probenkerbe, von der schließlich das Gewebsmaterial aufgenommen wird (Abb. 1). Schneidekanüle und Probennadel werden geschlossen in den zu untersuchenden Gewebsbezirk gestochen, die Kanüle zurückgezogen und anschließend wieder vorgeschoben, so daß nun zwischen Kanüle und Kerbe die entsprechende Gewebsprobe sitzt (Abb. 2). Bisher wurde in einer Studie die Stanze bei 90 gut- und bösartigen Tumoren in Lokalanästhesie zur präoperativen feingeweblichen Untersuchung eingesetzt. Verwertbares Material wurde in über 94% der Fälle gefunden. In 5 Fällen war der Stanzzylinder für eine sichere histologische Befundung nicht ausreichend. Hier bestand in 3 Fällen aufgrund von Einzelzellatypien zwar der Verdacht auf ein Karzinom, die Sicherung mußte jedoch durch eine ausgedehnte Biopsie erfolgen. Bei 2 am Operationspräparat gesicherten Karzinomfällen war offensichtlich am Tumor vorbeipunktiert worden. In beiden Fällen hatte der Tumor einen maximalen Durchmesser von 1,5 cm. Bei einer klinisch geschätzten Tumorgröße von mindestens 2 cm wurde in allen Fällen ausreichendes Material gewonnen. An Komplikationen ist mit Hämatomen zu rechnen, die sich durch Kompression des Stichkanals in ihrer Häufigkeit reduzieren lassen.

Zusammenfassend sehen wir in der Stanzbiopsie bei ausreichend großen Tumoren eine Bereicherung für die ambulante Mammadiagnostik bei folgenden Indikationen:

1. Sicherung inflammatorischer Karzinome vor Chemotherapie und Operation.
2. Karzinomsicherung bei operativen Risikopatientinnen mit klinisch suspektem Befund.

3. Rezidivdiagnostik.
4. Sicherung gutartiger Veränderungen, wenn möglichst auf eine PE verzichtet werden soll, z. B. nach vorausgegangenen Mehrfachbiopsien.
5. Bei klinisch tastbaren Tumoren und negativem Mammographiebefund.
6. Gegebenenfalls die histologische Sicherung klinisch-radiologischer Risikofälle für die Indikation zur subkutanen Mastektomie.

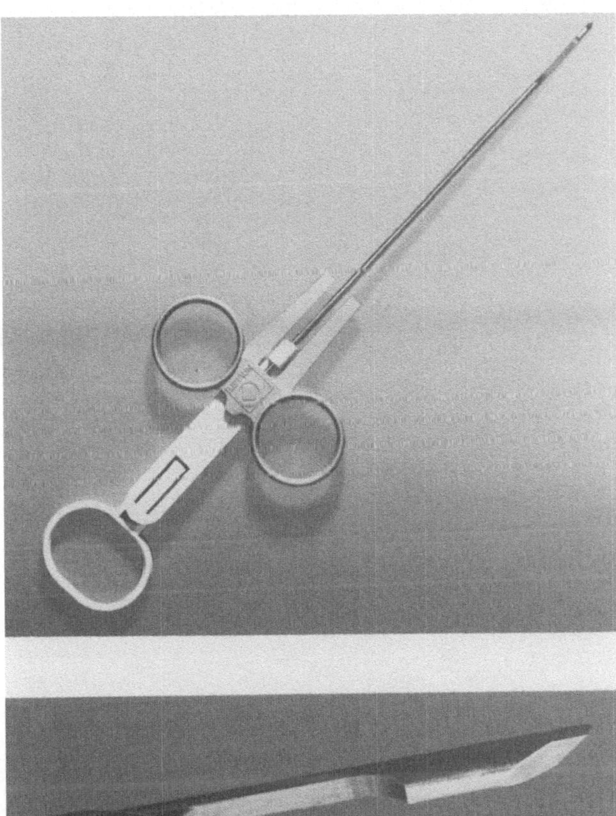

Abb. 1. Histocan-Stanznadel mit zurückgezogener Schneidekanüle, die an dem verschieblichen helleren Handgriffteil befestigt ist

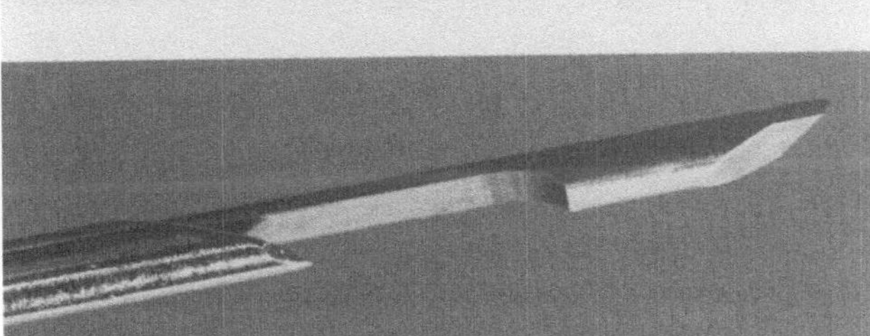

Abb. 2. Vergrößerte Darstellung der verschieblichen Schneidekanüle und der darinliegenden Probennadel mit Probenkerbe zur Aufnahme des Biopsiematerials

4 Subkutane Mastektomie und alternative Operationsverfahren bei der Behandlung von Präkanzerosen und nichtinvasiven Karzinomen

4.1 Subkutane Mastektomie: Operationstechnik und Ergebnisse

H. Bohmert

Die subkutane Mastektomie mit plastischer Rekonstruktion der Mamma ist ein bewährtes Operationsverfahren zur Behandlung von gutartigen Brustdrüsenveränderungen mit hohem Entartungsrisiko.

Das Prinzip des operativen Vorgehens besteht in der selektiven Entfernung des Drüsenkörpers unter Erhaltung von Hautmantel und Brustwarze mit Konturwiederherstellung durch Silikonprothesen oder Eigengewebe. Auf diese Weise wird die sonst bei Mastektomien so gefürchtete Verunstaltung mit allen ihren psychosozialen Konsequenzen vermieden. Darin besteht der entscheidende Unterschied gegenüber der früheren Therapie, nämlich der Ablatio mammae simplex, die im Hinblick auf das Indikationsspektrum in den meisten Fällen als Alternativlösung zur Diskussion steht. Dabei handelt es sich um sog. Risikopatienten mit schwerer rezidivierender Mastopathie, Präkanzerosen oder erheblicher familiärer Belastung durch Mammakarzinom. Ziel der subkutanen Mastektomie ist die vollständige Entfernung des Drüsengewebes. Diese Forderung läßt sich nur erfüllen, wenn die Resektion von einem großen Zugang unter Sicht erfolgt und nicht blind tunnelierend von einem periareolären Zugang durchgeführt wird. Bei Betrachtung der Brust im Querschnitt (Abb. 1) wird deutlich, daß der Drüsenkörper nur an der Hinterwand durch seine Kapsel glatt begrenzt ist, dagegen an der Vorderwand zahlreiche Drüsenausläufer in das subkutane Fettgewebe ausstrahlen und dadurch eine sehr unregelmäßige Oberfläche vorhanden ist. Im Bereich der Areola ist die Haut ohne Subkutangewebe direkt mit dem Drüsenkörper verbunden, während die Mamille als Ausführungsgang einen Teil des Drüsenkörpers darstellt. Diese besonderen anatomischen Verhältnisse machen es deutlich, daß eine sehr übersichtliche Darstellung eine wesentliche Grundbedingung ist, um das richtige Dissektionsniveau zu finden. Wir führen in aller Regel die Operation von einem großzügigen Schnitt in der Submammarfalte aus, der vom Sternum bis zur Axillarlinie reicht. Dies ist unseres Erachtens auch bei einer kleinen und normal geformten Brust erforderlich, um genügend Sicherheit für die vollständige Entfernung des Drüsengewebes zu bieten und andererseits unnötige Zerrungen und dadurch hervorgerufene Durchblutungsstörungen der Hautdecke zu vermeiden.

Das operative Vorgehen wird in jedem Fall von der Ausgangssituation der Brustform mitbestimmt, d.h. ob eine normale Brustform, eine einfache Ptose oder zusätzlich eine Hypertrophie vorliegt.

Nur wenige Patientinnen mit einer Präkanzerose haben noch einen derart straffen Hautmantel, wie die hier gezeigte 46jährige Frau mit doppelseitigem

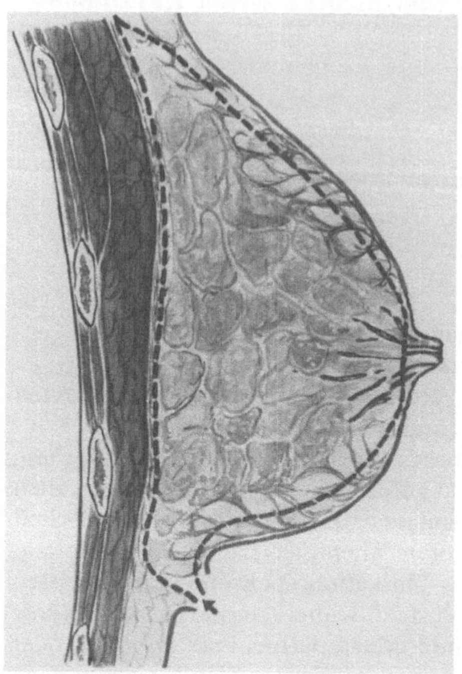

Abb. 1. Brust im Querschnitt mit Markierung der Schnittlinie (----) zur subkutanen Mastektomie

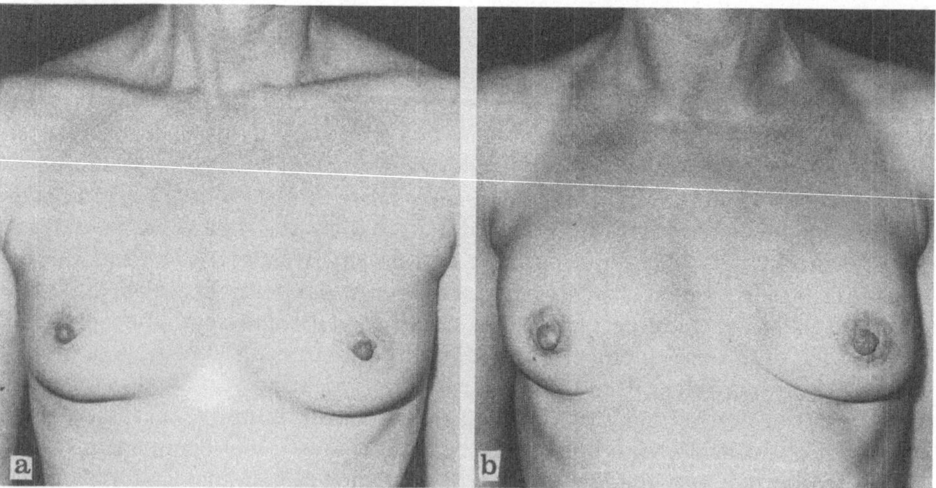

Abb. 2. 46jährige Patientin mit Carcinoma lobulare in situ bei normalgeformter Brust vor **a** und nach **b** der subkutanen Mastektomie

Carcinoma lobulare in situ (Abb. 2a, b). Wie aus den postoperativen Abbildungen nach 7 Jahren ersichtlich, ist das äußere Erscheinungsbild vollständig erhalten geblieben.

Bei den meisten Patientinnen muß wegen Ptose und Hypertrophie in Verbindung mit der subkutanen Mastektomie auch eine Hautreduktion mit Transposition der Mamille durchgeführt werden. Die ausgeprägte Hypertrophie bietet dabei keine technischen Probleme, weil in diesen Fällen in der Strömbeck-Technik ein bewährtes Verfahren zur Verfügung steht. Die Transposition der Mamille gelingt ohne Gefährdung für die Ernährung, weil der zu versenkende Coriumlappen eine breite Basis hat. Der Nachteil der Strömbeck-Technik liegt jedoch darin, daß es sehr häufig zu Verziehungen der Mamille kommt, und das kosmetische Ergebnis dadurch beeinträchtigt wird.

Das Hauptproblem der subkutanen Mastektomie stellt sich jedoch bei der leichten und, wie hier demonstriert, mittelgradigen Ptosis, da wegen des zu schmalen periareolären Bereiches eine Mamillentransposition nach Strömbeck infolge zu starker Zugspannung nicht möglich ist.

Zahlreiche andere Verfahren ermöglichen zwar die Transposition, gefährden aber die Gefäßversorgung der Mamille. Die sehr schmale Ernährungsbrücke des Transpositionslappens und der Brustwarze wird deutlich in der Schnittführung nach Weiner, Goullian, Georgiade und auch nach McKissock. Wegen

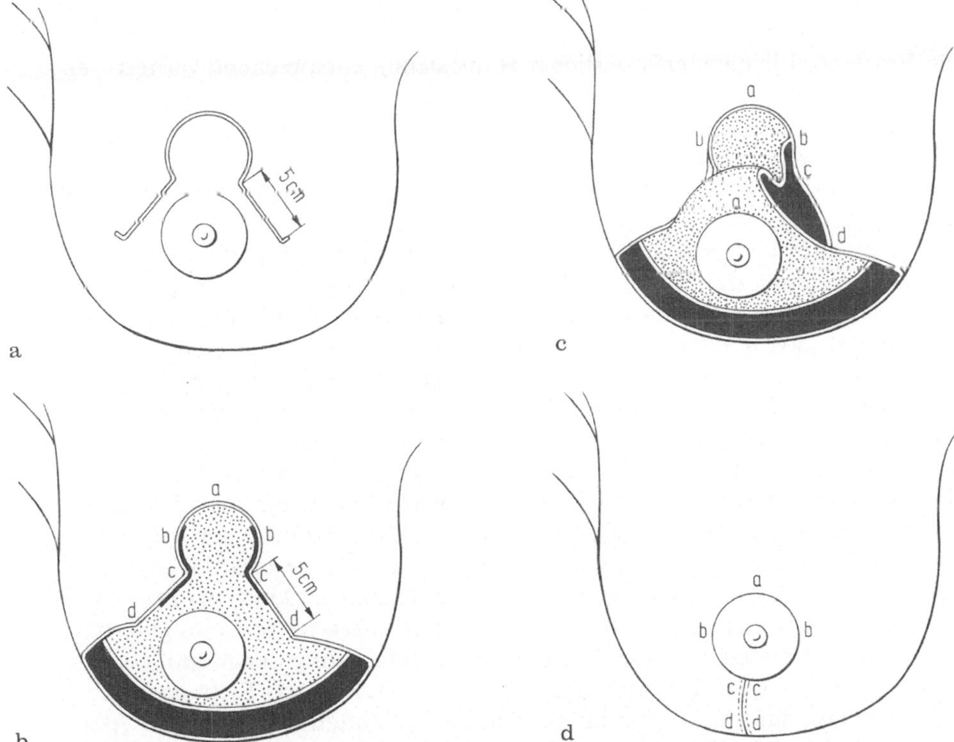

Abb. 3 a–d. Schematische Darstellung der Reduktionsplastik des Autors. **a** Das Schnittmuster wird mit der Drahtschablone nach McKissock angezeichnet. **b** Die Deepithelisierung wird 3 cm bis über die unteren Eckpunkte der senkrechten Schenkel durchgeführt, um die Ernährung der Mamille von lateral und medial zu sichern. **c** Die Durchtrennung der Coriumbrücke an den oberen Eckpunkten der senkrechten Schenkel und entlang derselben ermöglicht die Transposition der Mamille ohne Verziehungen bei Erhaltung der Blutversorgung von kaudal und kranial. Ein großzügiger Zugang mit übersichtlicher Darstellung ist gesichert. **d** Der in der Submammarfalte gestielte Coriumlappen bleibt für die Umformung der Brust mit Eigengewebe erhalten

dieses Nachteils haben wir diese Methoden, die Teilnekrosen der Mamillen verursachen können und somit Nachoperationen erfordern, verlassen.

Wir haben für diese häufigen Problemfälle ein eigenes Verfahren entwickelt, bei dem die Ernährung der Mamille auch nach der Transposition zuverlässig gewährleistet ist. Das Prinzip der Operation besteht darin, überschüssige Hautanteile lediglich zu deepithelisieren und nicht zu exzidieren, damit die in der Coriumschicht verlaufenden Gefäße nicht durchtrennt werden. Nach einem bestimmten geometrischen Muster werden dabei überschüssige Hautanteile deepithelisiert und nach der subkutanen Mastektomie gedoppelt in die Tiefe versenkt. Sie dienen damit gleichzeitig zur Stützung der Brustform. Wir gehen dabei wie folgt vor (Abb. 3a–d): Die gewünschte Größe der Areola wird mit dem sog. Cookie-Cutter nach Freeman markiert. Die neue Position der Brustwarze wurde bereits vor der Operation bei der stehenden Patientin festgelegt im Abstand von 21–22 cm von der Jugulargrube entfernt. Der kreisförmige Bezirk für die neue Position der Brustwarze wird mit der Drahtschablone nach McKissock angezeichnet, ebenfalls die beiden seitlichen Schenkel im Bereich der unteren Brustpartie. Dabei können die beiden senkrechten Schenkel im unteren Brustanteil je nach erforderlicher Hautraffung entsprechend variiert werden. Die Länge dieser Strecke vom unteren Pol der Areola bis zur Submammarfalte wird von uns in der Regel mit 5–5,5 cm festgelegt. Die unteren Schnittkanten der Hautschenkel werden in Form des sog. „lasy-S“, d.h. in Form einer angedeuteten S-Kurve angezeichnet, damit dieser Schnittrand mit der Länge des kaudalen Schnittrandes in der unteren Brustfalte korrespondiert. Ein wesentlicher Unterschied gegenüber anderen Operationsmethoden besteht bei unserer Technik darin, daß die Durchtrennung der Coriumschicht nicht im Bereich der angezeichneten unteren S-Kurven verläuft, sondern etwa 2 Querfinger kaudal davon, damit ein großer Coriumlappen in der unteren Brustpartie die Ernährung der Brustwarze zusätzlich gewährleistet. Im Gegensatz zur Strömbeck-Technik ist bei unserer Methode der kreisförmige Bezirk für die neue Position der Mamille nicht exzidiert, sondern dort wird nur die Epidermis entfernt. Dadurch ist es möglich, die oberen Eckpunkte der beiden lateralen Schenkel zu unterminieren und auch ggf. zu durchtrennen auf einer Strecke bis zum unteren Drittel der senkrechten Schenkel. Die Ernährung der Brustwarze ist gewährleistet durch die kraniale Coriumbrücke und die breitflächige Coriumschicht im lateralen und kaudalen Anteil der Mamille. Durch die Inzisionen ist die Mamillentransposition so erleichtert, daß keinerlei Spannungsverhältnisse mehr vorhanden sind und deshalb keine Verziehung der Mamille verursacht werden kann. Der Vorteil gegenüber der McKissock-Technik ist auch darin zu sehen, daß die Coriumbrücke im unteren Anteil der Brust die Operation nicht behindert. Ein weiterer wichtiger Gesichtspunkt ist darin zu sehen, daß eine großflächige Coriumfettgewebsschicht aus dem unteren Anteil der Brust in der Submammarfalte kaudal gestielt und für die Umformung der Brust zusätzlich verwendet werden kann. Bei adipösen Patientinnen ist es mit Verwendung dieses Lappens möglich, eine akzeptable Kontur ohne zusätzliche Verwendung von Silikonimplantaten zu erreichen. In den Abbildungen 4a und b sowie 5a und b sind Beispiele für das präoperative und postoperative Bild bei Anwendung dieser Methode gegeben.

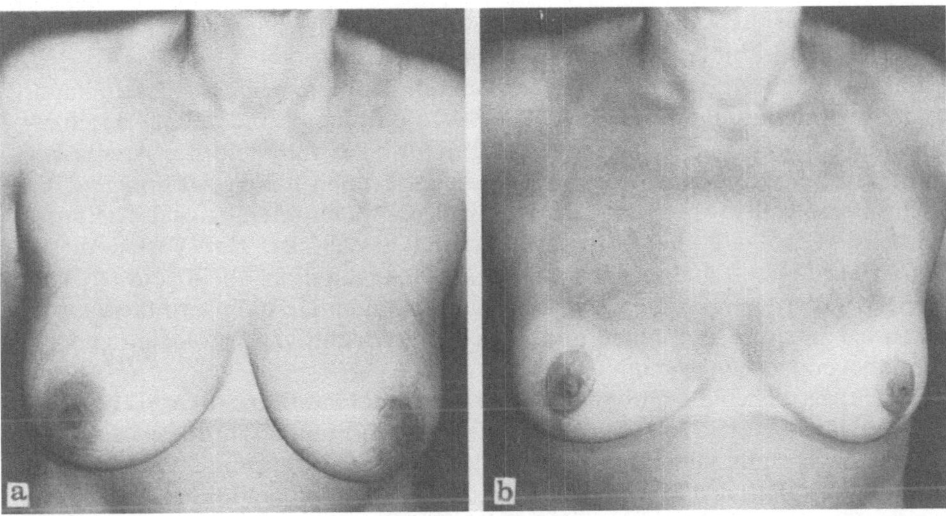

Abb. 4. a 49jährige Patientin mit atypisch proliferierender Mastopathie vor und **b** nach der subkutanen Mastektomie mit simultaner Reduktionsplastik nach der Methode des Autors

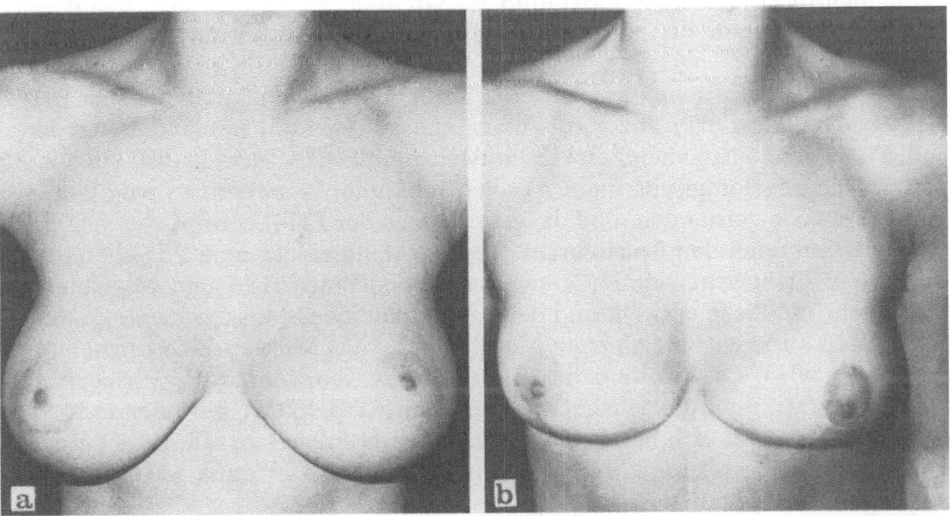

Abb. 5. a 28jährige Patientin mit Carcinoma lobulare in situ vor und **b** nach der subkutanen Mastektomie mit Reduktionsplastik und Verwendung des Eigengewebes zur Umformung der Brust

Mit unserer Operationsmethode bei subkutaner Mastektomie gelingt es, bei jeder Form der Ptosis und Hypertrophie eine exakte Anpassung des Hautmantels der neugeformten Brust an die Größe des gewünschten Implantates, die zum Körper der Patientin passen muß, zu erzielen. Dies hat sich bei den unterschiedlichsten Ausgangssituationen gezeigt.

Diese Methode gibt nach unseren Erfahrungen die besten Ergebnisse, insbesondere dann, wenn die untere Coriumfettgewebsschürze gebildet werden kann. Während diese das Implantat aufnimmt, trägt der oben gestielte Lappen die Mamille und bildet den äußeren Hautmantel.

Eine andere Methode, die unter bestimmten Bedingungen günstig sein kann, ist die in Anlehnung an die Technik von Dufourmentel und Mouly durchzuführende spindelförmige Umschneidung, die direkt unterhalb der Areola beginnt und bei Ptosis einen mehr oder weniger großen halbmondförmigen Bereich oberhalb der Areola und in Verlängerung nach lateral sichelförmig deepithelisiert, so daß die Brustwarze kranial gestielt ist. Der Vorteil dieser Schnittführung besteht vor allem im direkten Zugang nicht allein zum Drüsenkörper, sondern auch zu den axillären Lymphknoten. Deshalb wird dieses Vorgehen bei In-situ-Karzinomen und noch nicht endgültiger histologischer Diagnose bevorzugt angewendet.

Die Frage, ob eine simultane oder spätere Implantation durchgeführt werden soll, läßt sich wie folgt beantworten: Nach unseren Erfahrungen, die auch mit der Auffassung aller Chirurgen mit langjähriger Erfahrung übereinstimmt, empfiehlt es sich, das Silasticimplantat in derselben Operationssitzung einzusetzen. Der Vorteil liegt darin, daß keine Schrumpfung des Hautmantels mit narbigen Verziehungen erfolgt und die üblichen Sickerblutungen nach Spreizen des Narbengewebes bei einer Zweitoperation entfallen, und vor allem wird der Patientin eine erneute Operation erspart. Nur bei unsicherem histologischem Befund muß bis zur Aufarbeitung des Drüsenkörpers gewartet werden.

Eine wichtige Entscheidung ist auch bezüglich des Implantatlagers zu treffen, ob nämlich die Prothese subkutan oder subpektoral implantiert werden soll. Wenn eine ausreichend dicke Hautweichteildecke vorhanden ist, bevorzugen wir die physiologische Lage, nämlich subkutan. Ist aber nur wenig Unterhautfettgewebe vorhanden, und das ist meistens der Fall, so empfiehlt sich die Implantation unter den Brustmuskel. Der Nachteil bei letzterem Vorgehen liegt darin, daß nicht selten durch Verwachsen von Hautschicht und Muskulatur eine unebene Fläche entsteht und beim Anspannen des Muskels das Implantat im unteren äußeren Bereich trotz Mobilisierung des Muskels eine Einziehung verursacht wird. Die Inzidenz der Kapselfibrose kann durch die Verlagerung des Implantats unter die Muskulatur verringert werden, evtl. auftretende Indurationen sind nicht sichtbar und somit kosmetisch nicht störend. In der Regel geben wir der Verlagerung unter die Muskulatur, das ist unter M. pectoralis, serratus und rectus, den Vorzug.

Ergebnisse

Welche Ergebnisse lassen sich nach dem heutigen Stand der Operationstechnik mit der subkutanen Mastektomie erreichen? Da es neben Zustimmung auch kritische Stimmen gibt, soll im folgenden versucht werden, zu den Einwänden hinsichtlich unzureichender Radikalität und hoher Komplikationsrate Stellung zu nehmen. In der Zeit von 1968–1981 wurden in unserer Klinik bei 234 Patientinnen subkutane Mastektomien durchgeführt. In keinem Fall ist ein Rezidiv der Brustdrüsenerkrankung aufgetreten, insbesondere keine maligne Entartung von Restdrüsengewebe, das in einzelnen Fällen aus technischen Gründen bewußt retromamillär zurückgelassen wurde.

Die kosmetischen Spätresultate sind in der überwiegenden Mehrzahl sehr zufriedenstellend, d. h., daß in ⅔ der Fälle die Ergebnisse mit denen der ästhetischen plastischen Chirurgie vergleichbar sind. Die relativ große Zahl von guten Ergebnissen darf jedoch nicht darüber hinwegtäuschen, daß auch wir mit Komplikationen zu kämpfen haben.

Komplikationen

Die postoperativen Komplikationen sind in unserem Krankengut zwar relativ gering, wenn man von der Kapselfibrose absieht. Bei 6 Patientinnen entwikkelte sich ein Hämatom, das in 3 Fällen eine operative Revision erforderte, in den übrigen Fällen nach Punktion komplikationslos beseitigt werden konnte. Bei 2 Patientinnen mußten die Implantate wegen Teilnekrosen der Areola entfernt werden, bei einer Patientin kam es zur Mamillennekrose, nachdem wir die Methode nach Goullian angewendet hatten. Bei der im Zusammenhang mit der subkutanen Mastektomie durchgeführten Reduktionsplastik nach eigener Technik trat in keinem Fall mehr eine Nekrose auf. Wundinfektionen wurden bei 4 Patientinnen beobachtet, die keine Antibiotika erhalten hatten - eine Antibiotikaprophylaxe ist wegen der sehr großen Wundflächen und gleichzeitigen Verwendung von voluminösem Fremdmaterial angezeigt, wenn simultan eine Reduktionsplastik durchgeführt wird. Die häufigste Komplikation ist die sog. konstriktive Kapselfibrose, die bei 58 Patientinnen in unterschiedlichem Schweregrad auftrat und bei 22 Patientinnen eine Nachoperation erforderte.

Zusammenfassung

Die subkutane Mastektomie mit Ersatz des Drüsenkörpers durch Silasticimplantate bietet eine verbesserte Therapiemöglichkeit für Brustdrüsenveränderungen mit hohem Entartungsrisiko. Es handelt sich um ein schwieriges Operationsverfahren, das wegen der zahlreichen potentiellen Komplikationsmöglichkeiten nicht kritiklos empfohlen werden kann. Dies bedeutet, daß diese Operation sehr große Erfahrungen auf dem Gebiet der plastischen Chirurgie der Mamma voraussetzt. Wegen der außerordentlich seltenen Indikation können diese Erfahrungen nur in entsprechenden Zentren gewonnen werden, nicht dagegen bei Ausübung nur einzelner Operationen dieser Art, wie sie verstreut pro Jahr anfallen würden. Die vielerorts gemachten Versuche, dieses Operationsverfahren in das Programm mit aufzunehmen, haben vielfach zu schweren Enttäuschungen bei Arzt und Patient geführt und das so bedeutungsvolle Verfahren in Mißkredit gebracht. Es muß mit Nachdruck betont werden, daß die subkutane Mastektomie eine besonders ausgefeilte Technik für die simultane Reduktionsplastik erfordert und eine besonders sorgfältige Indikationsstellung von größter Wichtigkeit ist.

Literatur

1. Ashikari R, Huvos GH, Snyder RE (1977) Prospective study of non-infiltrating carcinoma of the breast. Cancer 39:435-439
2. Bohmert H, Baumeister R (1975) Die subkutane Mastektomie; Indikation und Technik. Fortschr Med 93:697-702
3. Bohmert H, Baumeister R (1975) Methoden zur Wiederherstellung der Brustform nach

subkutaner Mastektomie. In: Bohmert H (Hrsg) Plastische Chirurgie des Kopf- und Halsbereichs und der weiblichen Brust. Thieme, Stuttgart
4. Bohmert H, Haas W (1973) Subcutane Mastektomie mit und ohne Reduktionsplastik und Silastic-Prothesen-Implantation. Langenbecks Arch Chir 344:994
5. Bohmert H, Haas W (1977) Technik der subkutanen Mastektomie mit Rekonstruktion bei ptotischer Brust. Langenbecks Arch Chir 345:629
6. Fredericks S (1962) Subcutaneous mastectomy for benign breast lesions with immediate or delayed prosthetic replacement. Plast Reconstr Surg 30:676
7. Freeman BS (1962) Subcutaneous mastectomy for benign breast lesions with immediate or delayed prosthetic replacement. Plast Reconstr Surg 30:676
8. Freeman BS (1969) Technique of subcutaneous mastectomy with replacement, immediate or delayed. Br J Plast Surg 22:161
9. Hamperl H (1971) Das lobulare Carcinoma in situ der Mamma. Histogenese, Wachstum, Übergang in infiltrierendes Karzinom. Dtsch Med Wochenschr 96:1585
10. Holleb AI (1973) Magnitude of the breast cancer problem. In: Snyderman RK (ed) Symposium on neoplastic and reconstructive problems of the female breast. Mosby, Saint Louis
11. Pennisi VR, Capozzi A (1973) Treatment of chronic cystic disease of the breast by subcutaneous mastectomy. Plast Reconstr Surg 52:520

4.2 Die Subkutane Mastektomie: Komplikationen und Indikationen

F. Kubli, U. Lorenz, A. Müller und H. Weiger

Die subkutane Mastektomie ist eine Operation mit einer hohen Frequenz von perioperativen Frühkomplikationen und mit häufig unbefriedigenden Spätergebnissen. Daher ist der vor Jahren vorhandene Enthusiasmus längst verflogen und hat einer skeptischen bis ablehnenden Haltung Platz gemacht. Im Extremfall wird das Bestehen jeglicher Indikation für die subkutane Mastektomie verneint [14, 23, 27].

Es fragt sich natürlich, wieweit dieser extreme Pendelausschlag durch Fakten gerechtfertigt ist, oder ob hier nicht wieder einmal das Kind mit dem Bade ausgeschüttet wird.

Im folgenden werden daher Art und Häufigkeit der frühen und späten Komplikationen, sowie die Möglichkeiten ihrer Vermeidung zu diskutieren sein und es wird die Frage zu prüfen sein, ob und wieweit die erklärten Ziele der subkutanen Mastektomie in praxi erreicht werden. Diese Ziele sind:

1. Prävention des invasiven Karzinoms durch möglichst weitgehende Entfernung des Drüsengewebes.
2. Erfassung invasiver oder präinvasiver Veränderungen, die der üblichen Diagnostik entgangen sind („letzte Stufe der Diagnostik").
3. Erreichung der unter 1. und 2. genannten Ziele unter Erhaltung der ästhetisch-psychosexuellen Funktion der Brust und
4. Erreichung der unter 1. und 2. genannten Ziele unter Erhaltung der direkten sexuellen Funktion der Brust.

Frühkomplikationen

Zur Erreichung akzeptabler Spätergebnisse ist das Volumen des Fremdimplantates möglichst gering zu halten. In der Mehrzahl der Fälle wird daher zusätzlich zur subkutanen Mastektomie eine Reduktion des Hautmantels notwendig [15, 16]. Dies bildet eine Hauptursache der Komplikationen, die zum großen Teil auf Durchblutungsproblemen basieren. Nekrosen, meistens partiell, von Warze und Warzenhof, aber auch in den peripheren Bezirken der Hautlappen, traten in unserem Operationsgut in 9% der Fälle auf. Häufig sind Hämatome und Serome, zusammen 6%, unter Berücksichtigung der bei der Inlaytechnik häufig auftretenden, durch Punktion leicht zu behandelnden Serome bis zu 10%. Nahtdehiszenzen (2,3%) treten in der Regel als Folge nekrobiotischer Vorgänge auf. Infektionen und Prothesendislokationen sind mit einer Häufigkeit von 2% relativ selten (Tabelle 1a).

Tabelle 1a. Typen postoperativer Frühkomplikationen und ihre Häufigkeit bei 300 Fällen

Hämatom/Serom	6% (10%[a])
Nekrosen von Warze, Warzenhof oder Haut	8,7%
Infektion	2,3%
Nahtdehiszenz	2,3%
Prothesendislokation	2,1%
andere	2,3%

[a] incl. rezidivierender, durch einfache Punktion behandelter Serome bei der Inlaytechnik

Tabelle 1b. Häufigkeit postoperativer Früh- und Spätkomplikationen und dadurch bedingter Folgeoperationen

Anzahl der Patientinnen	300	
- ohne Frühkomplikationen	228	(76%)
- mit Frühkomplikationen	72	(24%)
- mit Reoperation aufgrund von Frühkomplikationen	32	(11,5%)
- mit Entfernung der Prothese	16	(5,7%)
- mit Reoperation aufgrund von Spätkomplikationen	36/279	(13%)
- relative Häufigkeit von Reoperationen		(24,5%)

Wir beobachteten bei 300 Patientinnen mit subkutaner Mastektomie Frühkomplikationen in 24% der Patientinnen (Tabelle 1b). In 12% waren Reoperationen aufgrund dieser Komplikationen notwendig und wiederum in der Hälfte dieser Patientinnen (5,7%) mußte das Allo-Implantat wieder entfernt werden.

Diese Ziffern sind vergleichbar mit Angaben in der Literatur [27, 29]. Ohne Zweifel sind die Komplikationsraten abhängig von Operateur [16] und Operationstechnik, besonders bzgl. Durchblutungsstörungen und Hämatome. Der intraoperative Blutverlust ist häufig beträchtlich und die resultierende Anämie begünstigt Nekrosen und Wundheilungsstörungen. Infektionen sind infolge der Anwesenheit von Fremdmaterial besonders deletär und führen immer zur Entfernung der Prothese.

Mittel zur *Reduktion der Häufigkeit von perioperativen Komplikationen sind*:

- Soweit möglich standardisierte und atraumatische Operationstechnik, sorgfältige Haemostase
- Beschränkung der Zahl der Operateure in einer Abteilung
- Systematische Eigenbluttransfusion
- Systematische Antibiotikaprophylaxe
- Sorgfältige Mamillenpflege in der unmittelbaren postoperativen Phase.

Spätkomplikationen

Spätkomplikationen und ihre Häufigkeit bei 279 Patientinnen sind in Tabelle 2 wiedergegeben. Sie sind fast ausschließlich - mit Ausnahme der Narbenprobleme - auf das Fremdimplantat zurückzuführen. Die subkutane Mastektomie ohne Verwendung von Allo-Implantaten und Aufbau der Brust mit den verbliebenen Fett-Dermis-Lappen gibt in der Regel sehr gute Ergebnisse, aller-

Tabelle 2. Spätkomplikationen (>6 Monate postoperativ) bei 279 Fällen[a]

Kapselkontraktur	101 = 36,2%
ausgelaufene Prothesen	21 = 7,5%
Spätnekrose oder -infektion mit Prothesenentfernung	8 = 2,8%
Dislokation der Prothese	7 = 2,5%
Narbenhypertrophie	7 = 2,5%

[a] inklusive die Fälle ohne Fremdimplantate (Wiederaufbau mit Dermis-Fett-Lappen)

dings nur dann, wenn ausreichend Fettgewebe zur Verfügung steht, was über die Jahre gleichbleibend nur in etwa 5% bis 10% der Patientinnen der Fall war. Reoperationen aufgrund von Spätkomplikationen wurden in 13% notwendig, so daß die globale Häufigkeit von ungeplanten Reoperationen aufgrund von Früh- und/oder Spätkomplikationen 24,5% beträgt (Tabelle 1b).

Das Problem der Kapselkontraktur

Werden Silastikprothesen eingelegt, ist die konstriktive Kapselfibrose die bedeutsamste Komplikation [19 u. a.]. Ihre Häufigkeit schwankt nach der Literatur zwischen etwa 30% bis fast 100%. Die Variationen in den Häufigkeitsangaben dürften z. T. durch die unterschiedlichen angewandten Operationstechniken, zum anderen Teil auf Unterschiede in der Beurteilung und Einstufung der Spätergebnisse zurückzuführen sein. Wir fanden bei 244 Patientinnen, die länger als 6 Monate nach subkutaner Mastektomie mit Einlage von Silastik-Prothesen in Beobachtung standen, Kapselkontrakturen in 40,6%.

Die Kapselkontraktur entsteht durch eine Schrumpfung der Bindegewebskapsel rund um das Implantat aufgrund einer chronisch-proliferativen Entzündung des Bindegewebes der Kapsel mit Vermehrung der bindegewebigen Elemente und des Kollagens [10]. Ein typisches Beispiel einer ausgeprägten Kapselkontraktur (Grad IV nach Baker [2]) ist in Abb. 1 dargestellt.

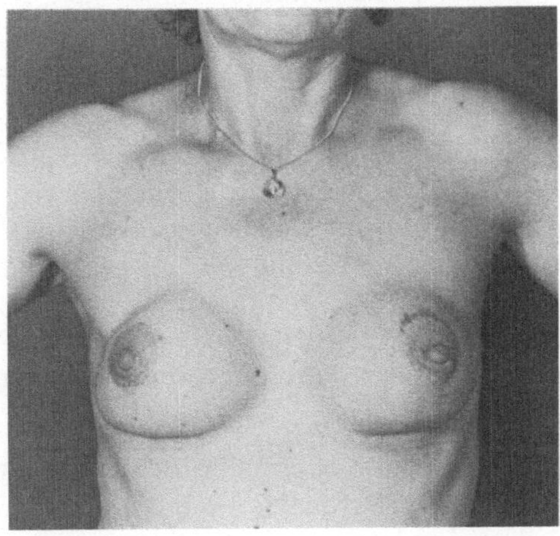

Abb. 1. Kapselfibrose IV, 6 Monate nach subkutaner Mastektomie ohne Hautreduktion und einzeitiger präpectoraler Augmentation (Gel-gefüllte Prothesen)

Die Ätiologie der konstriktiven Kapselfibrose ist nicht vollständig geklärt. Einige Faktoren, die an ihrem Zustandekommen mitwirken, sind jedoch bekannt:

1. Abscheidung von Silicon-Partikeln (Silicone Bleed) aus dem Protheseninhalt oder von der Prothesenwand in das umgebende Bindegewebe
2. Frühe postoperative Komplikationen wie Hämatome und Serome
3. Dicke und Beschaffenheit der Gewebsschichten zwischen Implantat und äußerer Haut. Je dünner diese Schicht, um so höher das Risiko der störenden Manifestation einer konstriktiven Kapselfibrose.

Diese Zusammenhänge konnten auch in unserem Untersuchungsgut festgestellt werden [16].

An sich wäre bei gelgefüllten Prothesen eine stärkere Siliconabscheidung zu erwarten als bei den mit Kochsalz oder Makrodex auffüllbaren Implantaten, deren Silicongehalt sich auf die Prothesenwand beschränkt. In Übereinstimmung mit der Literatur [13] fanden wir in früheren Analysen eine geringere Inzidenz von Kapselkontrakturen mit auffüllbaren Implantaten als mit gelgefüllten [16, 17]. Die Unterschiede erreichten allerdings nie statistische Signifikanz und sind neuerdings noch weniger deutlich geworden (s. u.).

In signifikanter Weise unterschied sich jedoch die Häufigkeit der Kapselkontraktur, wenn die subpectorale Lokalisation der Prothese mit präpectoraler Einlage verglichen wurde (Tabelle 3). Bei präpectoraler Einlage fanden sich Kapselkontrakturen in 51% gegenüber 17,9% mit subpectoraler Lokalisation.

Tabelle 3. Häufigkeit konstriktiver Kapselfibrosen bei Verwendung von Silastikimplantaten in Abhängigkeit von Prothesenlokalisation und Prothesentyp (Häufigkeit insgesamt 40,6%)

Kapselkontraktur, Häufigkeit insgesamt 40,6%	
Bei präpectoralem Sitz 51,2% (n=85/166)	Bei subpectoralem Sitz 17,9%[a] (n=14/78)
Gel-gefüllt (n=30/64) 46,9% auffüllbar (n=55/102) 53,9%	Gel-gefüllt (n=3/14) 21,0% auffüllbar (n=11/64) 17,2%[b]

[a] $X^2 = 24.341, 2\alpha$ 0,005; [b] $X^2 = 22.156, 2\alpha$ 0,005

Die Assoziation perioperativer Komplikationen mit später auftretender Kapselkontraktur ist in unserem Beobachtungsgut weniger ausgeprägt; in einer früheren Auswertung fanden wir bei schweren Graden der Kapselkontraktur perioperative Komplikationen in 40% der Fälle verglichen mit 30% im gesamten Untersuchungsgut [16, 17].

Für die klinische Relevanz einer Kapselkontraktur ist ihr Schweregrad entscheidend. In der Regel werden die Kapselfibrosen klinisch nach dem Schema von Baker [2] eingeteilt:

Grad I: Die Konsistenz der Brust entspricht einer normalen Brust. Dieses Ergebnis ist mithin das Erwünschte und Ideale.

Grad II: Konsistenz der Brust deutlich vermehrt, die Form aber nicht verändert. Die Kapselkontraktur ist tastbar, aber nicht sichtbar.

Grad III: Verhärtung und beginnende Verformung der Brust. Die Kapselkontraktur ist tastbar und sichtbar.

Grad IV: Extreme Verhärtung und Verformung der Brust („Kugelbrust“); Schmerzen.

Diese Einteilung hat natürlich ihre Unschärfen und ist bis zu einem gewissen Grad von der Subjektivität des Untersuchers abhängig; sie hat sich aber in praxi recht gut bewährt. Subjektiv von der Patientin als unangenehm empfunden und objektiv als „schlechte Ergebnisse“ eingestuft werden in der Regel die Kapselfibrosen Grad III und IV. Mittels Gewebstonometrie ist es möglich, das Ausmaß der Verhärtung der Brust eindeutiger zu objektivieren; für die praktische Beurteilung der Ergebnisse bringt dieses ziemlich aufwendige Vorgehen nach unserer Erfahrung aber keine wesentlichen Vorteile. In unserem Patientengut fanden sich leichtere Kapselkontrakturen (Grad II) in 21,7%, schwerere (Grad III und IV) in 14,4% bzw. 4,5% (Tabelle 4), zusammen 19%.

Tabelle 4. Beurteilung der Schweregrade der Kapselkontraktur (nach Baker) (2) >6 Monate nach subkutaner Mastektomie mit alloplastischem Aufbau bei 244 Patientinnen

	n Pat.		
II	53	21,7%	
III	35	14,4%	18,9%
IV	11	4,5%	

Die Vermeidung der Kapselkontraktur

Die Vermeidung der Kapselkontraktur ist das zentrale Anliegen der augmentativen Brustchirurgie, vor allem bei der subkutanen Mastektomie, wo sich die Komplikation besonders störend manifestieren kann. Zu diesem Zweck gibt es eine Reihe von Modifikationen der Operationstechnik und der Prothesengestaltung:

1. *Interposition der deepithelialisierten Fett-Dermis-Lappen zwischen Prothese und Haut*

Bei der Kombination von subkutaner Mastektomie und Hautreduktion ist es heute allgemein üblich, den gesamten deepithelialisierten Bereich als Dermis-Fett-Lappen zu erhalten und – in der Regel – jalousieartig zwischen der präpectoral eingelegten Prothese und der Haut zu interponieren. Dabei gibt es zahlreiche Varianten der Mamillenstielung; eine davon ist ausführlich im Beitrag Bohmert (s. 4.1) dargestellt. Wir haben bislang eine Stielung der Mamille nach kranial und kaudal entsprechend der Technik von McKissock praktiziert, wobei die kaudal liegenden lateral- und medial-seitlichen Dermisdreiecke kaudal gestielt werden und in der Regel im Zusammenhang mit dem zentralen Mamillenstiel bleiben [16].

Die Interposition der Dermis-Fett-Lappen zwischen Haut und Prothese ist um so wirkungsvoller, je größer das initiale Brustvolumen und damit das Reduktionsvolumen ist; das Verfahren verhindert in der Regel schwere deformierende Kapselkontrakturen und schützt außerdem die Prothesenloge bei kleineren Nahtdehiszenzen und oberflächlichen Nekrosen; es verhindert aber grundsätzlich nicht die Ausbildung und Manifestation einer konstriktiven Kapselkontraktur.

2. *Die subpectorale Einlage des Implantates*

Mit der Implantation der Prothese unter den großen Brustmuskel kann das Risiko der Kapselkontraktur bzw. ihrer störenden klinischen Manifestation eindeutig reduziert werden (Tabelle 3). Die frühzeitig von Stroembeck propagierte Technik scheint daher in jüngerer Zeit auch zunehmend Verbreitung zu finden [7, 11, 12, 21, 30, 32].

Für kosmetisch akzeptable Ergebnisse muß allerdings der Musculus pectoralis major an seinem kaudalen, medialen und lateralen Ansatz weit mobilisiert werden und muß der Musculus serratus in die Tasche mit einbezogen werden [12, 16], (Abb. 2).

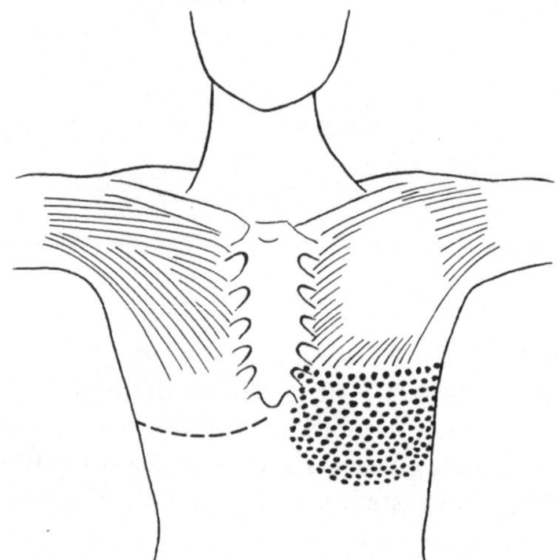

Abb. 2. Schema der subpectoralen Augmentation (modifiziert nach Spira [30]). Mobilisierung des Musculus pectoralis major bis 2 Querfinger unterhalb der Umschlagsfalte

Nach unseren Erfahrungen sind die Ergebnisse auch von den vorgegebenen anatomischen Verhältnissen abhängig; sie sind in der Regel gut bei schlankem langen Thorax und nicht zu kräftiger Muskulatur. Sie werden meistens unbefriedigend bei kurzem faßförmigem Thorax und kräftiger Brustmuskulatur, wegen der dabei bestehenden Tendenz zur Dislokation nach kranial und/oder zur Abflachung und Verformung der Brust bei Anspannung des Muskels. In neuerer Zeit sind für größere Brüste Verfahren beschrieben, wonach die subpectorale Tasche nach kaudal offen gelassen und mit dem kaudalen deepithelialisierten Dermislappen, der mit dem Unterrand des großen Brustmuskels vereinigt wird, abgedeckt wird [7, 30]; wir haben damit keine Erfahrung.

3. *Zweizeitiges Vorgehen mit temporärem solidem Inlay*
Audretsch [1] hat ein zweizeitiges Vorgehen mit temporärer Einlage einer soliden Silastikplatte in die subkutane Mastektomiehöhle und sekundärer präpectoraler Augmentation nach 3 Monaten in die bereits mit einer glatten Kapsel ausgekleideten Höhle vorgeschlagen in der Vorstellung, daß damit das Ausmaß des Siliconabriebs von der Prothese vermindert werden kann. Nach unseren Erfahrungen sind aber auch dabei Kapselkontrakturen nach wie vor häufig (41%) (Tabelle 5); die Latenzzeit bis zu ihrem Auftreten scheint aber länger zu sein als bei einzeitigem Vorgehen. Sofern zweizeitiges Operieren mit subkutaner Mastektomie und ggf. Hautreduktion in der ersten Sitzung und Augmentation in der zweiten Sitzung vorgezogen wird - als Vorteile sind zu nennen bessere Narben bei gleichzeitiger Reduktion und eine Verringerung ungeplanter Folgeoperationen und Prothesenentfernungen aufgrund von Frühkomplikationen, wenn auch hartnäckige Serome häufig sind und mehrfache Punktionen notwendig machen -, ist das Inlay-Verfahren nach Audretsch heute wahrscheinlich die Technik der Wahl. Ob der bisher beobachtete Unterschied in der Häufigkeit von Kapselkontrakturen (41% bei zweizeitigem Vorgehen mit Inlay gegenüber ca. 50% bei einzeitiger präpectoraler Augmentation) bei längerer Beobachtungszeit bestehen bleibt, erscheint uns fraglich; auch dann könnte man nicht von einer grundsätzlichen Lösung des Problems der Kapselkontraktur sprechen.

4. *Verwendung auffüllbarer Prothesen*
Da die Abgabe von Siliconpartikeln in das umgebende Gewebe einen wesentlichen Faktor in der Entstehung der konstriktiven Kapselfibrose darstellt [3, 4, 8, 20], ist theoretisch zu erwarten, daß die mit Silicongel gefüllten Prothesen häufiger Kapselkontrakturen verursachen, als die mit einer neutralen Flüssigkeit auffüllbaren Implantate, deren Silicongehalt auf die Prothesenwand beschränkt ist. In unserem Beobachtungsgut sind gegenwärtig die Unterschiede in der Häufigkeit der Kapselkontrakturen mit 39% (66 auf 166) für auffüllbare Prothesen gegenüber 42% (33/78) für gelgefüllte Prothesen gering. Die insge-

Tabelle 5. Häufigkeit von Früh- und Spätkomplikationen sowie komplikationsbedingter Reoperationen nach zweizeitiger Inlay-Technik

Anzahl der Patientinnen	49	
- Frühkomplikationen nach		
Inlay	15	(31%)
Serome	11	(22%)
Nekrosen	2	(4%)
Nahtdehiszenz	2	(4%)
Anzahl der augmentierten Patientinnen	46	
- Frühkomplikationen nach Augmentation	4	(8,7%)
- Reoperationen aufgrund von Frühkomplikationen nach Inlay/Augmentation	4/49	(8,2%)
- Reoperationen aufgrund von Spätkomplikationen >6 Mon. nach Augmentation	3/36	(8,3%)
- relative Häufigkeit von ungeplanten Reoperationen	7/49	(14,3%)
- Kapselkontraktur	15/36	(41,7%)

samt längeren Beobachtungszeiten für auffüllbare Prothesen beeinflussen die Ergebnisse aber möglicherweise zu deren Ungunsten.

Auffüllbare Prothesen bringen im übrigen ihrerseits wieder Probleme mit sich. So haben wir, wie an anderer Stelle [16] ausführlicher mitgeteilt, mit einem bestimmten Prothesentyp eine hohe Rate von Lecks mit Auslaufen der Prothese beobachtet, die in 10% der Patienten zu einem Wechsel der ausgelaufenen Prothese zwangen. Die Undichtigkeit befand sich praktisch immer an der Stelle, an der die Ventilplatte auf die Prothese aufgeschweißt war. Bei der von uns gegenwärtig verwendeten auffüllbaren Prothese (Dow-Corning) sind Lecks nach den bisherigen Beobachtungen seltener; sie kommen aber auch vor, und zwar an anderer Lokalisation, unabhängig von der Ventilstelle, in der Wandung. Ungünstig erscheint die Tatsache, daß offensichtlich die Herstellungsweise der Prothesen in den meisten Firmen ständigen Wechseln und Veränderungen unterworfen ist, so daß weitgehende Unklarheit über die tatsächliche Frequenz von Deflation bei einem bestimmten zum Verkauf kommenden Prothesentyp besteht. Unter diesen Umständen ist es Ermessenssache, ob man auffüllbare Prothesen verwenden will.

5. *Gelhaltige Prothesen mit verstärkter Wandung und andere Modifikationen des Prothesentyps*

In jüngerer Zeit sind eine Reihe von Gelprothesen-Modellen mit verstärkter Wandung auf den Markt gekommen. Wir haben die Intrashiel-Prothese verwendet. Bei relativ kurzer Beobachtungsdauer liegt die Frequenz von Kapselkontrakturen z. Zt. um 40%; es ist offensichtlich auch von dieser Seite her keine grundsätzliche Lösung des Kapselkontrakturproblems zu erwarten.

Nach Capozzi und Pennisi [5] sollen Polyurethan-bezogene Gelprothesen mit geringerer Frequenz von Kapselkontrakturen behaftet sein (s. auch Beitrag Walz S. 104ff); wir haben damit keine eigene Erfahrung.

6. *Intraluminale Inkorporation von Corticoiden*

Die Zugabe von Corticoiden in auffüllbare Prothesen oder in den äußeren, auffüllbaren Mantel von 2-Kompartimentprothesen gehört zu den wenigen Maßnahmen, welche die Entwicklung einer Kapselkontraktur mit großer Wahrscheinlichkeit verhindern. Die zum Teil schweren Nebenwirkungen [6] bei Verwendung höherer Dosen – Hautverfärbung, Hautatrophie und Hautnekrosen; ausgeprägte Ptose der Brüste –, die wir ebenfalls in einer randomisierten Serie beobachtet hatten [16, 17], verbieten heute die Anwendung höherer Dosen. Aber auch bei Verwendung der gegenwärtig empfohlenen geringeren Mengen von beispielsweise 15 bis 20 mg Methylprednisolon werden grundsätzlich dieselben Nebenwirkungen gesehen, wenn auch in geringerer Ausprägung und Frequenz; die diesbezüglichen Beobachtungen von Lejour u. a. [18] entsprechen auch unseren eigenen Erfahrungen. Auch in dieser Dosierung scheint Zurückhaltung mit der intraluminalen Anwendung von Corticoiden geboten und sollte diese wahrscheinlich speziellen Indikationen, z. B. bei bereits eingetretener Kapselkontraktur, vorbehalten bleiben.

Die Korrektur einer bestehenden Kapselkontraktur ist problematisch. Die unblutige Kapselsprengung durch Kompression hat eine Rezidivrate, die nahe bei 100% liegen dürfte und auch die operative Kapsulotomie bringt in der Mehrzahl der Fälle nur eine vorübergehende Besserung. Bessere Aussichten auf Erfolg bieten (bei vorher präpectoralem Sitz der Prothese) die Verlagerung des Implantates nach subpectoral, was in der Regel mit einer zusätzlichen Hautreduktion einhergehen muß, oder eine Kapsulotomie mit Austausch der Prothese gegen ein intraluminal Corticoid enthaltendes Implantat.

Zusammenfassend verspricht zur Zeit offenbar nur die subpectorale Einlage des Implantates eine sichere Risikoverminderung bzgl. Kapselkontraktur, ohne gleichzeitig mit dem Risiko wesentlicher Nebenwirkungen behaftet zu sein. Für ästhetisch befriedigende Spätergebnisse ist der Anwendungsbereich der subpectoralen Implantation aber wiederum begrenzt in Abhängigkeit von der anatomischen Ausgangssituation.

Adaptation der operativen Technik an die Ausgangslage

Das Spätergebnis der subkutanen Mastektomie ist nicht nur von der Operationstechnik und dem Operateur, sondern auch in hohem Maße von der Ausgangslage abhängig und läßt sich mit gewissen Einschränkungen voraussagen. Objektiv und subjektiv gute bis sehr gute Ergebnisse, die objektiv häufig eine Verbesserung gegenüber der präoperativen Situation bedeuten, lassen sich mit großer Regelmäßigkeit bei kleinen, hypoplastischen Brüsten einerseits und bei Makromastie andererseits erzielen. Problematisch jedoch ist die mittelgroße, gut geformte Brust, wo die subkutane Mastektomie in der überwiegenden Mehrzahl der Fälle zu einer ästhetischen Verschlechterung führt. Die Wahl der zu verwendenden Technik ist ebenfalls in hohem Maße von der Ausgangssituation abhängig:

- Bei kleinen Brüsten ist die einfache subkutane Mastektomie mit einzeitiger subpectoraler Augmentation das Verfahren der Wahl. Eine gleichzeitige Ptose kann durch eine periareoläre Reduktion oder eine kleine typische Reduktionsfigur ausgeglichen werden (Abb. 3).

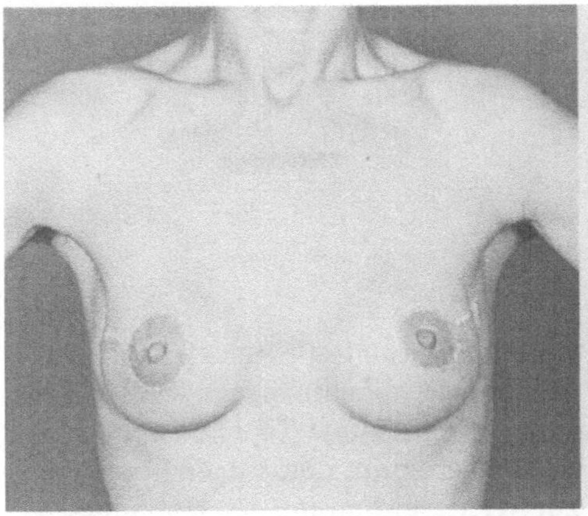

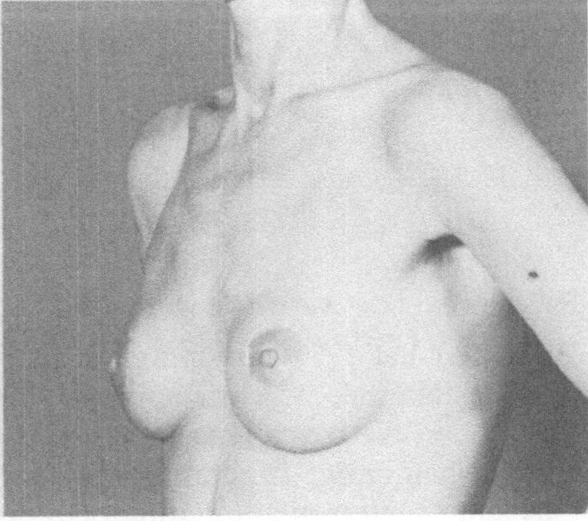

Abb. 3. Gutes Ergebnis 1½ Jahre nach subkutaner Mastektomie mit periareolärer Hautreduktion und einzeitiger subpectoraler Augmentation (auffüllbare Prothesen)

- Bei ausgeprägter Makromastie gibt die subkutane Mastektomie mit Hautreduktion und Wiederaufbau aus den verbleibenden Dermis-Fett-Lappen ohne Fremdimplantate sehr gute Ergebnisse. Wieweit - bei abnehmenden Volumina - auf eine Fremdimplantation verzichtet werden kann, hängt einmal vom Fettgehalt der Brust und zum anderen von den Präferenzen der Patientin ab. Wenn augmentiert werden muß, so hat dies in der Regel präpectoral zu erfolgen, da die Makromastie meistens mit kräftiger Pectoralismuskulatur assoziiert ist. Die Ergebnisse sind aber auch bei Fremdimplantation relativ zum Vorzustand gut, wenn konsequent alle Fett-Dermis-Lappen zum Wiederaufbau mit verwendet werden.

- Bei mittelgroßen Mammae ist in der Regel ebenfalls eine Hautreduktion notwendig, wobei die Reduktionsfigur nach den individuellen Gegebenheiten zu wählen ist. Für die Augmentation kommt je nach Situation sowohl die präpectorale oder die subpectorale Implantation in Frage.

Kosmetische Spätergebnisse

Die kosmetische Qualität der Spätergebnisse bei Beobachtungszeiten zwischen 6 Monaten und 6 Jahren (Durchschnitt 3½ Jahre) und objektiver Beurteilung durch zwei Untersucher, sowie subjektiver Beurteilung durch die Patientin sind in Tabelle 6 wiedergegeben. Die Ergebnisse sind objektiv in über 60% sehr gut oder gut, in 24% befriedigend und in 10% schlecht. Die subjektive Beurteilung durch die Patientin ist etwas besser: gut bis sehr gut 69%, schlecht in 10%. In etwa ⅔ der Fälle scheint somit zumindest subjektiv die psychologisch-ästhetische Funktion der Brust nach subkutaner Mastektomie erhalten zu sein.

Tabelle 6. Kosmetische Spätergebnisse (mittlere Beobachtungszeit 3,4 Jahre; 6 Monate bis 6 Jahre) bei objektiver und subjektiver Beurteilung in 279 Fällen

	sehr gut	gut	befriedigend	schlecht
objektive Beurteilung (2 Ärzte)	32%	34%	24%	10%
	66%			
subjektive Beurteilung (Patientin)	34%	35%	21%	10%
	69%			

Psycho-sexuelle Auswirkungen

Perez Gay hat 1979 ausgeprägte negative psycho-sexuelle Folgen der subkutanen Mastektomie beschrieben [26]. Aus unserem Beobachtungsgut wurden bei 118 Frauen die psycho-sexuellen Auswirkungen untersucht [9]. Die Ergebnisse entsprechen in der Tendenz, nicht aber im Schweregrad, denjenigen von Perez Gay [26]. Gemessen am Zeitintervall bis zur Wiederaufnahme der Kohabitationen ist das psycho-sexuelle Trauma der subkutanen Mastektomie wesentlich geringer als dasjenige der Brustamputation wegen Karzinom; nach 4 Wochen

Tabelle 7. Sexuelles Verhalten vor und nach subkutaner Mastektomie. Ergebnisse von 118 nachuntersuchten und nachbefragten Patientinnen

Sexuelles Verhalten	*vor* subkutaner Mastektomie	*nach* subkutaner Mastektomie
eher aktiv	41,5%	28%
eher zurückhaltend	47,4%	58,5%

Tabelle 8. Sensibilität der Brüste vor und nach subkutaner Mastektomie bei 118 nachbefragten Patientinnen

	vor subkutaner Mastektomie	nach subkutaner Mastektomie
sexuell erregend	39%	2,5%
angenehm	38%	19,5%
unangenehm	5,1%	25,4%
neutral	8,5%	37,3%

Tabelle 9. Einbeziehung der Brüste in das Liebesspiel vor und nach subkutaner Mastektomie (n = 118 nachbefragte Patientinnen)

Funktion der Brust im Liebesspiel	vor der subkutanen Mastektomie	nach der subkutanen Mastektomie
ins Liebesspiel einbezogen	79,7%	31,3%
nicht ins Liebesspiel einbezogen	11,0%	55,9%

hatten 60%, nach 8 Wochen 90% und nach 3 Monaten beinahe 100% die Kohabitationen wieder aufgenommen. Hingegen ergaben sich signifikante Veränderungen im sexuellen Verhalten: Während vor der subkutanen Mastektomie 41% der Befragten eine eher aktive Rolle beim sexuellen Kontakt einnahmen, waren dies nach dem Eingriff nur noch 28%. 13% der Patientinnen waren somit zurückhaltender geworden (Tabelle 7). Die ausgeprägtesten Veränderungen ergaben sich in der sexuellen Stimulierbarkeit der Brust und damit der Rolle der Brust im sexuellen Kontakt. Eine sexuelle Stimulierbarkeit war nur noch bei 2,5% der Patientinnen vorhanden, was allerdings in Beziehung zu setzen ist zur Tatsache, daß auch präoperativ dies nur bei 39% der Fall war. Eine Berührung der Brust empfanden postoperativ nur noch 22% der Patientinnen als angenehm gegenüber 77% präoperativ. Hingegen überwiegen postoperativ die unangenehmen und neutralen Sensationen (Tabelle 8). Die Sensibilität der Brustwarze war in 62% vermindert oder verloren, wobei allerdings in 14% vor der Operation keine positive Sensibilität vorhanden war. In 34% der Fälle war die Mamillensensibilität postoperativ gleich wie präoperativ, wobei sich in ⅕ dieser Fälle die Sensibilität erst allmählich im Laufe des ersten postoperativen Jahres wieder einstellte. Diesen Veränderungen entspricht der Stellenwert der

Brust im Liebesspiel; während die Brüste präoperativ in 80% mit einbezogen waren, war dies nach der subkutanen Mastektomie nur noch in ca. 30% der Fall (Tabelle 9).

Man kann somit sagen, daß die direkte sexuelle Funktion der Brust in etwa ⅔ der Fälle verloren geht. Demgegenüber war das subjektive Urteil über den kosmetisch-ästhetischen Stellenwert der Brust besser und entsprach recht genau den oben angeführten Nachuntersuchungsergebnissen an dem größeren Kollektiv; von den 106 intensiver explorierten Patientinnen waren postoperativ 21% mit den Brüsten sehr zufrieden und 52% „im großen und ganzen" zufrieden.

Die subkutane Mastektomie als präventiv-therapeutischer Eingriff

Die subkutane Mastektomie ist als Eingriff zur Prävention des Mamma-Karzinoms beim Vorliegen von Risikofaktoren insbesondere histologischer Natur konzipiert. Die klassischen Indikationen bilden das präinvasive Karzinom und die Präkanzerosen. Da die Konversionszeiten vom präinvasiven zum invasiven Mamma-Karzinom 20 Jahre und mehr betragen können, stehen zur Beurteilung der Leistungsfähigkeit der subkutanen Mastektomie als Präventiveingriff noch keine ausreichenden Fakten zur Verfügung. Man ist auf vorläufige Daten und Spekulationen angewiesen. Pennisi fand in einer 1975 publizierten Sammelstatistik von über 4000 subkutanen Mastektomien eine Frequenz von 0,5% in der postoperativen Beobachtungszeit aufgetretenen Karzinomen [25]; diese Häufigkeit blieb gleich für die 1200 subkutanen Mastektomien, die im Subcutaneous Mastectomy Data Evaluation Center registriert wurden: sie betrug 1981 0,5% (6 Patientinnen auf 1200 subkutane Mastektomien) [24].

Wir selbst haben nach bisher 300 subkutanen Mastektomien mit Beobachtungszeiten bis zu 6 Jahren 1 Karzinom gesehen (0,3%). Dieses fand sich 5 Jahre nach einer im Rahmen einer Rekonstruktion bei kontralateralem Karzinom auf der Gegenseite durchgeführten subkutanen Mastektomie, wobei die Histologie bei konventioneller Aufarbeitung des Mastektomiepräparates lediglich eine fibro-cystische Mastopathie ergeben hatte.

Es ist allgemein anerkannt, daß bei einer subkutanen Mastektomie lediglich etwa 90% des Drüsengewebes entfernt wird, wobei es sicher individuelle Unterschiede in der operativen Radikalität gibt. Verglichen werden muß mit der Amputation der Brust. Diese fällt im Mamillen-Areolabereich und der umgebenden Haut ohne Zweifel radikaler aus. In den peripheren Bereichen der Brustdrüse bleibt aber auch bei der Amputation im Rahmen der heutigen Technik Haut und Subkutangewebe in aller Regel stehen und es unterscheidet sich in den peripheren Brustbereichen die Operationstechnik bei der Amputation nicht von derjenigen bei der subkutanen Mastektomie. Es besteht wohl kein Grund, der subkutanen Mastektomie die präventive Wirkung grundwegs abzusprechen, doch steht deren Größenordnung z. Zt. in der Tat noch nicht fest.

Die subkutane Mastektomie als diagnostischer Eingriff

Der diagnostische Stellenwert der subkutanen Mastektomie ergibt sich aus der Zahl der im Operationspräparat gefundenen, vorher nicht erkannten invasiven Karzinome. Diese Zahl hängt ab von der Indikationsstellung einerseits und der

Tabelle 10. Häufigkeit von Präkanzerosen, präinvasiven und invasiven Neoplasien im subkutanen Mastektomiepräparat in Abhängigkeit von der Aufarbeitungstechnik

	Konventionelle Aufarbeitung (n = 130)	Aufarbeitung in Großflächen-Stufenschnitten (Abstand 2,5 mm) (n = 170)
Proliferative Mastopathie mit Epithelatypien	7,7%	23,2%
Carcinoma lob. oder duct. in situ	10,8%	23,4%
Invasives Karzinom	2,3%	7,7%

histopathologischen Aufarbeitungstechnik andererseits. Letztere scheint entscheidend. Bei Aufarbeitung in Stufenschnitten im 2,5-mm-Abstand wurden in unserem Operationsgut 7,7% vorher nicht erkannte invasive Karzinome gefunden gegenüber 2,3% bei Anwendung der früher üblichen konventionellen Aufarbeitung, bei der einige wenige Schnitte durch den Drüsenkörper gelegt wurden. Die Häufigkeit präinvasiver Karzinome und präkanzeröser Veränderungen (proliferative Mastopathie mit Atypien) lag bei jeweils 23% (Tabelle 10).

Die Zahlen sind vergleichbar mit denjenigen der Erlanger Universitäts-Frauenklinik [22].

Die hohe Frequenz okkulter invasiver Karzinome im subkutanen Mastektomiepräparat läßt die Aussage zu, daß der subkutanen Mastektomie ein gesicherter positiver Stellenwert in ihrer Funktion als letzter Stufe der diagnostischen Abklärung [22] zukommt. Sie zeigt im übrigen auch die Grenzen auf, die selbst für die moderne Mamma-Diagnostik nach wie vor bestehen.

Tabelle 11. Häufigkeit von Präkanzerosen, präinvasiven und invasiven Neoplasien im subkutanen Mastektomiepräparat in Abhängigkeit von der Operationsindikation

Indikation zur subkutanen Mastektomie	n	Proliferative Mastopathie mit Epithelatypien	Ca lob. od. ductal in situ	invasives Karzinom
1. ≥4 Biopsien	13	—	—	—
2. Radiologisch *oder* klinisch schlecht kontrollierbare Brust	65	3,1%	1,5%	—
3. Radiologisch *und* klinisch schlecht kontrollierbare Brust	69	8,7%	8,7%	7,3%
4. Histologisch gesicherte proliferative Mastopathie mit Atypien	32	9,4%	21,9%	6,2%
5. Histologisch gesichertes Ca lob. oder duct. in situ	74	13,5%	28,4%	8,1%
6. Rekonstruktion der kontralateralen Brust nach Ablatio	47	8,5%	6,4%	6,4%

In Tabelle 11 sind die histopathologischen Befunde in Abhängigkeit von der Indikationsstellung aufgeführt. Nicht erkannte invasive Karzinome, sowie präinvasive Neoplasien und Präkanzerosen finden sich besonders bei histologisch bereits vorgesicherten präinvasiven und präkanzerösen Veränderungen. Allerdings ist auch die Gruppe der „radiologisch *und* klinisch schlecht kontrollierbaren Brüste" mit einer hohen Frequenz okkulter invasiver Karzinome behaftet.

Indikationsstellung zur subkutanen Mastektomie

Die Frage, ob es noch Indikationen für die subkutane Mastektomie gibt und - wenn ja - welche, ist vor dem Hintergrund der anderen Frage zu beantworten, in welchem Maße die eingangs aufgeführten, der subkutanen Mastektomie inhärenten Ziele tatsächlich erreicht werden:

1. Die ästhetisch-psychosexuelle Funktion der Brust bleibt bei Verwendung adäquater Technik (offensichtlich) in ⅔ der Fälle erhalten.

2. Die direkte sexuelle Funktion der Brust im Intimkontakt bleibt lediglich in ⅓ der Patientinnen oder auch weniger bestehen.

3. Der präventiv-therapeutische Effekt kann infolge der langen Latenzzeiten bis zum Auftreten invasiven Wachstums und der bisher relativ kurzen Beobachtungszeiten nicht gesichert sein; ein protektiver Effekt ist ohne Zweifel zu erwarten, doch ist dessen Größenordnung z. Zt. unbekannt.

4. Bei systematischer histopathologischer Aufarbeitung ist das hohe diagnostische Potential der subkutanen Mastektomie in der Erkennung okkulter invasiver Karzinome gesichert.

Die Möglichkeit eines ästhetisch nicht befriedigenden Spätergebnisses und die hohe Wahrscheinlichkeit einer Beeinträchtigung der direkten sexuellen Funktion der Brust, auch die hohe Zahl von Frühkomplikationen, muß aufgerechnet werden gegen den sicher vorhandenen, in der Größenordnung aber nicht festgelegten protektiven Effekt und den hohen diagnostischen Wert der subkutanen Mastektomie. Dies ist sinnvoll nur möglich im Einzelfall unter Berücksichtigung des individuellen Stellenwertes der Brust in ihren verschiedenen Funktionen einerseits und des objektiven und subjektiv empfundenen individuellen Risikos andererseits. Weiterhin ist zu berücksichtigen, daß es für die subkutane Mastektomie grundsätzlich immer Alternativen gibt, und zwar weniger radikale (expektatives Vorgehen) und radikalere (Amputation). Die Entscheidung für oder gegen eine subkutane Mastektomie kann nicht ohne Mitbeteiligung der Patientin am Entscheidungsprozeß erfolgen.

Es ist eindeutig, daß es Indikationen für die subkutane Mastektomie gibt; es ist aber auch klar, daß alle Indikationen nur relative sind.

Die Liste der Indikationen umfaßt die histologisch nachgewiesenen präinvasiven und präkanzerösen Veränderungen als dringlichste und auch am wenigsten umstrittene Indikationen, weiterhin die Gruppe mit anderweitigem hohem Risiko wie z. B. familiärer Belastung und Angleichung der kontralateralen Brust im Rahmen einer chirurgischen Rekonstruktion nach Ablatio - und schließlich die diagnostischen Probleme (radiologisch und klinisch schwer kontrollierbare Mammae, multiple vorausgegangene Biopsien). Karzinophobie und Mastodynie können zusätzliche Argumente für eine subkutane Mastektomie bilden, stellen für sich allein aber kaum je eine Indikation dar.

1. Präinvasive und präkanzeröse Veränderungen

Das *Carcinoma lobulare in situ* ist wegen seiner häufigen Multizentrizität und Bilateralität die klassische Indikation zur subkutanen Mastektomie. Unbehandelt liegt das Karzinom-Risiko bei etwas über 30%, mit allerdings langen Latenzzeiten. Alternativen sind die Ablatio simplex mit Biopsie der kontralateralen Brust einerseits oder Abwarten nach großzügiger Excisionsbiopsie unter engmaschigen Kontrollen andererseits.

Das *Ca in situ ductale* ist als Indikation zur subkutanen Mastektomie umstritten, da offensichtlich auch bei sorgfältiger histopathologischer Aufarbeitung der nichtinvasive Charakter der Läsion nicht immer mit Sicherheit bewiesen werden kann [31]. Wir halten bei der von uns geübten Aufarbeitungstechnik allerdings das Risiko, ausgedehntere invasive Bezirke zu übersehen, für gering und führen auch bei nicht invasivem intraductalem Karzinom von nicht zu großer Ausdehnung die subkutane Mastektomie durch, evtl. verbunden mit einer selektiven axillaren Lymphonodektomie. Die Alternative dazu ist die Ablatio, ebenfalls mit selektiver Lymphonodektomie. Eine konservative Alternative gibt es nicht, da das Risiko für die Entwicklung invasiver Karzinome etwa 50% beträgt [28] oder mehr und die Frequenz konkomittierender „okkulter" invasiver Karzinome relativ hoch ist.

Die *proliferierende Mastopathie mit Atypien* gilt als eindeutige Präkanzerose; ihr malignes Potential ist jedoch nicht genau bekannt. Die Alternativen zur subkutanen Mastektomie sind expektativ.

2. Risikosituationen

Das genetische Risiko bildet dann eine Indikation zur subkutanen Mastektomie, wenn es extrem ausgebildet ist. Dies ist der Fall, wenn mehrere nahe Verwandte (Mutter, Schwestern) in jugendlichem Alter an einem Mamma-Karzinom erkrankt sind; besonders ausgeprägt bei Bilateralität der Karzinome.

Im Rahmen von Rekonstruktionen ist das erhöhte Risiko der kontralateralen Brust zu berücksichtigen. Wir führen die kontralaterale subkutane Mastektomie allerdings nur dann durch, wenn die Brust radiologisch schlecht kontrollierbar ist oder einen radiologischen Risikotyp aufweist.

3. Diagnostische Probleme

Der Zustand nach multiplen Biopsien gehört zu den klassischen Indikationen der subkutanen Mastektomie, doch ist diese Indikation bei benignen Histologiebefunden keineswegs dringlich.

Die radiologisch *und* klinisch schwer kontrollierbare Brust kann dann eine Indikation zur subkutanen Mastektomie bilden, wenn zusätzliche Risikofaktoren hinzutreten oder die Patientin nicht bereit ist, das mit der schlechten Beurteilbarkeit assoziierte erhöhte Risiko der Verschleppung eines evtl. entstehenden Karzinoms zu tragen. Wir haben in dieser Gruppe in 7% okkulte invasive Karzinome gefunden.

Zusammenfassung

Die subkutane Mastektomie und Augmentation ist ein Eingriff mit einer relativ hohen Zahl von Früh- und Spätkomplikationen sowie Sekundäreingriffen. Das wesentliche, die Spätergebnisse beeinträchtigende Problem ist die konstriktive Kapselfibrose, deren Entstehung mit der Implantation von silastikhaltigem Fremdmaterial zusammenhängt. Das Risiko der Kapselkontraktur läßt sich durch subpectorale Lokalisation des Implantates signifikant vermindern, ebenso durch die Inkorporation von Corticoiden in die Prothese und möglicherweise auch durch Verwendung auffüllbarer Prothesen anstelle von gelgefüllten Implantaten, wobei die beiden zuletzt genannten Modifikationen ihrerseits zu Komplikationen Anlaß geben können.

In ⅔ der Fälle sind die kosmetischen Spätergebnisse subjektiv und objektiv gut, was einer Erhaltung der ästhetisch-psychosexuellen Funktion gleichzusetzen ist. Dagegen geht die direkte sexuelle Funktion, weitgehend als Folge des Verlustes der Sensibilität, in etwa ⅔ der Fälle ganz oder teilweise verloren. Den Komplikationen und Nachteilen der subkutanen Mastektomie stehen ihre Vorteile in diagnostischer und präventiv-therapeutischer Hinsicht gegenüber. Bei sorgfältiger histopathologischer Aufarbeitung und entsprechender Indikationsstellung werden mit der subkutanen Mastektomie zwischen 5% und 10% vorher nicht erkannte, okkulte invasive Karzinome gefunden; damit ist der Wert des Eingriffs als letzte Stufe der diagnostischen Abklärung gesichert. Für den therapeutisch präventiven Wert der subkutanen Mastektomie bei präkanzerösen und präinvasiven Veränderungen sprechen die vorläufigen Ergebnisse mit den niedrigen Karzinom-Zahlen in der Nachbeobachtungszeit. Da die Latenzzeiten für die Konversion prämaligner zu malignen Veränderungen lang und die bisherigen Beobachtungszeiten relativ kurz sind, ist jedoch die Größenordnung des präventiven Effektes der subkutanen Mastektomie noch nicht festgelegt.

Die Indikationsstellung zur subkutanen Mastektomie hat stets unter Berücksichtigung der individuellen Situation zu erfolgen. Die wichtigsten und dringlichsten Indikationen sind histologisch nachgewiesene präinvasive oder präkanzeröse Veränderungen. Weitere Anwendungsbereiche sind hohe Risikobelastung und ausgeprägte diagnostische Probleme. Sämtliche Indikationen sind jedoch nur relative, da es in jedem Fall Alternativen zur subkutanen Mastektomie gibt.

Literatur

1. Audretsch W (1978) A silicone inlay used as a temporary distancing prosthesis for optimizing the cosmetic results after subcutaneous mastectomy and in cases of breast reconstruction. Senology 4:25
2. Baker J (1975) Classification of spherical contractures. Read at the Aesthetic Breast Symposium in Scottsdale, Arizona
3. Barker DE, Retzky MI, Schultz SH (1978) „Bleeding" of silicone from bag-gel breast implants and its clinical relation to fibrous capsule reaction. Plast Reconstr. Surg. 61:836
4. Bergmann RB, van der Ende AE (1979) Exudation of silicone through envelope of gel-filled breast prostheses: an in vitro study. Br. J. Plast. Surg. 32:31
5. Capozzi A, Pennisi VR (1981) Clinical Experience with Polyurethane covered gel filled mammary prosthesis. Plast. Reconstr. Surg. 68:517

6. Carrico TJ, Cohen KI (1979) Capsular contracture and steroid related complications after augmentation mammaplasty. Plast. Reconstr. Surg. 64:377
7. Dinner MJ, Labandter HP (1981) Total mammary adenectomy with histological evaluation and immediate reconstruction. Plast. Reconstr. Surg. 68:505
8. Domanskis EJ, Owsley JQ (1976) Histological investigation of the etiology of capsule contracture following augmentation mammaplasty. Plast Reconstr. Surg. 58:689
9. Fahr B (1981) Subkutane Mastektomie. Nachuntersuchung und Nachbefragung an der Universitäts-Frauenklinik Heidelberg bei 118 Patientinnen von 1974 bis 1979. Inauguraldissertation, Heidelberg
10. Ginsbach G, Busch LC, Kühnel W (1979) The nature of the collagenous capsules around breast implants. Plast. Reconstr. Surg 64:456
11. Gruber RP, Friedman GD (1981) Periareolar subpectoral augmentation mammaplasty. Plast. Reconstr. Surg. 67:453
12. Gruber RP, Kahn RA, Lash H, Maser MR, Apfelberg DB, Laub DR (1981) Breast reconstruction following mastectomy: A comparison of submuscular and subcutaneous techniques. Plast Reconstr. Surg 67:312
13. Hetter GP (1979) Satisfaction and Dissatisfaction of patients with augmentation mammaplasty. Plast. Reconstr. Surg. 64:151
14. Hoffmann S, Simon BE, Kahn S (1979) Alternatives to subcutaneous mastectomy. Plast. Reconstr. Surg. 64:214
15. Kubli F, Hüter J, Schneider-Affelt F, v Fournier D (1976) Subcutaneous mastectomy and augmentation. Senologia 1:49
16. Kubli F, Lorenz U, Müller A (1981) Die subkutane Mastektomie. Gynäkologe 14:30
17. Kubli F, Lorenz U (1982) Die subkutane Mastektomie. In: Frischbier, Erkrankungen der weiblichen Brustdrüse. Thieme, Stuttgart
18. Lejour M, Eder H, De Mey A, Mattheiem W (1980) Breast reconstruction at the Tumor Center of the University of Brussels. Acta Chir. Belg. 79:135
19. Lemperle G (1980) Unfavorable results after breast reconstruction with silicone breast. Acta Chir. Belg. 79:159
20. Mandel MA, Gibbons DF (1979) The presence of silicone in breast capsules. Aesthet Plast. Surg. 3:219
21. Mc Shane RH, Omotunde O, Weatherly-White RCA (1981) Individualized muscle Coverage of Implants in Breast Reconstruction. Plast. Reconstr. Surg. 67:318
22. Ober KG (1979) Operative Behandlung der frühen Neoplasie und der frühen Carcinome der weiblichen Brust. In: Georgii, A. (Hrsg.), Frühe Tumoren in Diagnostik und Therapie. Fischer, Stuttgart
23. Olbrisch RR (1981) Gibt es noch Indikationen zur subkutanen Mastektomie? Chirurg 52:467
24. Pennisi VR (1901) Discussion. Plast. Reconstr. Surg. 68:510
25. Pennisi VR, Capozzi A (1975) The incidence of obscure carcinoma in subcutaneous mastectomy. Plast Reconstr. Surg. 56:9
26. Perez Gay BM (1979) Psychosoziale Aspekte nach subkutaner Mastektomie mit Augmentationsplastik bei Präkanzerosen der Mamma. Arch Gynäkol 228:295
27. Redfern AB, Hoopes JE (1978) Subc. mastectomy: A plea for conservativism. Plast Reconstr. Surg. 62:706
28. Rosen PP, Braun DW, Kinne DE (1980) The clinical significance of preinvasive breast carcinoma. Cancer 46:919
29. Schlenker JD, Bueno RA, Ricketson G, Lynch JB (1978) Loss of silicone implants after subcutaneous mastectomy and reconstruction. Plast Reconstr. Surg. 62:853
30. Spira N (1979) Subcutaneous Mastectomy in the large ptotic breast. Plast. Reconstr. Surg. 59:200
31. Stegner HE (1979) Morphologie und Häufigkeit der frühen Neoplasien der weiblichen Brust. In: Georgii, A (Hrsg.), Frühe Tumoren in Diagnostik und Therapie. Fischer, Stuttgart
32. Strömbeck SO (1978) Mammareduktionsplastik und subkutane Mastektomie. Gynaekol. Rundsch. 18:32

4.3 Alternative Verfahren zur subkutanen Mastektomie in der Behandlung der Präkanzerosen und nichtinvasiven Karzinome (Carcinoma in situ) der Mamma

C. Herfarth und P. Schlag

Die Unsicherheit in der Behandlung des Mammakarzinoms wird besonders bei den noch nichtinvasiven Karzinomen der Brust und den sog. Präneoplasien des Mammakarzinoms eklatant. Es erscheint heute noch nicht möglich, für diese Gewebsveränderungen einheitliche und verbindliche Therapierichtlinien zu geben. An den Anfang ist daher der Satz von P. P. Rosen zu stellen: „The more we learn about this disease, the less certain it appears at present, that any single recommandation for therapy is appropriate for all patients. To advocate one to the total exclusion of the other is in our opinion no longer a tenable position" [20].

Tabelle 1. Ursachen für die therapeutische Unsicherheit bei Präneoplasien und nichtinvasiven Karzinomen der Mamma

Uneinheitliche und schwierige Definition der pathohistomorphologischen Basis
Eingeschränkte Beurteilungsmöglichkeiten von biologischem Verhalten und Wertigkeit der Gewebeveränderungen
Unzureichende Erfahrung aufgrund bisher kleiner Fallzahlen und retrospektiver Untersuchungen

Die Unsicherheit beruht auf mehreren Fakten (Tabelle 1): Die histomorphologische Basis ist teilweise noch strittig und fließend [1, 18, 28]. Definitionsgemäß wird in die Gruppe der nichtinvasiven Karzinome das nichtinfiltrierende Milchgangskarzinom (IDC) und das Carcinoma lobulare in situ (CLIS) eingereiht. Für das Carcinoma lobulare in situ wurde auch von Haagensen die Bezeichnung „lobuläre Neoplasie" vorgeschlagen [11]. Unscharf ist vor allem die Definition von Präneoplasien der Mamma. Hierunter werden i. allg. die proliferierende Mastopathie mit Zellatypien (sog. Mastopathie III) und die Milchgangspapillomatose eingeordnet [12]. Geht man von dieser Definition aus, so stellt sich die Frage, welche Beobachtungen über die biologische Wertigkeit dieser Gewebsveränderungen vorliegen. Anders als z. B. beim Karzinom des Intestinaltraktes muß bisher bei den sog. Präneoplasien der Mamma offen bleiben, inwieweit sie Ausgangspunkt für invasive Karzinome bilden [16], da das weitere biologische Verhalten der Gewebsveränderungen nach diagnostischer

Tabelle 2. Häufigkeit von Präneoplasien und nichtinvasiven Karzinomen der Mamma im eigenen Krankengut (1977-1980)

Mastopathie Grad III[a]	Milchgangs-papillomatose[a]	Nichtinvasive Karzinome[b]
12/328 ~4%	4/328 ~1%	16/325 ~5%

[a] Bezogen auf Gesamtzahl diagnostischer Exstirpationen gutartiger Brustdrüsenveränderungen
[b] Bezogen auf Gesamtzahl operierter Mammakarzinome

Exstirpation nicht mehr verfolgt werden kann. Der tatsächliche Beweis für einen Übergang dysplastischer Veränderungen der Brustdrüse in ein Karzinom ist bisher nur tierexperimentell erbracht [7]. Für die Therapie ist jedoch von Bedeutung, inwieweit bei Nachweis sog. dysplastischer Veränderungen ein erhöhtes Karzinomrisiko für das verbleibende Restdrüsengewebe besteht. Aufgrund einer oft uneinheitlichen histomorphologischen Definition sind die Behandlungsergebnisse der bekannten retrospektiven Untersuchungen nur eingeschränkt vergleichbar. Prospektive Untersuchungen sind bisher noch selten, bzw. die Patienten noch nicht ausreichend lange nachbeobachtet. Die Erfahrungen mit unterschiedlichen Behandlungsverfahren bei sog. Präneoplasien und nichtinvasiven Karzinomen der Mamma sind auch heute noch, selbst an größeren Zentren, zahlenmäßig gering.

Im eigenen Krankengut (Tabelle 2) konnte histomorphologisch unter 328 diagnostischen Exstirpationen bei gutartigen Brustdrüsenerkrankungen nur in 12 Fällen eine proliferierende Mastopathie mit Zellatypien, entsprechend einer Mastopathie Grad III, und nur 4mal eine Milchgangspapillomatose nachgewiesen werden. Auch unter 325 Mammakarzinomen in den letzten 3 Jahren beobachteten wir nur 16 sog. nichtinfiltrierende Karzinome (IDC und CLIS). Trotz einer zunehmend intensivierten Frühdiagnostik stellt sich also das angesprochene therapeutische Problem relativ selten.

Unsere Überlegungen zur Therapie von sog. Präneoplasien und nichtinvasiven Karzinomen der Mamma bleiben so zwangsläufig lückenhaft. Zur Frage alternativer therapeutischer Maßnahmen müssen einerseits die jeweiligen Vor- und Nachteile eines Operationsverfahrens unter Berücksichtigung der Kosmetik und des Problems des Zurücklassens von Brustdrüsengewebe mit dem biologischen Verhalten der einzelnen Gewebsveränderungen, wie z. B. Multizentrizität, verglichen werden.

Stellen wir die Alternativen gegenüber (Tabelle 3), ergibt sich für den operativen Eingriff der einfachen diagnostischen Exstirpation bzw. segmentalen subkutanen Brustdrüsenresektion ein günstiges kosmetisches Ergebnis, wobei aber Multizentrizität oder potentieller Mamillenbefall der jeweiligen Veränderung außer acht gelassen wird. Andererseits werden durch eine einfache Mastektomie multizentrische Veränderungen, eine Karzinomgefährdung des Restdrüsengewebes oder ein möglicher Mamillenbefall am besten berücksichtigt, allerdings unter der Hypothek eines kosmetisch ungünstigen Ergebnisses mit der

Tabelle 3. Vor- und Nachteil alternativer chirurgischer Verfahren bei Präneoplasien und nichtinvasiven Karzinomen der Mamma

	Behandlungserfolg im Hinblick auf		
	Multizentrizität	Mamillenbefall	Kosmetik und Psyche
Lokale Exzision inkl. Quadrantenresektion	∅	∅	+++
Subkutane Mastektomie	++	∅	+/++
Einfache Mastektomie	+++	+++	∅

Tabelle 4. Karzinomgefährdung bei verschiedenen Gewebeveränderungen der Brustdrüse. (Nach Kodlin 1977; Prechtel 1979; Schauer 1979)

	Beobachtungszeit nach Lokalexzision	Häufigkeit eines invasiven Karzinoms der ipsilateralen Seite [%]
Atypisch proliferierende Mastopathie mit Carcinoma in situ	2–23 Jahre	44
Mastopathie Grad III	Prospektiv 6 Jahre	2
Milchgangspapillomatose	1–18 Jahre	4–8
Allgemeines Mammakarzinomrisiko der Frau		1,4

für die Patientin verbundenen psychischen Belastung. Die subkutane Mastektomie versucht einen Mittelweg zwischen diesen beiden operativen Alternativen anzubieten, wobei multizentrische Veränderungen im Mamillenbereich, bzw. im retromamillären Restdrüsengewebe, auch bei optimaler Technik nicht miterfaßt werden [9]. Inwieweit die einzelnen operativen Verfahren mit ihren jeweiligen Vor- und Nachteilen in der Behandlung von Präneoplasien und nichtinvasiven Karzinomen der Mamma nach den bisherigen Kenntnissen ihrer biologischen Wertigkeit vertretbar sind bzw. Indikationen finden, soll nun im folgenden erörtert werden.

Proliferierende Mastopathie

Der Nachweis einer stark proliferierenden Mastopathie mit Zellatypien (Mastopathie III) soll nach einigen retrospektiven Untersuchungen (Tabelle 4) ein 30- bis 40fach erhöhtes Risiko für das Auftreten eines späteren Mammakarzinoms im Restdrüsengewebe nach sich ziehen [12, 14, 17]. In diese Analysen wurden auch teilweise nichtinvasive in-situ-Karzinome miteinbezogen, so daß hier berechtigte Skepsis angebracht ist. In einer prospektiven Untersuchung konnte dagegen Prechtel [17] bei einer Nachbeobachtung von bisher 6 Jahren nur bei einer von 51 Patientinnen mit einer nachgewiesenen Mastopathie ein späteres Karzinom beobachten. Es bleibt dabei offen, ob dieses Karzinom evtl. bei der ersten Operation verfehlt wurde. Gesicherte Angaben zur Multizentrizität einer Mastopathie III fehlen bisher. Auch ist noch weitgehend unklar, inwieweit ein erhöhtes Karzinomrisiko für beide Mammae besteht. Wenngleich es sicherlich verfrüht ist, derzeit eine abschließende Stellungnahme zum Malignitätsrisiko der proliferierenden Mastopathie mit schweren Zellatypien abzugeben, so kann festgehalten werden, daß Frauen mit diesen Gewebsveränderungen einer Mammakarzinomrisikogruppe zuzuordnen sind, die sorgfältig kontrolliert werden muß. Eine operative Primärtherapie, die über die diagnostische Exstirpation der verdächtigen Gewebsveränderungen hinausgeht, erscheint aber derzeit nicht angebracht, falls mammographisch oder klinisch keine weiteren suspekten Veränderungen mehr vorliegen. Als Verlaufskontrolle bieten sich klinische Untersuchung, Mammographie und ggf. auch die Aspirationszytologie an. Ein anderer Gesichtspunkt zur Therapiewahl könnte sich allerdings ergeben, wenn eine schwere proliferierende Mastopathie bei einer Patientin mit bereits früher bekanntem Karzinom der kontralateralen Brust im Rahmen der Tumornachsorge gefunden wird. Wir fanden im eigenen Krankengut bei 5% der Mammakarzinompatientinnen, bei denen eine diagnostische Ex stirpation der kontralateralen Seite wegen eines suspekten klinischen oder mammographischen Befundes durchgeführt wurde, eine Mastopathie Grad III.

Papillomatose

Auch nach diagnostischer Exstirpation von Brustdrüsengewebe, in dem sich bei der histomorphologischen Untersuchung eine Papillomatose findet, ist mit einem konsekutiv erhöhten Mammakarzinomrisiko bei diesen Patientinnen zu rechnen [4, 24]. Eine lokale vollständige Entfernung der suspekten Gewebsveränderung vorausgesetzt, sollten daher auch hier regelmäßige Nachkontrollen erfolgen. Proliferierende Papillome können morphologisch unter Umständen auch überdiagnostiziert werden. Nur große duktale, stark proliferierende Papillome mit atypischem Erscheinungsbild erfordern evtl. eine subkutane Mastektomie. In Grenzfällen sollte daher das weitere chirurgische Vorgehen neben der Morphologie auch individuelle Gegebenheiten, wie Exzision im Gesunden, radiologischer Befund, Risikofaktoren und Alter der Patientin, berücksichtigt werden.

Carcinoma lobulare in situ

In der biologischen Wertigkeit ist zwischen den sog. Präneoplasien und dem nichtinfiltrierenden intraduktalen Karzinom (IDC) das Carcinoma lobulare in situ zu sehen. Nach Haagensen [11] wird für das CLIS besser die Bezeichnung lobuläre Neoplasie gewählt, da in Analogie, z. B. zum Polyp mit schweren Zellatypien des Kolons, nur lobuläre Zellatypien charakteristisch für diese Erkrankung sind und an und für sich definitionsgemäß noch kein Karzinom vorliegt.

Die lobuläre Neoplasie (Tabelle 5) kommt sehr häufig multizentrisch und bilateral vor [3, 11, 15, 21, 26]. Die Therapie der Wahl war früher vielfach die einfache Mastektomie [3, 11, 15, 22].

Da dieses Vorgehen lange Zeit dominierte, gibt es noch keine ausreichenden Informationen über ein eingeschränktes chirurgisch-konservatives Vorgehen. Wichtig für die Therapiewahl ist die Kenntnis der Rate simultaner bzw. konsekutiver Karzinome bei ausschließlicher Lokalexzision dieser Gewebeverände-

Tabelle 5. Biologische Eigenschaften und Wertigkeit der lobulären Neoplasie. (Nach Anderson 1980; Hutter 1980; Rosen 1980)

Multizentrizität		Mamillenbefall	Invasive Karzinome	
Ipsilateral	Kontralateral		Synchron	Metachron
45-90%	38-50%	nicht bekannt	6%	15-30%

rung. Folgekarzinome wurden hiernach bis zu 30% bei einer Nachbeobachtungszeit von 20 Jahren beschrieben, wobei bis zu 10% bilaterale Karzinome auftraten [2, 3, 8]. Haagensen [11] empfahl daher die beidseitige einfache Mastektomie nur für den Fall, daß dieses Risiko von Patientin und Arzt nicht getragen wird. Bei diesem Vorgehen konnte bei 6% der Fälle neben der lobulären Neoplasie ein synchrones invasives Karzinom gefunden werden. Trotzdem gilt heute i. allg. eine mehr konservative Einstellung. Hierfür spricht u. a. auch, daß die beschriebenen Gewebsveränderungen hormonabhängig und möglicherweise rückbildungsfähig sind, und die Latenzperiode für ein Folgekarzinom teilweise sehr lang ist [11, 20]. Eine Alternative zur einfachen Mastektomie stellt ohne Zweifel die plastische subkutane Brustdrüsenexstirpation dar, wobei allerdings belassenes Restdrüsengewebe aufgrund der bekannten hohen Multizentrizität bei diesen Veränderungen problematisch bleibt. Bei mammographisch ansonsten unauffälligem Restdrüsengewebe bzw. kontralateraler Mamma, erscheint durchaus auch ein konservatives, nicht weiter operatives Vorgehen bei regelmäßiger Kontrolle gerechtfertigt zu sein. Die Patientin muß sich aber der Problematik der Erkrankung bewußt sein und die Kontrolltermine einhalten. Anzustreben ist eine Klassifizierung der lobulären Neoplasie in prognostische Untergruppen, wie sie sich ansatzmäßig durch DNS-zytophotometrische Untersuchungen ergibt, um hier weitere Gesichtspunkte zur Differentialtherapie zu gewinnen [23, 28].

Das nichtinvasive intraduktale Karzinom (IDC)

Der Nachweis eines nichtinvasiven, intraduktalen Karzinoms (Tabelle 6) beinhaltet ein relativ hohes Risiko synchroner bzw. konsekutiver ipsilateraler Karzinome [5, 6, 13]. Vor allem ist die Rate gleichartiger multizentrischer Veränderungen in derselben Brust nicht unbeträchtlich [26]. Zu berücksichtigen bleibt auch, daß eine akurate histomorphologische Diagnose eines fehlenden invasiven Wachstums von der Anzahl beurteilter Schnittebenen und der Sorgfalt des Untersuchers abhängt. Hierfür sprechen auch bis zu 5% zu erwartende axilläre

Tabelle 6. Biologische Eigenschaften und Wertigkeit des nichtinvasiven Milchgangskarzinoms. (Nach Rilke 1978; Schwartz 1980; Wertheim 1980)

Multizentrizität		Mamillenbefall	Invasive Karzinome	
Ipsilateral	Kontralateral	(incl. retromamillären Gewebezylinder)	Synchron	Metachron
32-66%	10-24%	bis 28%	18%	39-52%

Lymphknotenmetastasen, obgleich zunächst kein die Basalmembran überschreitendes Wachstum festgestellt wurde [3, 19, 27]. Hohes synchrones und konsekutives Risiko für ein invasives Karzinom und schwer kalkulierbare Unsicherheiten bei der histomorphologischen Diagnose sprechen unseres Erachtens dafür, nichtinvasive intraduktale Karzinome wie ein infiltrierendes Mammakarzinom zu behandeln. Ein zu erwartender Mamillenbefall in ca. 25–30% der Fälle mit nichtinvasivem, intraduktalem Karzinom spricht gegen die Erhaltung der Mamille und somit gegen die Durchführung einer subkutanen Mastektomie [6, 30].

Schlußfolgerung

Für die einzelnen Alternativen der Behandlungsmöglichkeiten bei sog. Präneoplasien und nichtinvasiven Karzinomen der Mamma gibt es jeweils eine Reihe von Tatsachen und Argumenten. Die biologischen Eigenschaften der Gewebsveränderungen sollten, soweit sie heute bekannt sind, bei der Therapiewahl mit berücksichtigt werden. Es gibt bisher kein ideales Vorgehen. Jedes der Verfahren und hier auch das Abwarten mit Nachsorge hat bei den verschiedenen Krankheitsbildern unterschiedliche Risiken und Mängel. Im Einzelfall müssen für die Therapie neben den morphologischen Befunden die individuellen Daten berücksichtigt werden (Tabelle 7), wie dic Sicherheit der Exzision im Gesunden, der radiologische Befund, der Menopausenstatus, weitere Risikoerkrankungen und Voroperationen. Anzustreben ist eine prognostische Differenzierung dieser Gewebsveränderungen. Für die Zukunft muß es Aufgabe sein, zu versuchen, hier prognostische Kriterien möglicherweise anhand der DNS-Zytophotometrie [23, 28], des Angiogenesetests [10], des klonalen Tumorzellwachstums [25] oder biochemischer Zelleigenschaften [20, 29] zu erarbeiten. Ein Zitat von P. P. Rosen charakerisiert vorzüglich die momentane Situation für die Therapiealternativen bei Präneoplasien und nichtinvasiven Karzinomen der Mamma: „While today the choice of therapy for any one patient must be made from available data, the challenge before us is an opportunity for improvement that should not be lost.“

Tabelle 7. Zusatzfaktoren, die bei Präneoplasien und nichtinvasiven Karzinomen der Mamma die Therapiewahl bestimmen

Histomorphologische Sicherheitszone am exzidierten Brustdrüsengewebe
Mammographische Veränderungen im ipsilateralen Restdrüsengewebe bzw. der kontralateralen Brust
Eigenanamnestische oder familiäre Mammakarzinombelastung
Alter und Menopausenstatus der Patientin
Risikobereitschaft
Zuverlässigkeit der Nachkontrolle

Literatur

1. Ackerman L, Katzenstein AL (1977) The concept of minimal breast cancer and the pathologists role in the diagnosis of „early“ carcinoma. Cancer 39:2755
2. Anderson JA (1977) Lobular carcinoma in situ of the breast. An approach to rational treatment. Cancer 39:2597

3. Ashikari R, Huvos AG, Snyder RE (1977) Prospective study of non-infiltrating carcinoma of the breast. Cancer 39:435
4. Bergholz M, Schauer A, Reck H, Gregl A (1979) Krebsrisiko bei papillären Proliferationen der Brustdrüse. Langenbecks Arch Chir 348:157
5. Betsill WL Jr, Rosen PP, Lieberman PH, Robbins GF (1978) Intraductal carcinoma. Long-term follow-up after treatment by biopsy alone. JAMA 239:1863
6. Brown PW, Silverman J, Owens E, Tabor DC, Terz JJ, Lasrence W Jr (1976) Intraductal „noninfiltrating“ carcinoma of the breast. Arch Surg 111:1063
7. Cardiff RD, Wellings SR, Faulkin LJ (1977) Biology of breast preneoplasia. Cancer 39:2734
8. Carter D, Smith RRL (1977) Carcinoma in situ of the breast. Cancer 40:1189
9. Goldwyn RM (1977) Subcutaneous mastectomy. N Engl J Med 297:503
10. Gullino PM (1977) Natural history of breast cancer. Cancer 39:2697
11. Haagensen CD, Lane N, Lattes R, Bodian C (1978) Lobular neoplasia (so-called lobular carcinoma in situ) of the breast. Cancer 42:737
12. Holzner JH (1979) Krebsvorstadien und Frühkarzinome der Mamma. 1. Pathologie. Verh Dtsch Ges Pathol 63:553
13. Hutter RVP (1980) The influence of pathologic factors on breast cancer management. Cancer 46:961
14. Kodlin D, Winger EE, Morgenstern NL, Chen U (1977) Chronic mastopathy and breast cancer. A follow-up study. Cancer 39:2603
15. Lattes R (1980) Lobular neoplasia (lobular carcinoma in situ) of the breast - A histological entity of controversial clinical significance. Pathol Res Pract 166:415
16. Letton AH, Mason EM (1980) The treatment of nonpalpable carcinoma of the breast. Cancer 46:980
17. Prechtel K, Schmidt H (1979) Eine sechsjährige Verlaufsstudie bei Frauen mit bioptisch gesicherter Mastopathie. Verh Dtsch Ges Pathol 63:609
18. Rilke F, Andreola S, Carbone A, Clemente C, Pilotti S (1978) The importance of pathology in prognosis and management of breast cancer. Semin Oncol 5:360
19. Rosen PP (1980) Axillary lymph node metastases in patients with occult noninvasive breast carcinoma. Cancer 46:1298
20. Rosen PP (1980) Lobular carcinoma in situ: Recent clinicopathologic studies at Memorial Hospital. Pathol Res Pract 166:430
21. Rosen PP, Braun DW, Kinne DE (1980) The clinical significance of pre-invasive breast carcinoma. Cancer 46:919
22. Rosner D, Bedwani RN, Vana J, Baker HW, Murphy GP (1980) Noninvasive breast carcinoma. Results of a national survey by the American College of Surgeons. Ann Surg 192:139
23. Sachs H, Mayer B, Bahnsen J (1976) Carcinoma lobulare in situ der Mamma. Klinische, morphologische und zytofotometrische Aspekte. Med Welt 27:1821
24. Schauer A, Bergholz M, Gregl A, Reck H (1979) Krebsrisiko bei papillären Proliferationen der Brustdrüse. Verh Dtsch Krebs Ges 2:53
25. Schlag P, Schreml W, Vergani G, Herfarth C (1980) Colony tumor growth of solid human carcinomas - a new therapeutic concept? Eur Surg Res 12:28
26. Schwartz GF, Patchesfsky AS, Feig SA, Shaber GS, Schwartz AB (1980) Multicentricity of non-palpable breast cancer. Cancer 45:2913
27. Silverberg SG, Chitale AR (1973) Assessment of significance of proportions of intraductal and infiltrating tumor growth in ductal carcinoma of the breast. Cancer 32:830
28. Stegner HE (1979) Morphologie und Häufigkeit der frühen Neoplasien der weiblichen Brust. Verh Dtsch Krebs Ges 2:43
29. Torhorst J (1976) Aufgaben der Pathologie bei der Früherfassung und Behandlung des Mammacarcinoms. Schweiz Rundschau Med (PRAXIS) 65:636
30. Wertheim U, Ozzello L (1980) Neoplastic involvement of nipple and skin flap in carcinoma of the breast. Am J Surg Pathol 4:543

4.4 Keine Indikationen mehr für die subkutane Mastektomie

R. R. Olbrisch

Die subkutane Mastektomie (SM) mit gleichzeitigem Wiederaufbau der Brust erfreut sich seit 20 Jahren zunehmender *Popularität* aus zwei Gründen:

1. *Die Entwicklung der Silikonprothese.*
   Durch sie wurde die Technik der Brusthügelrekonstruktion stark vereinfacht.

2. *Die Unsicherheit der betreuenden Ärzte.*
   Seien es Gynäkologen, Röntgenologen, Chirurgen oder Pathologen, sie alle haben Schwierigkeiten in der Beurteilung der Behandlungsnotwendigkeit der verschiedenen Mastopathien.

Mit der steigenden Zahl nach der Art der „Austauschmastektomie" (Brustdrüse raus, Prothese rein) operierter Patientinnen erwachsen jedoch ernsthafte *Probleme,* die uns zwingen, über diese Behandlungsmethode nachzudenken, wiederum aus zwei Gründen:

1. *Bei der SM wird zuviel Brustdrüsengewebe zurückgelassen.*

2. *Die hohe Komplikationsrate als Folge der Protheseneinlage*
   Zunächst zur *Popularität* und ihren Gründen:

1. Seitdem uns Silikonprothesen zur Verfügung stehen, gelingt es relativ einfach, den häßlichen Befund nach einer SM auszugleichen [1]: Über einen kleinen Schnitt an möglichst unauffälliger Stelle und unter Erhaltung der Brustwarze wird der Drüsenkörper grob-klinisch herausgelöst und der so entstandene Hohlraum aufgefüllt mit einer Silikonprothese.

2. Begründet mit der Einfachheit der Austauschmastektomie wurde die Indikation zur Operation mit einem immer größeren Diagnosenkatalog erweitert, wiederum aus mehreren Gründen:

- *Der Gynäkologe* mag der Patientin nicht mehr zum wiederholten Male in einem „beruhigenden Gespräch" erklären müssen, daß ihre mastopathischen Beschwerden nicht Krebs bedeuten.
- *Der Röntgenologe* mag bei den wiederholten mammographischen Kontrollen nicht mehr die Verantwortung übernehmen, in dem Schattengewirr der immer schwerer zu deutenden Röntgenbilder ein Malignom ausschließen zu müssen.

- *Der Chirurg* empfindet es als unbefriedigend, unter Hinterlassung immer neuer Narben aus derselben Brust wiederholt Gewebsproben entnehmen zu müssen.

- *Der Pathologe* schließlich empfindet es als zunehmend schwierig, aufgrund histologischer Untersuchungen wiederholter Probeexzisionen aus derselben Brust neben Narbengewebe solide Zellansammlungen von einem szirrhös wachsenden Karzinom oder aber Atypien gegenüber einem invasiven intraduktalen Karzinom abzugrenzen.

Durch das Angebot einer SM mit Wiederaufbau des Brusthügels konnten sich alle von ihrem Verantwortungsdruck befreit fühlen. Inzwischen sind Tausende von Frauen nach der Methode der Austauschmastektomie behandelt worden, wodurch *Probleme* evident wurden, denen wir nachgehen müssen, weil wir als betreuende Ärzte und Operateure in Gefahr geraten, unglaubwürdig zu werden aus den beiden bereits genannten Gründen:

1. Bei der SM wird zuviel Brustdrüsengewebe zurückgelassen. Die Angaben schwanken zwischen 5 und 20% des Drüsenanteils. Dementsprechend finden sich zunehmend Hinweise in der Literatur über Karzinome, die auf dem Boden einer SM gewachsen waren. Die Unvollständigkeit der Methode verbietet somit Indikationen, wie Karzinomprophylaxe, Karzinomtherapie oder Karzinophobie. Die Mastopathien Grad I-III, die keine neoplastischen Gewebsdysplasien sind, sondern Folge eines hormonalen Ungleichgewichts haben kein oder nur ein minimal erhöhtes Krebsrisiko [3]. Im Sinne der WHO dürfen wir zur Mastopathie III nicht mehr die Gewebsveränderungen mit gesteigert atypischer intraduktaler Zellproliferation rechnen, die zu den - wenn auch nichtinvasiven - Karzinomen gerechnet werden sollen. Ein Operationsverfahren, bei welchem bis zu 20% des inkriminierten Drüsengewebes zurückbleibt, stellt eine insuffiziente Behandlungsmethode dar, die Patientin und Arzt sich in falscher Sicherheit wiegen läßt.

2. Die Komplikationen nach der Einlage der Prothesen in Höhe von 28% mit Hautnekrosen und Extrusion [4] und über 40% mit deformierenden Kapselfibrosen können kaum noch umschrieben werden mit „eingeschränkter ästhetischer Rehabilitation". Durch sie wird nicht nur das Verhältnis zum Partner stark belastet, es leidet auch das Selbstwertgefühl: Die Patientin sieht sich als SM-Krüppel.

Es gibt folglich *keine Indikationen mehr für die SM,* weil

- die verschiedenen Mastopathien nur ein gering erhöhtes Entartungsrisiko haben,
- die SM mit bis zu 20% zurückgelassenem Drüsengewebe eine insuffiziente und inkonsequente Behandlungsmethode darstellt, und
- die ästhetische Rehabilitation (einst Begründung für die SM mit Protheseneinlage) in zu wenigen Fällen gelingt. Daraus ergibt sich die Konsequenz, Patientinnen mit mastopathischen Beschwerden lediglich zu beobachten und regelmäßig zu kontrollieren. Erst am Ende des langen Weges steht dann u. U. die *totale Mastektomie mit sofortiger Rekonstruktion* [2] in plastisch-chirurgischer Manier mit folgenden beiden *Indikationen:*

1. Mehrere vorausgegangene chirurgische Eingriffe bei weiterbestehender schmerzhafter diffuser Mastopathie.

2. Nicht infiltrierend wachsende Karzinome.

Alle anderen Indikationen zur sog. Austauschmastektomie sollten überdacht und, wenn möglich, fallen gelassen werden.

Literatur

1. Freeman BS (1962) Subcutaneous mastectomy for benigne breast lesions with immediate or delayed prosthetic replacement. Plast Reconstr Surg 30:676–684
2. Horton CE (1974) Simple mastectomy with immediate reconstruction. Plast Reconstr Surg 53:42–50
3. Prechtel K, Schmidt H, Gehm O (im Druck) Langzeit-Beobachtung von Frauen mit bioptisch gesicherten Mastopathien unterschiedlicher Schweregrade. In: Bohmert H (Hrsg) Brustkrebs und Brustrekonstruktion. Thieme, Stuttgart
4. Schlenker JM, Reuben AB, Ricketson G, Lynch JB (1978) Loss of silicone implants after subcutaneous mastectomy and reconstruction. Plast Reconstr Surg 62:853–861

4.5 Wirkungen und Komplikationen durch doppellumige Silikonprothesen mit Kortisonfüllung nach subkutaner Mastektomie

H. H. Spitalny und G. Lemperle

Jeder chirurgisch tätige Kollege, der sich mit der Implantation von Mammaprothesen beschäftigt, sieht sich immer wieder mit dem Problem der Fibrosis constrictiva konfrontiert. Verschiedene Arten von Prothesen wurden in den letzten Jahren für die Brustrekonstruktion nach subkutaner Mastektomie oder Ablatio mammae probiert, und immer mit dem Wunsch, die Häufigkeit der Kapselbildung herabzusetzen.

Über befriedigende Ergebnisse und eine deutliche Verminderung der Kapselfibrose wurde bei der Verwendung der doppellumigen Hartley-Prothese berichtet [1, 6] (Abb. 1). Diese Prothese besteht aus einem mit Silikongel gefüllten

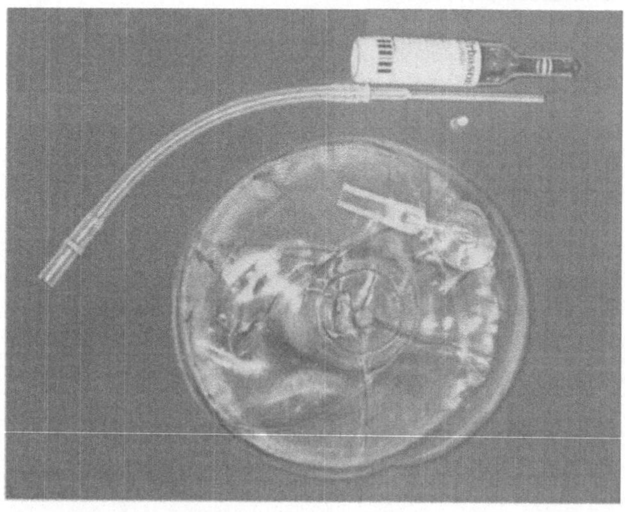

Abb. 1. Hartley-Prothese mit Einfüllschlauch; das Ventil scheint durch

Implantat, das von einer größeren dünnwandigen, auffüllbaren Silikonhülle umgeben ist. Die äußere Hülle besitzt ein Lippenventil, durch das Flüssigkeit dort hineingegeben werden kann.

Studien in vitro [7] und am Tierexperiment [4] haben gezeigt, daß Prednisolon durch die äußere Silikonmembrane hindurchdiffundiert (Abb. 2). Die antiphlogistische Eigenschaft und die Erhöhung der fibrinolytischen Aktivität des Kortisons scheint auch einen Einfluß auf die Kapselbildung zu haben. In phy-

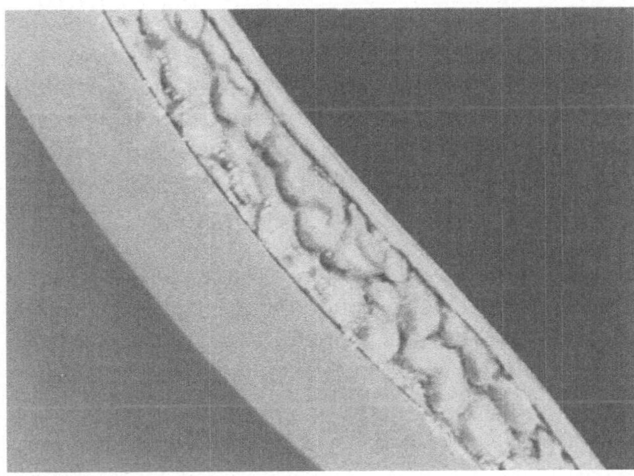

Abb. 2. Diffusion des Prednisolons durch die äußere Silikonmembrane

siologischer Kochsalzlösung oder Aqua destillata gelöst kann dieses in die äußere Hülle der Hartley-Prothese eingebracht werden.

Methylprednisolon-Na-succinat ist die Wirksubstanz des Urbasons und unterliegt in wäßriger Lösung der Hydrolyse. Der Bernsteinsäurerest wird abgespalten und das Molekül liegt als freier Alkohol vor, der ausfällt und ein milchiges Aussehen bewirkt (Abb. 3). Nur für die undissozierte Molekülform sind die Silikonmembranen durchgängig, für die ionisierte Form nicht [7].

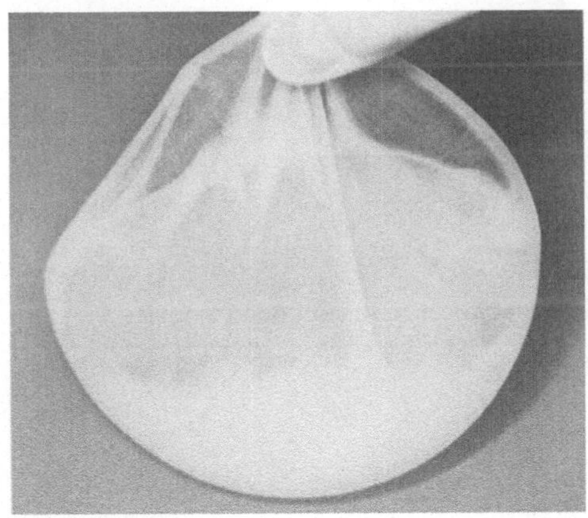

Abb. 3. Methylprednisolon fällt als freier Alkohol aus und zeigt ein milchiges Aussehen

Patientinnengut

Nachdem in der Literatur über eine signifikante Reduzierung der Kapselfibrose bei der Implantation von doppellumigen, mit Kortison gefüllten Prothesen berichtet worden ist [1, 6], haben wir seit Anfang 1978 in vielen Fällen nach subkutanen Mastektomien und bei Rekonstruktionen nach Ablatio mammae diese Methode angewandt. Es konnten 109 Patientinnen nachuntersucht werden. Bei 55 Patientinnen ist eine doppelseitige subkutane Mastektomie durchgeführt worden und es wurden 110 Hartley-Prothesen implantiert. Bei 56 Patientinnen erfolgte die Implantation einer doppellumigen Prothese aufgrund einer Rekonstruktion nach Ablatio mammae.

Da anfänglich über die Menge des zu instillierenden Kortisons keine eindeutigen Angaben vorlagen, begannen wir mit einer Menge von 250 mg Urbason im 1. Jahr und reduzierten nach dem Bekanntwerden von Komplikationen bei Ellenberg [3] auf 50 mg im Jahre 1979 und auf 20 mg seit Anfang 1980.

Ergebnisse

Während wir bei silikongefüllten Prothesen in unserem Krankengut eine Kapselbildung von 53,7% nach subkutanen Mastektomien und sogar 63% nach Wiederaufbauten nach Ablatio mammae zu verzeichnen hatten, reduzierte sich diese Zahl auf 15 bzw. 14,3% (Tabelle 1). Diese signifikante Herabsetzung der

Tabelle 1. Häufigkeit der Kapselbildung bei Verwendung von einfachen Silikongelprothesen und Hartley-Prothesen

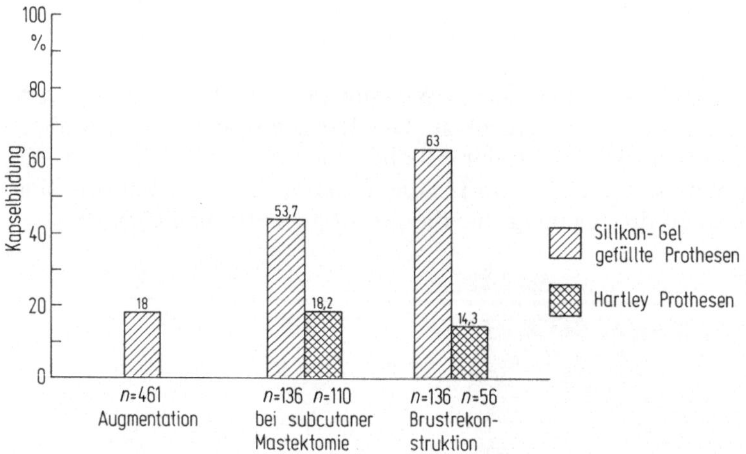

Tabelle 2. Prothesenbedingte Spätkomplikationen nach Rekonstruktionen (n = 56)

1. Dislokation der Prothese:	12,5% (7)
2. Faltige Haut:	10,7% (6)
3. Hautausdünnung:	7,1% (4)
4. Ruptur der Prothese:	3,6% (2)
5. Perforation:	1,8% (1)
Austausch erforderlich:	16,0% (9)

Anzahl von Kapselfibrosen (Abb. 4a, b) gab zu Hoffnungen Anlaß, bis Ellenberg [3] über eine markante Ausdünnung der Haut über doppellumigen Prothesen, die er mit dem Wirkstoff Triamcinolon gefüllt hatte, berichtete. Wir hatten in einem Fall auch Triamcinolon in eine Prothese eingegeben. Nach 28 Monaten stellte sich eine extreme, pergamentartige Ausdünnung der Haut (Abb. 5) ein. Nach der Entfernung der Prothese hat sich die Haut sehr schnell erholt,

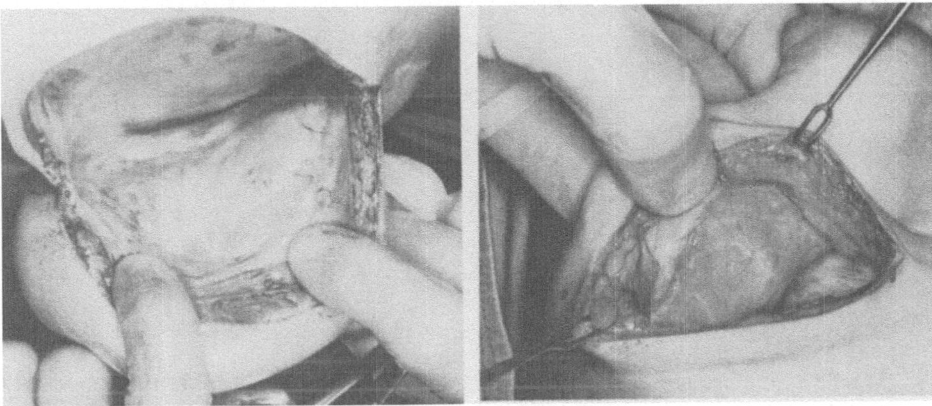

Abb. 4. a Kapselbildung nach Implantation einer Silikonprothese; **b** nach Implantation einer Hartley-Prothese

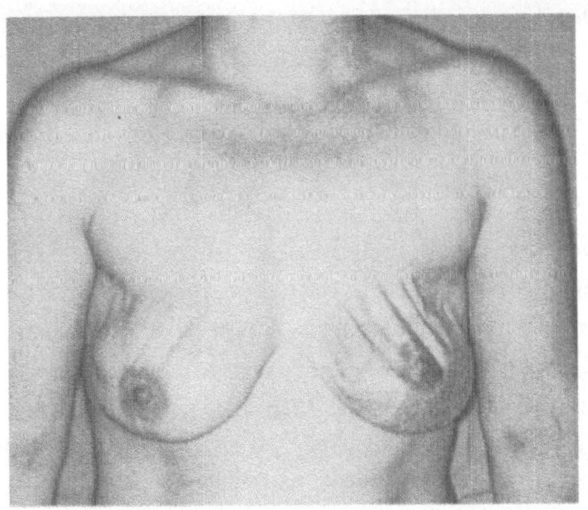

Abb. 5. Linke Brust pergamentpapierdünn 28 Monate nach Implantation einer Hartley-Prothese mit 40 mg Triamcinolon. Die rechte Brust enthält 250 mg Urbason. Die Haut ist faltig

und etwa 3 Monate später konnte eine normale Silikonprothese eingebracht werden. Die Untersuchung des Inhalts der Prothese hat angezeigt, daß 38 mg Triamcinolon durch die äußere Membrane diffundiert waren, also fast vollständig.

Bei den Rekonstruktionen konnten wir als Spätkomplikation in 12,5% der Fälle (Tabelle 2) ein leichtes Absacken der Prothese unter die Inframammarfalte (Abb. 6) feststellen, während bei normalen gelgefüllten Prothesen eher die Tendenz zur Verschiebung nach oben und lateral vorhanden ist. Eine faltige Haut konnte in 10,7% festgestellt werden und eine Hautausdünnung in 7,1%. Einmal sahen wir eine Perforation der Prothese, und in 2 Fällen war die äußere Hülle rupturiert. Ein Austausch der Prothese wegen einer dieser Spätkomplikationen fand in 16% der Fälle statt.

Bei den subkutanen Mastektomien (Tabelle 3) fanden wir eine dünne Haut in 19% und eine faltige Haut bei 11,8% der Fälle, bei denen eine Hartley-Prothese mit Kortison zur Anwendung kam. Unter die Inframammarlinie durch-

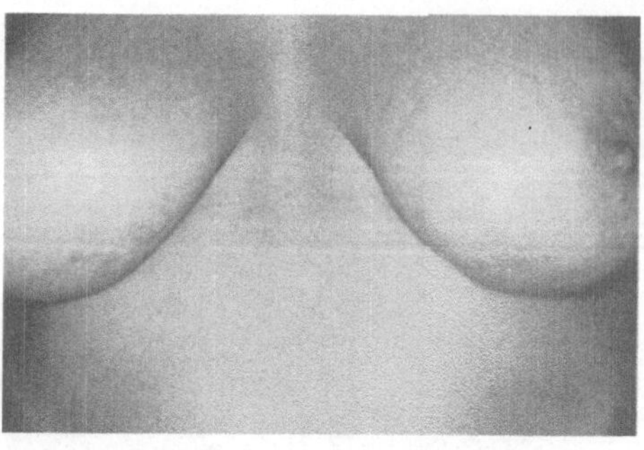

Abb. 6. Ausdünnung der Haut auf beiden Seiten

Tabelle 3. Prothesenbedingte Spätkomplikationen nach subkutanen Mastektomien (n = 110)

1. Dislokation der Prothese:	19,0% (21)
2. Faltige Haut:	11,8% (13)
3. Hautausdünnung:	5,5% (6)
4. Ruptur der Prothese:	0,9% (1)
5. Perforation:	0,9% (1)
Austausch erforderlich:	21,8% (24)

hängend waren die Implantate bei 5,5%. Der Austausch der Prothesen wegen Spätkomplikationen war in 21,8% bei subkutanen Mastektomien erforderlich.

Die Häufigkeit der Komplikationen in bezug auf die Menge des Kortisons zeigt Tabelle 4. Veränderungen der Haut fanden sich ausschließlich bei 50–250 mg. Bei Verwendung einer geringeren Menge haben wir nach bis zu 2 Jahren Beobachtungszeit noch keine feststellen können. Die Häufigkeit der Kapselbildung war erhöht bei den Prothesen, in denen sich 20 und 25 mg Urbason befanden, gegenüber denjenigen mit 250 mg.

Tabelle 4. Komplikationen in Abhängigkeit von der Kortisonmenge

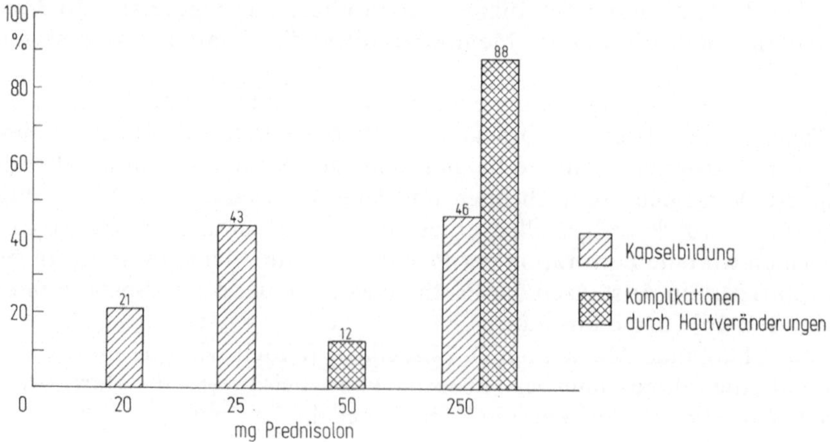

Bei der Entfernung der Prothesen stießen wir zum Teil auf hauchdünne Kapseln, die auf Druck mit dem Finger einrissen. Andere waren wieder etwas dicker, haben aber nie die Stärke erreicht, die wir um die einfachen Silikongelprothesen finden.

Es laufen z. Zt. Untersuchungen, bei denen Reißfestigkeit, Reißkraft und Elastizitätsmodul bestimmt werden. Die Auswertung ist noch nicht abgeschlossen; es zeichnet sich aber ab, daß die Werte deutlich unter denen von Kapseln normaler Implantate liegen.

Wir stellten in mehreren Fällen fest, daß bei der Instillation der gleichen Menge Kortison und bei komplikationslosem Heilungsverlauf nach subkutaner Mastektomie seitenverschiedene Spätergebnisse eingetreten sind (Tabelle 5).

Tabelle 5. Unterschiedliche Spätergebnisse bei Verwendung gleicher Prothesen mit gleicher Kortisonmenge. Seitendifferenzen (n = 55)

Links	Rechts	Zahl
Kapsel	Normal	7
Kapsel	Hautveränderung	0
Normal	Kapsel	1
Hautveränderung	Kapsel	1
Normal	Hautveränderung	1
Hautveränderung	Normal	0
		10

Zusammen mit der Abteilung Pharma-Qualitätskontrolle der Firma Hoechst wurde nach der Entfernung von 15 Hartley-Prothesen wegen einer Komplikation deren Inhalt bestimmt und mit dem Ausgangswert verglichen. In 10 Monaten waren durchschnittlich 26,4%, in 15 Monaten 30% und in 23 Monaten 41% der ursprünglich eingegebenen Kortisonmenge durch die äußere Membrane hindurchdiffundiert (Tabelle 6). Das heißt, daß sich nach knapp 2 Jahren noch

Tabelle 6. Diffundierte wirksame Menge von Methylprednisolon

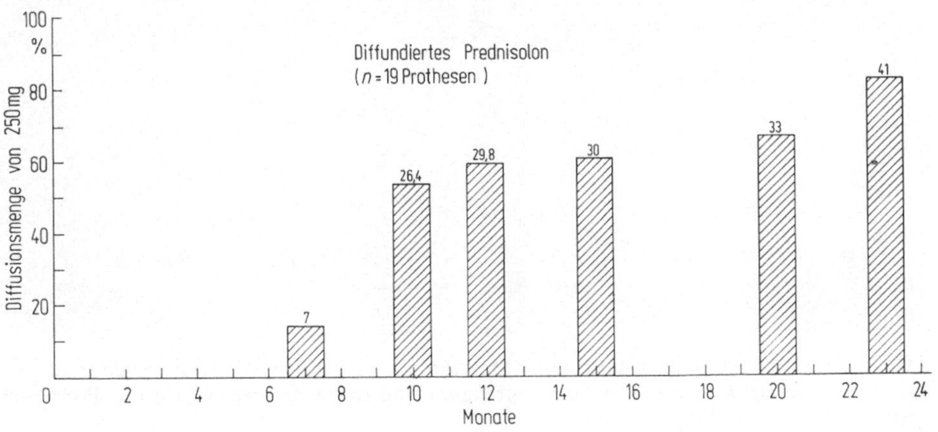

fast 60% des wirksamen Kortisons in der Prothese befanden. Das mag wohl in der eingangs erwähnten Tatsache liegen, daß der diffundierfähige Anteil als Alkohol vorliegt, ausfällt und sehr schwer wasserlöslich ist, dabei aber seine volle pharmakologische Wirkung noch behält.

Diskussion

Eine deutliche Verminderung der Anzahl von Kapselfibrosen hat sich bei der Verwendung von mit Kortison gefüllten Hartley-Prothesen gezeigt (Abb. 7 u. 8a, b). Das Methylprednisolon diffundiert, wie die Proben gezeigt haben, nur sehr langsam durch die äußere Silikonhülle, so daß etwa 60% noch nach 2 Jahren in der äußeren Kammer vorhanden sind. Legt man die Menge von 250 mg zugrunde, so sind in dieser Zeit ca. 100 mg wirksames Kortison diffundiert, das bei etwa einem Fünftel der Patientinnen eine Hautveränderung hervorgerufen hat. Es ist daraus zu folgern, daß bei 20 mg Urbason dementsprechend weniger diffundiert. Da sich Spätkomplikationen in Form von Hautveränderungen bei dieser Dosis noch nicht gezeigt haben, sehen wir vorläufig noch keinen Grund, übertriebene Zurückhaltung bei der Verwendung dieser geringen Menge zu

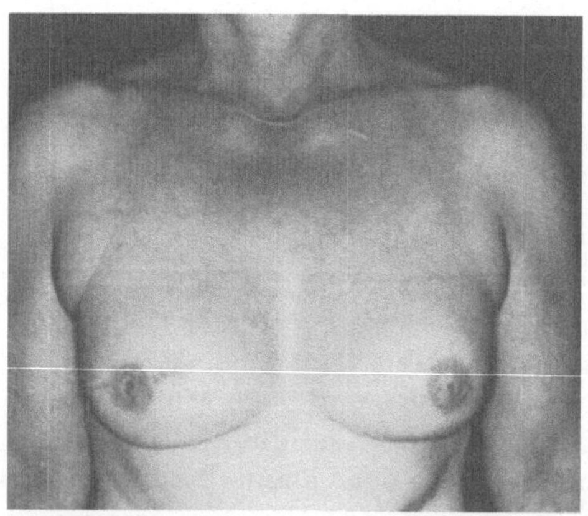

Abb. 7. Die rechte Brust ist rekonstruiert nach Ablatio mammae und zeigt den Zustand 9 Monate nach Einlage einer Hartley-Prothese mit 50 mg Methylprednisolon

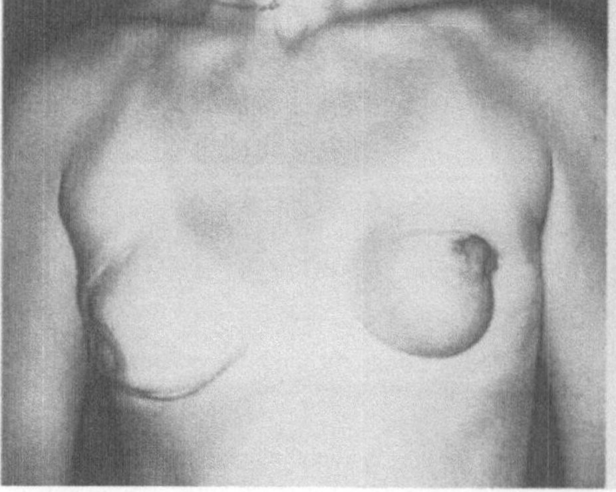

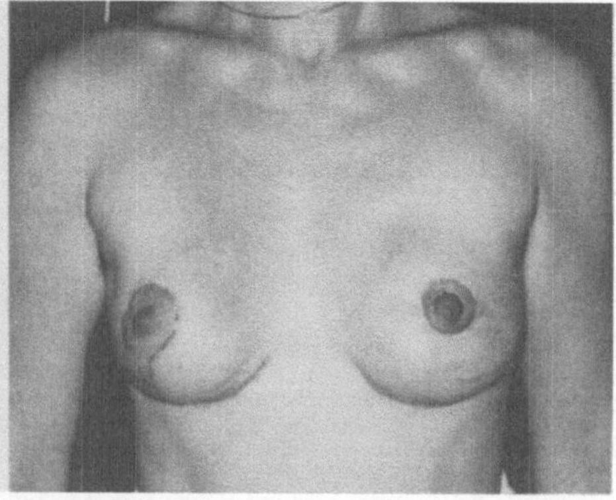

Abb. 8. a Kapselbildung nach subkutaner Mastektomie auf beiden Seiten und Einlage von Silikongelprothesen; **b** 1 Jahr nach Kapselsprengung und Austausch gegen 2 Hartley-Prothesen gefüllt mit jeweils 250 mg Urbason

üben. Bei dünner oder durch Bestrahlung geschädigter Haut sollte trotzdem Vorsicht geboten sein, obwohl hier der mechanische Faktor wohl eine größere Rolle spielt. Abzuraten ist in jedem Falle von Triamcinolon (Abb. 5). Zeigt sich eine Hautausdünnung, so kann die Prothese ambulant und in Lokalanästhesie ausgewechselt werden. Die Haut erholt sich sehr schnell wieder und Schäden bleiben nicht zurück. Gegebenenfalls kann dabei die Inframammarfalte mit einer Naht neu fixiert werden.

Wegen der positiven Ergebnisse bei dem Bestreben, die Kapselbildung zu vermindern, werden wir auch weiterhin mit diesen doppellumigen Prothesen und Methylprednisolon arbeiten und die Patientinnen sorgfältig und kritisch kontrollieren.

Zusammenfassung

Die Nachuntersuchung von 166 implantierten doppellumigen Hartley-Prothesen, in deren äußere Kammer Methylprednisolon eingebracht worden war, hat eine signifikante Herabsetzung der Anzahl von Kapselfibrosen von 54 auf 18% erbracht. Als Spätkomplikationen traten Faltenbildung der Haut, Dislokation der Prothese unter die Submammarfalte und Ausdünnen der Haut bis hin zur Perforation auf, wenn 50 mg Prednisolon und mehr verabreicht wurden. Der Inhalt der anläßlich einer Spätkomplikation entnommenen Prothesen wurde in 15 Fällen auf den noch vorhandenen wirksamen Gehalt an Kortison untersucht, um eine Aussage über die durch die äußere Hülle penetrierte Menge zu erhalten.

Entschließt man sich zur Implantation einer doppellumigen Silikonprothese mit einer Kortisonfüllung, so sollte die Menge von 20 mg Methylprednisolon nicht überschritten, der Hautmantel einschließlich Subkutangewebe nicht zu dünn sein und die Patientin in kurzfristigen Abständen kontrolliert werden.

Literatur

1. Carrico TJ, Cohen KJ (1979) Capsular contracture and steroid instillation and hematomas on the pseudo-sheats plasty. Plast Reconstr Surg 64:377-80
2. Clarendon CCD (1980) Breast thinning and streaking following the use of inflatable implants - a subjective study. Ann Plast Surg 5/6:436-440
3. Ellenberg AH (1977) Marked thinning of the breast skin flaps after the insertion of implants containing triamcinolone. Plast Reconstr Surg 60:755-58
4. Ksander GA (1979) Effects of diffused soluble steroid on capsules around experimental breast prostheses in rats. Plast Reconstr Surg 63:708-16
5. Moucharafieh BC, Wray CR Jr (1977) The effects of steroid-related complications after augmentation mamma around miniature breast implants in rats. Plast Reconstr Surg 59:720-23
6. Perrin ER (1976) The use of soluble steroids within inflatable breast prosthesis. Plast Reconstr Surg 57:163-66
7. Stuhlmann A (1979) Untersuchung der Diffusionseigenschaften des Glucocorticoids Methylprednisolon durch Silikon-Elastomer-Membranen. Fachhochschule, Hamburg

4.6 Spongiöse statt konstriktiver Bindegewebskapsel um Implantate nach subkutaner Mastektomie - vergleichende morphologische Befunde

K. A. Walz, R. Callies und H.-J. Genz

Die konstriktive Kapselfibrose um Implantate stellt die häufigste Spätkomplikation nach subkutaner Mastektomie dar. Bezogen auf Grad III-IV nach Baker et al. (1976) wird ihre Rate mit 40% und höher angegeben. Das Problem ist von der kosmetischen Augmentationsplastik und der Brustaufbauplastik ebenso bekannt. Wir beschränken uns hier auf die Situation der Brustrekonstruktion nach subkutaner Mastektomie, da sämtliche Präparate davon stammen; zudem erfährt bei dieser Operation der Hautmantel eine ungleich stärkere Belastung und es entsteht nach dieser Operation im Fall der konstriktiven Kapselfibrose ein besonders entstellendes Bild, das sich in der Regel innerhalb des ersten Halbjahrs entwickelt, aber schon sehr früh, zumeist in den ersten 3 Wochen nach der Operation beginnt.

Durch ausgefeilte gewebeschonende Operationstechnik - eine Grundvoraussetzung - und eine dem Implantat exakt angepaßte Formung der zu rekonstruierenden Brust kann die Frequenz konstriktiver Kapselfibrosen gering gehalten werden; das beweisen immer wieder die Arbeiten Bohmerts et al. (1978). Dennoch haben andere Autoren, denen an adäquater Operationstechnik gelegen ist, nicht so günstige Ergebnisse. Dies lenkt die Aufmerksamkeit auf Faktoren, die den Implantaten selbst zugerechnet werden. Ein Diskussionspunkt, der auf die Heidelberger Arbeitsgruppe Kaufmann et al. (1979) zurückgeht, ist die günstigere Ausgestaltung der Implantatoberfläche, d. h. der Kontaktfläche des Implantats zum umgebenden Gewebe. Wir haben die klinischen Ergebnisse sowie histologische und ultrastrukturelle* Befunde von Bindegewebskapseln (insgesamt 15 Präparate) um die verfügbaren Implantate, das sind oberflächenglatte Silikongelimplantate (nach Cronin u. Greenberg 1970), Doppellumenimplantate (nach Hartley 1976) und polyurethanschaumumhüllte Implantate (nach Ashley 1970) verglichen (Abb. 1). Die Zahl der verwendeten Doppellumenimplantate ist noch gering, mit 16,6% liegt aber die Rate konstriktiver Kapselfibrosen in fast gleicher Höhe, wie von Lemperle u. Ben-Ari (1980) angegeben. Zu histologischen Befunden einer unterbliebenen Kapselbildung um diese Implantate aufgrund von Methylprednisolon können wir uns nur auf Mitteilungen von Eder (1982) stützen; die histologischen Untersuchungen dazu sind von

* Mit Unterstützung der Deutschen Forschungsgemeinschaft Bonn, Lu 118/10

Autor	Zeitraum	subkutane Mastektomien pro Implantattyp (N)			konstriktive Kapselfibrosen III–IV (%)			Fremdkörperfisteln (%)		
		herkömmliche Silikongel-Implantate	Implantat nach HARTLEY	Implantat nach ASHLEY	herkömmliche Silikongel-Implantate	Implantat nach HARTLEY	Implantat nach ASHLEY	herkömmliche Silikongel-Implantate	Implantat nach HARTLEY	Implantat nach ASHLEY
Bohmert et al. (1978)	1968–1978	128	–	–	8,6[a]	–	–	–	–	–
Lemperle und Ben-Ari (1980)	1977[b]–1980	148	55[b]	–	54,0	16,0	–	–	6,5	–
UFK Essen	1975–1980	44	12	64	27,3	16,6	1,6	–	–	4,7[b]

a Kapsulotomien b vom alten Typ

Abb. 1. Konstriktive Kapselfibrosen und Fremdkörperfisteln im Vergleich zum Implantattyp (nach subkutaner Mastektomie)

Smahel (1978) durchgeführt worden. Sie besagen, daß in erhöhtem Maß eine Dislokation, ja sogar Expulsion des Implantats droht, falls die Formierung einer sich sonst immer um ein Implantat entwickelnden Bindegewebskapsel unterbleibt. Zu den übrigen Implantaten stehen unsere Befunde in Einklang mit denen von Smahel (1978) und Bässler (1979).

Um die weichen, oberflächenglatten, silikongelgefüllten Implantate nach Cronin u. Greenberg (1970) ist die Formierung einer dünnen, membranartigen, kollagenfaserreichen und zellarmen, überaus konstriktiven Kapsel bekannt. In der sog. Spätphase stellt sich ultrastrukturell eine homogene, völlig inerte Oberfläche der Kapselinnenseite dar; die relativ groben Faserstrukturen verlaufen nahezu parallel. Demgegenüber induziert der Polyurethanschaummantel des Ashley-Implantats eine zwar deutlich dickere, aber locker-spongiöse Bindegewebskapsel. Anstelle des Inerten findet man hier eine Gewebsaktivierung infolge Auseinandersetzung des Gewebes mit dem Polyurethan, letztlich mit dem Ergebnis einer reichen Vaskularisierung der Bindegewebskapsel. Durch das verschlungene Netzwerk des Polyurethanschaumstoffs wird ein gleichsinniger und damit konstriktiver Verlauf kollagener Fasern verhindert. Im histologischen Schnitt stellt sich dieses filigrane Kunststoffwerk als Durchsetzung der Bindewebskapsel mit dreieckigen bis trapezförmig-polygonalen Partikeln dar. Wie Smahel beobachtete, wird der Polyurethanschaumstoff langsam, etwa innerhalb von 2 Jahren, abgebaut. Es bleibt aber eine aktivierte, reich vaskularisierte, spongiöse Kapsel. Die Implantate liegen weich im Gewebe, wie Wagner et al. (1977) feststellten und wir bestätigen können. Eine Inkrustierung, die einzige Form derber Kapselbildung um ein solches Implantat, haben wir in einem Fall gesehen; sehr selten zwar, erschwert sie aber einen Austausch des Implantats überaus. Als Nachteil hat sich auch gezeigt, daß einzelne Polyurethanschaumpartikel abgesprengt wurden, frei in das Gewebe zu liegen kamen und dann über Fremdkörperfisteln zur Perforation selbst durch die Haut gelangen konnten. Cocke et al. (1975) haben erstmals darauf hingewiesen. Wir haben solche Fistelungen in 4,7% gesehen; diese Rate ist jedoch niedriger als die prednisolonbedingter Hautperforationen bei Hartley-Implantaten mit 6,5% (Lemperle u. Ben-Ari 1980). Zur Komplikation der Fremdkörperfisteln bei Ashley-Implantaten hat die Struktur des Polyurethanschaummantels selbst beigetragen; dieser war bei den Ashley-Implantaten alten Typs relativ grob und zeigte auch an der Oberfläche noch originalverpackter Implantate zahlreiche Abbrüche; daß davon Absprengungen von Polyurethanschaumpartikeln bis zu Membranlamellen ausgingen, ist unschwer vorstellbar. Die Ashley-Implantate neuen Typs zeigen ein viel zarteres, geschlosseneres Polyurethannetzwerk als Ummantelung, das vom Gewebe ringförmig-räumlich umwoben wird; bei ihnen hatten wir Fremdkörperfisteln nicht mehr zu verzeichnen. Ein Nachteil dieser Implantate ist die auffallend kantige Form geblieben. Daher ist zu ihrer Plazierung eine besonders sorgfältige Präparationstechnik erforderlich. Wir schaffen einen Konturausgleich im Brustansatz und nach medial zum Dekolletébereich durch Präparation einer sichelförmigen Pektoralisfaszientasche, in die das obere Segment des Implantats eingebracht wird (Abb. 2), möglichst ohne Vertiefung der Faszientasche in oder gar unter die Pektoralismuskulatur.

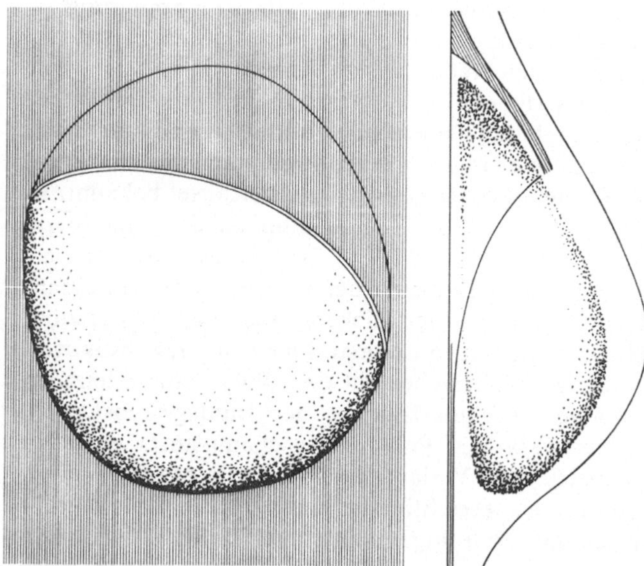

Abb. 2. Konturausgleich durch Pektoralisfaszientasche bei Einlage von Ashley-Implantaten

Morphologische Vergleichsuntersuchungen zu den jeweils die Implantate umgebenden Bindegewebskapseln und klinische Vergleichsdaten zu Spätergebnissen nach subkutaner Mastektomie sowie zur Korrektur nach Rezidiven konstriktiver Kapselfibrosen um oberflächenglatte Implantate veranlaßten uns, den Diskussionspunkt aufzugreifen, der an einer anderen Ausgestaltung der Implantatoberfläche ansetzt und in seinen Konsequenzen noch weiter als entwicklungsfähig gelten kann.

Literatur

Ashley FL (1970) A new type of breast prosthesis. Plast Reconstr Surg 45:421–424

Baker JL, Bartels RJ, Douglas WM (1976) Closed compression technique for rupturing an contracted capsule around a breast implant. Plast Reconstr Surg 58:137–141

Bässler R (1979) Pathomorphologie und Indikation bei Brustrekonstruktionen und deren Behandlung. Z Plast Chir 3:65–87

Bohmert H, Baumeister R, Haas W (1978) Subkutane Mastektomie. Plast Chir 2:235–247

Cocke WM, Leathers HK, Lynch JB (1975) Foreign body reactions to polyurethane covers of some breast prostheses. Plast Reconstr Surg 56:527–530

Cronin T, Greenberg RL (1970) Our experiences with the Silastic gel breast prosthesis. Plast Reconstr Surg 46:1–6

Eder H (1980) Steroid-bedingte Komplikationen bei Brustrekonstruktionen und deren Behandlung. In: Bohmert H, Brustkrebs und Brustrekonstruktion. Thieme, Stuttgart, S. 223

Hartley JH (1976) Specific applications of the double lumen prosthesis. Clin Plast Surg 3:247–263

Kaufmann M, Komitowski D, Schneider-Affeld F, Kubli F (1979) Histochemische und elektronenmikroskopische Untersuchungen bei Kapselfibrosen nach prothetischer Augmentation der Brust. Arch Gynecol 228:288–289

Lemperle G, Ben Ari J (1980) Complications after subcutaneous mastectomy. Abstracts International Congress on Senology, Hamburg 27.–31. 5. 1980, 238

Smahel J (1978) Fibrotische Reaktionen bei Mammasilikonimplantaten: einige Ursachen. Gynaekol Rundsch 18:36–44

4.7 Die Subkutane Reduktionsmastektomie

J. Hüter, W. Meyer-Menk und H. Klingemann

Das Problem des Eigenwiederaufbaues ist naturgemäß schon in der Vor-Silikon-Ära [2, 21, 35] Gegenstand wissenschaftlicher Mitteilungen gewesen. Darüber hinaus empfehlen jedoch auch eine Reihe von zeitgenössischen Autoren [19, 34, 6, 20, 8, 9, 17, 24, 31, 3] einen Eigenwiederaufbau mit unterschiedlichen Methoden bei großen und ptotischen Brüsten (Tabelle 4). Man wird die Methode der Subkutanen Reduktionsmastektomie (SRM) gegen jene abgrenzen müssen.

Material

Von April 1977 bis März 1981 führten wir 235 subkutane Mastektomien bei 126 Patientinnen durch (vgl. Tabelle 2). Dabei bestand bis 1979/80 unser Vorgehen bei der subkutanen Mastektomie in

1. beidseitigem Vorgehen entsprechend der Bilateralität der Läsion, beim CLIS bis 52 Prozent der Fälle, im Schnitt 28 Prozent [37],
2. einzeitigem Vorgehen, d.h. simultane prothetische Augmentation,
3. Bevorzugung der subpectoralen Augmentation gegenüber der präpectoralen (188 gegen 47, alle Augmentationen bis 1980),
4. Bevorzugung auffüllbarer gegenüber gelgefüllter Prothesen (203 gegen 32, alle Augmentationen bis 1980),
5. Verwendung von low-weight- und low-profile-implants (150 ± 50 ml) und
6. Hautsackverkleinerung nach Stroembeck bei großen und ptotischen Brüsten.

Dabei entsprachen die Indikationen weitgehend denen in der Literatur mitgeteilten [4, 5, 16, 29, 30], so daß zur Indikationsstellung hier keine weitere Aussage getroffen werden soll.

Die Ergebnisse dieses Vorgehens bei 46 Patientinnen (83 Brüste) waren jedoch bestenfalls als kosmetischer Kompromiß einzustufen. Unmittelbare postoperative Komplikationen wie Hämatome, Infektionen, Mamillen- und Stegnekrosen, zusammen in knapp 10 Prozent, stellten das ästhetische Ergebnis ebenso in Frage wie die Spätkomplikationen, die eine Reoperation erforderlich machten: 36 Prozent bei präpectoraler Augmentation mit gelgefüllten Prothesen und 18 Prozent bei subpectoraler Augmentation mit auffüllbaren Prothesen. Allein die Zahl der konstriktiven Kapselfibrosen war so erschreckend

Tabelle 1. Häufigkeit der konstriktiven Kapselfibrose Grad III und IV nach Baker (1): retrospektive Auswertung von 235 augmentierten Brüsten 1977–80 (7)

Operation	Lage und Art der Prothesen		Operierte Mammae	Kapselfibrose Grad III u. IV Mammae	%
Ästhetische Augmentation	Subpect. n=85 Präpect. n=7	Auffüllbar n=92	92	7	7,5
Augmentation bei oder nach Ablatio	Subpect. n=48 Präpect. n=12	Auffüllbar n=56 Gelgefüllt n=4	60	4	6,5
Subcutane Mastektomie	Subpect. +	Auffüllbar	55	7	12,5
	Präpect. +	Gelgefüllt	28	7	25
		total	83	14	17
Total	Subpect. n=188 Präpect. n=47	Auffüllbar n=203 Gelgefüllt n=32	235	39	16,5

hoch (vgl. Tabelle 1), daß wir diese Methode zugunsten anderer Methoden verlassen mußten und sie nur noch in Einzelfällen und wenn möglich sekundär, also zweizeitig durchführen.

Ab 1978 führten wir eine subkutane Mastektomie ohne primäre Augmentation 152mal bei 80 Patientinnen durch. Wir verwendeten zunächst zwei Techniken (vgl. Tabelle 2).

Tabelle 2. Material 1977–1981

Subcutane Mastektomien total	Pat.	Mammae
	126	235
1. mit primärer prothetischer Augmentation	46	83
2. ohne primäre prothetische Augmentation	80	152
2.1. Keine Augmentation = flache Brust	3	6
2.2. Stewart-Schnitt, caudale Mamillenstielung	7	14
2.3. Stroembeck-Schnitt, craniale Mamillenstielung	22	43
2.4. Stroembeck-Schnitt, caudale Mamillenstielung = SRM nach Meyer-Menk	48	89
2.4.1. Davon klass. Indikationen	17	34
2.4.2. Alternatives Verfahren bei Makromastie	24	48
2.4.3. Angleichung der sog. gesunden Brust bei Zustand nach Ablatio + Augmentation	7	7
aus 2.2./2.3./2.4.1. Sekundäre prothetische Augmentation	8 von 53	16 von 98

1. Stewart-Schnitt, caudal gestielter Corium-Fett-Lappen, caudale Mamillenstielung, n = 7
2. Stroembeck'sche Umschneidungsfigur, craniale Mamillenstielung, Corium-Fett-Lappen, cranial gestielt und eingeschlagen oder caudal gestielt, n = 22

Die *Subkutane Reduktionsmastektomie* (SRM) [26, 27, 28] führen wir ab 1979 89mal bei 48 Patientinnen durch, davon in 24 Fällen bei Makro- bzw. Gigantomastie als alternative Methode zur klassischen Reduktionsplastik nach Stroembeck. Eine sekundäre prothetische Augmentation wegen unzureichendem Brustvolumen wurde in 8 von 53 Fällen durchgeführt, d. h. fünf von sechs Frauen waren mit dem so erreichten Brustvolumen zufrieden.

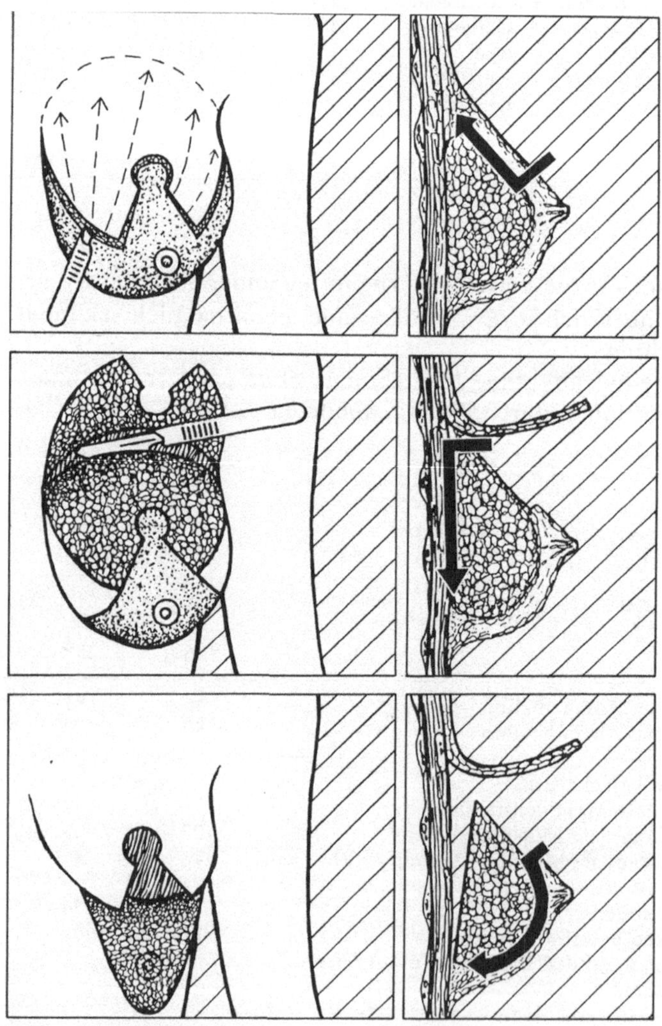

Abb. 1. Operationsmethode

Methode: Operationsmethode

Voraussetzungen für die SRM sind unserer Meinung nach - und hier unterscheiden wir uns ganz wesentlich von der Literatur [5, 40]

1. ptotische Brüste, unabhängig vom Gesamtvolumen, also auch kleine Brüste oder
2. mittelgroße und große Brüste, unabhängig vom Grad der Ptose,

d. h. die Voraussetzungen sind lediglich nicht erfüllt bei kleinen, nicht ptotischen Brüsten und bedingt erfüllt bei mittelgroßen, nicht ptotischen Brüsten.

Ablauf der Operation (vgl. Abb. 1):
Stroembeck'sche Umschneidungsfigur, künftiger Mamillenort bei 18 bis 22 cm - Aussparung eines medialen und lateralen Dreiecks im Bereich des Mamillenstiels caudal in der Submammarfalte - Deepithelisierung des gesamten Corium-Fett-Lappens von der Submammarfalte bis oberhalb der Mamille - Inzision entlang der Stroembeck'schen Umschneidungsfigur - 1. Phase der subkutanen Mastektomie nach cranial - 2. Phase: Ablösen der Brustdrüse von der Pectoralis-Faszie - 3. Phase: Abpräparieren des caudal gestielten Corium-Fett-Lappens vom Mastektomie-Präparat und damit Stielung der Mamille nach caudal - Blutstillung, Redondrainage, adaptierende Hautnähte.

Ergebnisse

Wir vergleichen die Methode der Subkutanen Reduktionsmastektomie - unterschieden zwischen klassischer Indikation zur Subkutanen Mastektomie und alternative Methode zur Reduktionsplastik - mit der klassischen Reduktionsplastik nach Stroembeck einerseits und mit den anderen Methoden des Eigenwiederaufbaues andererseits (Tabelle 3): Es handelt sich um eine aufwendige, in den Anfängen zeitraubende Operation mit großem Blutverlust. Die größeren Resektionsmengen bei der SRM bei Makromastie mit 810±370 g gegenüber

Tabelle 3. Ergebnisse: Vergleich der SRM bei Makromastie bzw. aus Klassischer Indikation mit der Reduktionsplastik nach Stroembeck einerseits bzw. mit alternativen Methoden des Eigenwiederaufbaues bei SM andererseits

Operation	n	Resezierte Gewebemenge (g)	OP-Dauer (min)	Hb-Abfall (Δg Hb)
Reduktionsplastik Stroembeck	139	650±310	135±30	3,3±1,4
SRM bei Makromastie Meyer-Menk	24	810±370	160±30	4,4±1,4
SRM Klass. Indikationen Meyer-Menk	17	340±140	160±30	4,3±1,4
Subcut. Mastektomie Stewart-Schnitt caudale Mamillenstielung	7	160±65	120±45	2,3±1,4
Subcutane Mastektomie Stroembeck-Umschneidung craniale Mamillenstielung	22	270±170	145±25	3,6±1,5

340 ± 140 g bei den klassischen Indikationen haben offenbar keinen Einfluß auf die OP-Dauer und/oder den Blutverlust.

Dagegen sind OP-Dauer und Blutverlust bei der klassischen Reduktionsplastik nach Stroembeck kürzer bzw. geringer.

Auch im Vergleich mit anderen Methoden des Eigenwiederaufbaues ergibt sich eine längere OP-Dauer und ein größerer Hb-Abfall bei der SRM. Trotzdem haben wir die anderen Methoden bis auf gelegentliche Modifikationen nach McKissock [25] oder die Modifikation der cranialen Mamillenstielung unter Stielung eines Corium-Fett-Lappens caudal mit dachziegelartigem Übereinanderschieben beider Teile und präpectoraler Protheseneinlage verlassen, da die SRM eine Reihe größerer Vorteile bietet, auf die in der Diskussion einzugehen ist.

An primären postoperativen Komplikationen bei 48 Fällen (nur SRM) müssen wir angeben: 1 Mamillentotalnekrose, 1 Mamillenteilnekrose, 2 Reoperationen wegen Nachblutungen, 2 Reoperationen wegen unbefriedigendem kosmetischen Ergebnis (Wulstbildung lateral); 12 Patientinnen brauchten Bluttransfusionen.

Außerdem waren 8 von 53 Patientinnen mit dem erreichten Brustvolumen nicht zufrieden und ließen sich sekundär augmentieren, entsprechend 15 Prozent.

Diskussion

Die Diskussion über die Radikalität bei der SM wird sehr kontrovers geführt [11, 33, Literaturzusammenstellung bei 15]. Die Kritiker werfen den Verfechtern der SM vor, nicht alles Brustdrüsengewebe entfernen zu können. Diesen Anspruch erhebt die SM auch gar nicht: es bleiben zwischen 20 und 5 Prozent Brustdrüsengewebe zurück, somit verringert sich ein vorgegeben erhöhtes Risiko um einen Faktor von 5 bis 20.

Tabelle 4. „Eigenaufbau" bei Subcutaner Mastektomie - Literaturzusammenstellung

Jahr	Autor	Eigenaufbau CFL = Corium-Fett-Lappen		Mamillenstielung	N
1917	Barlett (2)	Bauchhautfett	Freie Transpl.	—	4
1953	Longacre (21)	CFL	Caud. Stielg.	Freie Transplant.	4
1963	Skoog (35)	CFL		Cranial	20
1974	Lodovici (19)	CFL	Caud. Stielg.	Freie Transplant.	55
1974	Ranzolin (34)	CFL	Caud. Stielg.	Freie Transplant.	5
1975	Brückner (6)	CFL + Pect. min.	Caud. Stielg.		?
1977	Lodovici (20)	CFL	Caud. Stielg.	Cranial	2
1977	D'Alessio (8)	CFL	Caud. Stielg.	Caudal	?
1978	D'Assumpçaou (9)	CFL	Caud. Stielg.	Freie Transplant.	30
1978	Lessa (17)	CFL	Caud. Stielg.	Cranial	18
1979	McColl (24)	Omentum maj.		—	2
1980	Pendergrast (31)	Myocutaner Latissimus-Dorsi-Flap		?	29
1980	Böhme (3)	Latissimus-Dorsi-Flap			12

Gerade diese Diskussion muß jedoch dem Operateur gegenwärtig sein, wenn der Zwang zum Eigenwiederaufbau die relative Radikalität der SM in Frage stellen kann.

In Tabelle 4 findet sich eine Aufstellung der in der Literatur mitgeteilten Methoden des Eigenwiederaufbaues.

Unserer Technik am nächsten kommt die von D'Alessio [8] und die von Brückner [6] mitgeteilten Methoden, wobei letzterer allerdings noch den Pectoralis major als zusätzliches Augmentationsvolumen zu Hilfe nimmt.

Die Vorteile der SRM aus unserer Sicht sind:

1. Optimaler Zugang, optimal für Radikalität und Blutstillung,
2. Einpassen der Mamille ohne Spannung möglich, damit gutes bis sehr gutes kosmetisches Ergebnis,
3. *Keine* Kapselfibrose, da kein alloplastisches Material,
4. Bei sekundärer prothetischer Augmentation Vorteil der zusätzlichen Unterfütterung des Hautweichteilmantels,
5. Methode zur Angleichung oder kontralateralen sog. gesunden Brust bei Zustand nach Ablatio und Augmentationswunsch,
6. Karzinomprophylaxe im weitesten Sinne bei Makromastie (Alter über 40 Jahre, familiäres Risiko etc.).

An *Nachteilen* der SRM ergeben sich:

1. Dauer des Eingriffes: wir operieren inzwischen à 2 équipes, damit liegen die OP-Zeiten unter 120 Minuten,
2. Großer Blutverlust: Notwendigkeit der normovolämisch mittelfristigen oder hypervolämisch kurzfristigen Hämodilution, alternativ Eigenbluttransfusionen; den Einsatz von POR 8 Sandoz (Ornipressin) haben wir verlassen, da wir für die Durchblutung der Mamille fürchten,
3. Großes Wundgebiet, daher Antibiotika-Prophylaxe: kurz, hoch, früh und gezielt und gleichzeitig ausreichende Drainage,
4. Nicht möglich bei kleiner und eingeschränkt möglich bei mittelgroßer Brust ohne Ptose (die kleinste Menge an Brustdrüsengewebe, die wir mit der SRM reseziert haben, war 110 g bei einer kleinen, aber ptotischen Brust!),
5. Kleine, „mädchenhafte" Brüste: 8 von 53 Frauen ließen sich sekundär augmentieren.

Abschließend muß gesagt werden, daß postoperativ immer wieder verblüffend ist, wie verhältnismäßig flach die nach der SRM operierten Brüste im Liegen bei abgespreizten Armen direkt nach der Operation aussehen und wie sie unmittelbar postoperativ bereits an den folgenden Tagen an der stehenden oder sitzenden Patientin bei herabhängenden Armen Form und Volumen annehmen, ähnlich der spontanen Defektfüllung nach ausgedehnten Mamma-PE's. In der Folgezeit fühlt sich die Brust hart an und ist schlecht verschieblich, was durch eine entzündliche Infiltration des Corium-Fett-Lappens bedingt ist. Diese Verhärtung läßt nach 3 bis 4 Monaten nach: die Brust fühlt sich dann weich an und bekommt ihre endgültige, der physiologischen angenäherten Form.

Abschließend möchten wir folgende Forderungen aufstellen: Von entscheidender Bedeutung ist, daß man

1. sehr stark individualisiert und sich an die vorgegebenen Bedingungen adaptiert, insbesondere bei Voroperationen, Narben etc.,
2. in seinem brustchirurgischen Arsenal eine möglichst breite Palette an Variationsmöglichkeiten aufweisen sollte und
3. Prothesen nur dann zum Wiederaufbau verwendet, wenn die Methoden des Eigenwiederaufbaues, speziell die SRM, ein unzureichendes Brustvolumen ergeben haben, also bestenfalls sekundär.

Zusammenfassung

Die Subkutane Reduktionsmastektomie (SRM) ist eine Methode der Subkutanen Mastektomie (SM mit Eigenwiederaufbau) *und* eine alternative Methode der Reduktionsplastik (indiziert bei familiärem Risiko und/oder Alter über 40 Jahre), sowie eine ideale Methode zur Angleichung der kontralateralen, sogenannten gesunden Brust bei Ablatio mit prothetischer Augmentation. Insgesamt wurden 48 Patientinnen bisher von uns nach dieser Methode operiert, daneben weitere 31 ebenfalls mit Eigenwiederaufbau, jedoch über andere Schnittführungen bzw. andere Mamillenstielungen. Von insgesamt 53 Patientinnen, die aus Indikation zur SM (also Makromastie ausgeschlossen) operiert wurden, ließen sich 8 = 15% sekundär augmentieren.

An Ergebnissen werden die primären postoperativen Ergebnisse und Komplikationen besprochen. Dabei wird offensichtlich, daß es sich um eine aufwendige Operation mit großem Blutverlust und ausgedehntem Wundgebiet handelt.

Für uns überwiegen die Vorteile, insbesondere in Abwägung der hohen Komplikationsrate bei der Subkutanen Mastektomie mit primärer prothetischer Augmentation, zumal das Gros unserer so behandelten Patientinnen mit dem kosmetischen Ergebnis zufrieden und in Ermangelung der früher gefürchteten Kapselfibrosen sogar glücklich ist.

Literatur

1. Baker J (1975) Classification of Spherical Contractures Read at the Aesthetic Breast Symposium in Scottsdale, Arizona
2. Barlett W (1917) An Anatomic Substitute for the Female Breast. Ann. Surg. 66:208–211
3. Böhme PE (1980) Mammarekonstruktion mit dem versenkten Latissimus-dorsi-Insellappen in Brustkrebs und Brustrekonstruktion. Int. Sympos. München 1980. Hg. H. Bohmert, Thieme Verlag, Stuttgart, New York, 1982, 154–156
4. Bohmert H, Baumeister RG (1975) Die Subkutane Mastektomie. Indikation und Technik. Fortschr. Med. 93/13:697–702
5. Bohmert H, Baumeister R, Haas W (1978) Subkutane Mastektomie. Plast. Chir. 2/4:235–247
6. Brückner H (1975) Wiederaufbau der Mamma nach Drüsenkörperexstirpation. Zbl. Chir. 100/14:852–855
7. Chatter M, Meyer-Menk W, Held F, Hüter J (1980) Komplikationen bei prothetischer Augmentation wegen Mikromastie, Zustand nach Ablatio und nach subcutaner Mastektomie. Int. Congr. Senol., Hamburg, Mai 1980
8. D'Alessio E (1977) Subcutaneous Mastectomy and Immediate Reconstruction using a Deepithelized Areolar Flap with Inferior Pedicle. Riv. Ital. Chir. Plast. 9/4:449–462

9. D'Assumpçao EA (1978) Immediate Reconstruction without Protheses Following Subcutaneous Mastectomy in Large Breasts. Br. J. Plast. Surg. 31/1:24–25
10. Gibson EW (1979) Subcutaneous Mastectomy using an Inferior Nipple Pedicle. Aust. N. Z. J. Surg. 49/5:559–560
11. Goldwyn RM (1977) Subcutaneous Mastectomy. N. Engl. J. Med. 297/9:503–505
12. Hartley Jr. JH, Schatten WE, Griffin JM (1975) Subcutaneous Mastectomy: The Excess Skin Problem. Plast. Reconstr. Surg. (Baltimore) 56/1:5–8
13. Hoopes JE, Ryan JJ (1975) The McKissock Approach to Subcutaneous Mastectomy and Immediate Prothesis Implantations. Brit. J. Plast. Surg. 28/3:171–172
14. Jacobs KF (1977) Die subcutane Mastektomie - Technik und Möglichkeiten. Klinikarzt 6,7:595–599
15. Kammer G (1979) Wie sicher ist die subkutane Mastektomie? Schweiz. Rundschau Med. (PRAXIS) 68/21:673–675
16. Kusche M, Schneppenheim P (1981) Die subkutane Mastektomie mit Aufbauprothetik. Deutsches Ärzteblatt 78/21:1033–1038
17. Lessa S, Carreirao S (1978) Subcutaneous Mastectomy and Immediate Breast Reconstruction by Local Dermofat Flap. Ann. Plast. Surg. 3/4:330–337
18. Letterman G, Schurter M (1975) Inframmary Based Dermofat Flaps in Mammary Reconstruction Following a Subcutaneous Mastectomy. Plast. Reconstr. Surg. (Baltimore) 55/ 2:156–159
19. Lodovici O (1974) Nova técnica de mastoplastia redutora pela adenomastectomia bilateral para o tratamento da hipertrofia mamária. Rev. Ass. Med. Bras. 20/7:240–342
20. Lodovici O, Miyauchi EH, Spina V (1977) Nueva técnica de reconstrucción mamaria después de adenomastectomia empleandose colgajos dermograsos. Cirurg. Plást. Ibero-Latinoam. 3/2:113–118
21. Longacre JJ (1953) The Use of Local Pedicle Flaps for Reconstruction of the Breast after Subtotal or Total Exstirpation of the Mammary Gland and for the Correction of Distortion and Atrophy of the Breast due to Excessive Scars. Plast. & Reconstr. Surgery 11:380–403
22. Lutzki VA, Proescher H (1975) Ästhetische chirurgische Brustvergrößerungen, Austauschmastektomien und Brustwiederaufbau nach Mammaamputation. Med. Welt 26/9:381–386
23. Mandel MA (1978) Subcutaneous Mastectomy with Immediate Reconstruction of the Large Breast. Surg. Gynecol. Ostet. 146/1:90–92
24. McColl I (1979) Reconstruction of the Breast with Omentum after Subcutaneous Mastectomy. Lancet 1/8108:134–135
25. McKissock WK (1976) Correction of Macromastia by the Bipedicular Vertical Dermal Flap in Plastic and Reconstructive Surgery of the Breast. Ed. Goldwyn RM, Little, Brown & Comp., 1976:215–229
26. Meyer-Menk W, Schinzel TH, Klingemann H, Hüter J (1980) Eine neue Technik der subcutanen Mastektomie mit Eigenwiederaufbau aus ortsständigem Gewebe. Int. Congr. Senol., Hamburg, Mai 1980
27. Meyer-Menk W, Chatter M, Schinzel TH, Hüter J (1980) Entwicklung in der Technik der subcutanen Mastektomie mit Wiederaufbau. Dtsch. Ges. Gyn. Geb., Oktober 1980, Hamburg, Arch. Gyn., Vol. 232 1-4:725–726, 1981
28. Meyer-Menk W, Hüter J, Hüter-Löliger S, Klingemann H, Die subcutane Reduktionsmastektomie. Film, Dtsch. Ges. Gyn. Geb., Oktober 1980, Hamburg
29. Muehlbauer W (1978) Zur Problematik der subkutanen Mastektomie. Zbl. Chir. 103/ 12:781–789
30. Olbrisch RR (1981) Gibt es noch Indikationen zur subcutanen Mastektomie? Chirurg 25/ 7:467–471
31. Pendergrast Jr. WJ, Bostwick J III, Jurkiewicz MJ (1980) The Subcutaneous Mastectomy Cripple: Surgical Rehabilitation with the Latissimus Dorsi Flap. Plast. Reconstr. Surg. 66/4:554–559
32. Pennisis VR, Capozzi A (1975) The Incidence of Obscure Carcinoma in Subcutaneous Mastectomy: Results of a National Survey. Plast. Reconstr. Surg. (Baltimore) 56/1:9–12

33. Pennisis VR, Capozzi A, Perez FM (1979) Subcutaneous Mastectomy Data: An Interim Report. Breast Dis. Breast 5/2:18–21
34. Ranzolin G, Formiconi E, Ferrari M (1974) In tema di displasie mammarie: nuova tecnica di adenectomìa con riconstruzione estetica del seno. Arcisped. S. Anna Ferrara 27/3-4:307–315
35. Skoog T (1963) A Technique of Breast Reduction. Acta Chir. Scand. 126:453–465
36. Spira M (1977) Subcutaneous Mastectomy in the Large Ptotic Breast. Plast. Reconstr. Surg. (Baltimore) 59/2:200–205
37. Stegner HE (1977) Indikationen zur subcutanen Mastektomie. Arch. Gynäkol. 224/1-4:302–316
38. Stroembeck JO (1964) Macromastia in Women and its Surgical Treatment. Acta. Chir. Scand. Suppl. (141) - 341:5–128
39. Stroembeck JO (1976) Reduction Mamma Plasty by Upper and Lower Glandulary Section in Plastic and Reconstructive Surgery of the Breast. Ed Goldwyn RM, Little, Brown & Comp., 1976:195–209
40. Stroembeck JO (1979) Fortbildung der Gießener Universitätsfrauenklinik, Jan. 1979, Pers. Mitteilung

5 Operative und radiologische Behandlung des „frühen" Mammakarzinoms

5.1 Die brusterhaltende operativ-radiologische Behandlung des frühen invasiven Mammakarzinoms

H.-J. Frischbier

Die nichtverstümmelnde Behandlung des Mammakarzinoms war im Jahre 1972 in Straßburg Thema eines Internationalen Symposiums unter der Leitung von C. Gros. Hier wurden erstmals alle Erfahrungen und Ergebnisse bei der brusterhaltenden Behandlung des Mammakarzinoms zusammengetragen. Es zeigte sich, daß vor allem in Frankreich und in den skandinavischen Ländern größere Patientenkollektive auf eine solche, damals noch unorthodoxe Weise behandelt worden waren.

Seitdem wird auch bei uns in Deutschland zunehmend die Frage diskutiert, ob durch eine einfache Tumorektomie mit Bestrahlung Behandlungsergebnisse erzielt werden können, die denen mit einfacher oder erweiterter Mastektomie vergleichbar sind. Während damals eine solche konservierende Behandlungsmethode noch als Außenseiterverfahren von den Chirurgen abgelehnt wurde, rückte in den letzten Jahren durch neuere Kenntnisse die nichtverstümmelnde Behandlung des Mammakarzinoms in den Brennpunkt wissenschaftlicher Diskussionen. Statistische Erhebungen und tumorbiologische Ergebnisse haben gezeigt, daß das Mammakarzinom kein lokales Krankheitsgeschehen ist, sondern daß das weitere Schicksal der Patientinnen von der Fernmetastasierung bestimmt wird. So wurde in Frage gestellt, ob es überhaupt notwendig ist, die ganze Brust operativ zu entfernen. Andererseits wissen wir vom Carcinoma colli uteri, daß bei invasiven Karzinomen einer geringen Ausdehnung radikale Behandlungsverfahren noch nicht notwendig sind. Beim Mammakarzinom ist aber in allen großen Zentren der Trend zu verzeichnen, daß durch die verbesserte Vorsorge und nicht zuletzt durch den immer breiteren Einsatz der Mammographie immer kleinere Mammakarzinome diagnostiziert werden, bei denen Bedenken aufkommen, ob es überhaupt noch vertretbar ist, den Patientinnen gegenüber eine Mastektomie zu verantworten.

Andererseits wird aber gerade von pathologischer Seite der Nachweis geführt, daß das Mammakarzinom auch bei kleinster Ausdehnung in einem hohen Prozentsatz kein unifokales Krankheitsgeschehen ist, sondern daß viel häufiger eine multizentrische Tumorentwicklung vorliegt. Gerade die duktalen Karzinome, die etwa 75–85% der Mammakarzinome ausmachen, beginnen in Form von intraepithelialen Vorstadien als nicht infiltrierende duktale Karzinome. Sie breiten sich vorwiegend intrakanalikulär segmental aus. So stellen die Mammakarzinome eine sehr heterogene Gruppe aus zum Teil sehr unter-

Tabelle 1. Häufigkeit von histologisch nachgewiesenen Karzinomresten bei 199 Patientinnen nach Tumorexzision bezogen auf die Größe des Exzidates. Bei allen Primärtumoren war die Tumorgröße kleiner als 2 cm im Durchmesser. (Shah et al. 1973)

Größe der Gewebsentnahme (cm)	Kein Residual-Ca. (100)	Residual-Ca. (99)
<2	0	0
2,1-4	21	33
4,1-6	40	25
6,1-8	21	19
8,1-10	4	3
10,1-12	7	1
12,1-14	1	1
Nicht bestimmt	6	17

schiedlich differenzierten Typen dar, die sich in der Aggressivität und Streufähigkeit voneinander unterscheiden können. Deshalb liefert die heutige Kenntnis der Karzinomentstehung und Ausbreitung der Mammakarzinome wichtige Ansatzpunkte für eine kritische Beurteilung der Indikationsstellung zur ausschließlichen Behandlung durch eine Tumorektomie.

Ausführlich haben sich von pathologischer Seite Shah et al. (1973) mit der Frage auseinandergesetzt, mit welcher Sicherheit eine lokale Tumorexzision zur vollständigen Tumorentfernung beim Mammakarzinom führen kann. Sie untersuchten histologisch 508 Mammae, bei denen vorher das Karzinom durch eine lokale Exzision entfernt worden war. In diesem Kollektiv fanden sie in 199 Fällen eine Primärtumorgröße von weniger als 2 cm. In Tabelle 1 ist aufgeführt, wie häufig in diesen Fällen außerhalb der Tumorexzision noch Tumorreste gefunden wurden. Bei einer Primärtumorgröße von weniger als 2 cm im Durchmesser und beispielsweise einer Größe des Exzidates von 4,1–6 cm fanden sie noch in mehr als der Hälfte der Fälle (in 25 von 40 Fällen) Tumoranteile in der Restmamma. Auch bei einer Exzidatgröße von 6,1–8 cm wurde

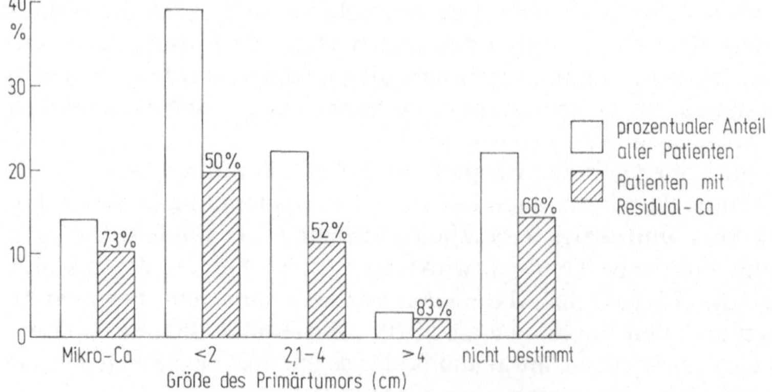

Abb. 1. Größe des Primärtumors in Beziehung zum histologischen Nachweis von residualem Karzinom nach lokaler Exzision. (Shah et al. 1973)

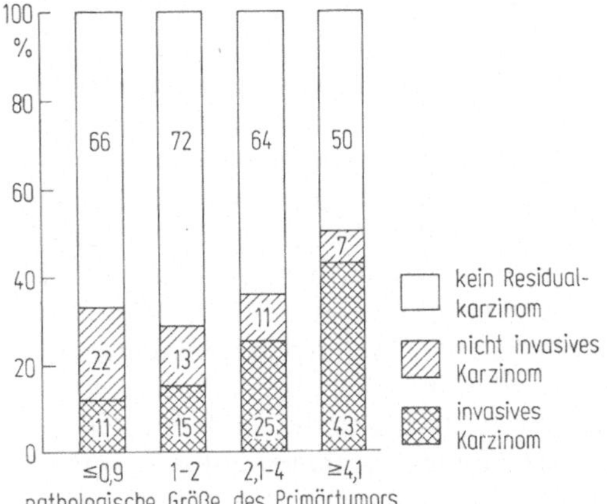

Abb. 2. Graphische Darstellung der Beziehung zwischen pathologischer Größe des Primärtumors nach simulierter partieller Mastektomie und der Häufigkeit von histologisch nachgewiesenem residualem nicht-invasivem oder invasivem Karzinom. (Rosen et al. 1975)

noch in knapp der Hälfte der Fälle ein Residualkarzinom gefunden. In Abb. 1 ist die prozentuale Häufigkeit eines residualen Karzinoms nach der Tumorgröße des Primärkarzinoms aufgeschlüsselt. Man erkennt, daß somit kein Unterschied zwischen den Tumorgrößen unter 2 cm und zwischen 2 und 4 cm besteht. In beiden Gruppen wurden etwa 50% Residualkarzinome gefunden. Die diagnostizierten Mikrokarzinome zeichneten sich sogar durch einen Anteil von 73% Residualkarzinome aus. Aus diesen Untersuchungsergebnissen glauben die Autoren ableiten zu können, daß das Mammakarzinom ein diffuser Tumorprozeß ist, der das gesamte Brustepithel befällt und ungeeignet ist, durch eine Tumorexzision geheilt zu werden.

An einer simulierten Studie führten Rosen et al. (1975) den Nachweis von residualem Mammakarzinom nach einer partiellen Mastektomie. Bei 203 Frauen markierten sie nach Exzisionsbiopsie im Anschluß an eine Mastektomie die Quadrantengrenzen am Ablationspräparat durch und isolierten die makroskopisch nicht vom Karzinom befallenen Quadranten. Die histologischen Ergebnisse sind in Abb. 2 nach Größe des Primärtumors aufgeschlüsselt. Man erkennt, daß mit zunehmender Tumorgröße der Anteil an residualem invasivem Karzinom ansteigt. Bei einer pathologischen Größe des Primärtumors von 1–2 cm zeigten die Quadranten aber noch in mehr als einem Viertel der Fälle (28%) residuale Anteile von nichtinvasivem oder invasivem Karzinom. Bei einer Aufschlüsselung nach dem histologischen Typ des Karzinoms ist bemerkenswert, daß bei den medullären und Gallertkarzinomen einer Tumorgröße von unter 2 cm keine Tumorreste mehr gefunden wurden.

Aus den vorliegenden histologischen Untersuchungsergebnissen ist somit zu schließen, daß bei Vorliegen eines invasiven Mammakarzinoms die ausschließliche Tumorektomie selbst mit breiter Sicherheitsmanschette keine adäquate Behandlung darstellt. Sie müßte durch eine hohe lokale Rezidivrate eine verminderte Heilungschance zur Folge haben. Wie die Ergebnisse von Rosen et al. gezeigt haben, treffen diese Vorbehalte auch für eine Quadrantektomie zu, die zumindest bei großen Mammae in kosmetischer Hinsicht noch als eine brusterhaltende operative Behandlung angesehen werden könnte. Entgegen diesen Erwartungen liegen im Schrifttum aber doch an größeren Kollektiven gewonnene Behandlungsergebnisse nach konservierender Therapie vor, die denen nach radikaler Mastektomie entsprechen. Es muß allerdings an dieser Stelle mit Nachdruck hervorgehoben werden, daß alle Autoren diese Resultate nur bei kleinen Mammakarzinomen gewonnen haben und daß in allen Fällen eine Tumorektomie, auch „lumpectomy" oder „wide excision" genannt, nicht als ausschließliche Behandlung angewandt wurde, sondern daß einer großzügigen Exzision des Tumors eine Strahlentherapie der Mamma unter Megavoltbedingungen angeschlossen wurde. Während die Strahlentherapie der Brust ausnahmslos durchgeführt wurde, erfolgte eine zusätzliche Bestrahlung des axillären und supraklavikulären Lymphabflußgebietes in den Fällen, in denen auf eine operative Lymphonodektomie verzichtet wurde.

Eine derartige, an größeren Kollektiven und teilweise in randomisierten Studien erfolgte brusterhaltende Behandlung führte zu Ergebnissen, die die Vermutung widerlegen, daß eine solche eingeschränkte Behandlungsmethode beim invasiven Mammakarzinom zu einer Verschlechterung der Prognose führt.

Über das größte Behandlungskollektiv mit einer konservierenden Therapie berichtete 1972 in Straßburg Mustakallio. Seit 1937 führte er beim Mammakarzinom im Stadium $T_1N_0M_0$ lediglich eine Tumorexzision oder „segmental resection" mit einer postoperativen Röntgentherapie durch. Bei 702 Patientinnen konnte er 5jährige Behandlungsergebnisse mitteilen. Nach 10 Jahren lebten noch 257 von 418 Frauen (61,4%). Rissanen und Holsti haben an der Radiotherapy Clinic in Helsinki diese von Mustakallio begonnene Behandlung fortgesetzt. In einer Nachbeobachtungszeit von 10 Jahren verglichen sie bei 866 Patientinnen die Behandlungsergebnisse nach Tumorektomie und Bestrahlung mit denen nach einer radikalen Mastektomie. Während in ihrem Kollektiv im Stadium $T_1N_0M_0$ die Ergebnisse beider Behandlungsverfahren etwa gleich waren, führte eine radikale Mastektomie im Stadium $T_2N_0M_0$ mit postoperativer Bestrahlung zu besseren Ergebnissen.

Zu ähnlichen Ergebnissen kamen auch Atkins et al. (1972), die in einer randomisierten Studie in den Stadien I und II eine radikale Mastektomie mit einer Tumorexzision und Bestrahlung verglichen. Sie konnten zeigen, daß im Stadium I bei beiden Behandlungsverfahren die Ergebnisse identisch waren, während im Stadium II die Ergebnisse nach einer Radikaloperation deutlich besser waren. Bei klinischem Verdacht auf eine Lymphknotenmetastasierung in der Axilla betrug die Zehnjahresüberlebensrate nach radikaler Mastektomie etwa 60%, während nach einer Exzision nur in 25% der behandelten Patientinnen eine Überlebenszeit von 10 Jahren erreicht wurde.

In Frankreich liegen die meisten Erfahrungen mit einer konservierenden Behandlung des Mammakarzinoms von Almalric u. Spitalier (1981) vor. Während sie zumeist einer ausschließlichen Strahlentherapie ohne Tumorexzision den Vorzug gaben, haben sie auch an einem Kollektiv von 356 Fällen von operablen Mammakarzinomen der Stadien T_0 bis T_2 und N_0/N_1 Fünfjahresresultate nach einer ausschließlichen „wedge resection" mit einer Telecaesiumbestrahlung vorzuweisen. Von den auf diese Weise behandelten Patientinnen lebten nach 5 Jahren noch 83%, und nach 10 Jahren noch 69%.

Aufbauend auf den ersten Ergebnissen von Bacleese et al. (1960) an der Fondation Curie in Paris führten Schlienger u. Calle (1978) bei Mammatumoren mit einer Größe von 3 cm und kleiner und ohne axilläre Lymphknotenmetastasierung eine Tumorexzision (lumpectomy) mit Telekobaltnachbestrahlung durch. Bis einschließlich 1970 hatten sie bei 120 Frauen eine solche brusterhaltende Therapie durchgeführt. Nach 5 Jahren lebten noch 85%, und nach 10 Jahren noch 75% der Patientinnen rezidivfrei. Die kosmetischen Ergebnisse seien bei den 5 Jahre überlebenden Patientinnen in 98% der Fälle gut gewesen.

Von besonderem wissenschaftlichem Wert sind die von Veronesi et al. am Istituto Nazionale Tumori in Mailand erzielten Ergebnisse. Sie führen seit 1973 eine randomisierte klinische Studie durch, bei der sie eine Quadrantenresektion mit Lymphonodektomie im Stadium I mit den Ergebnissen nach einer radikalen Mastektomie vergleichen. In ihre Studie werden Patientinnen aufgenommen, bei denen das Mammakarzinom kleiner als 2 cm ist, und bei denen noch keine palpablen axillären Lymphknoten bestehen (T_1N_0). Patientinnen mit einem Carcinoma lobulare in situ oder einem nicht infiltrierenden duktalen Karzinom sowie Patientinnen, die älter als 70 Jahre alt waren oder bereits frü

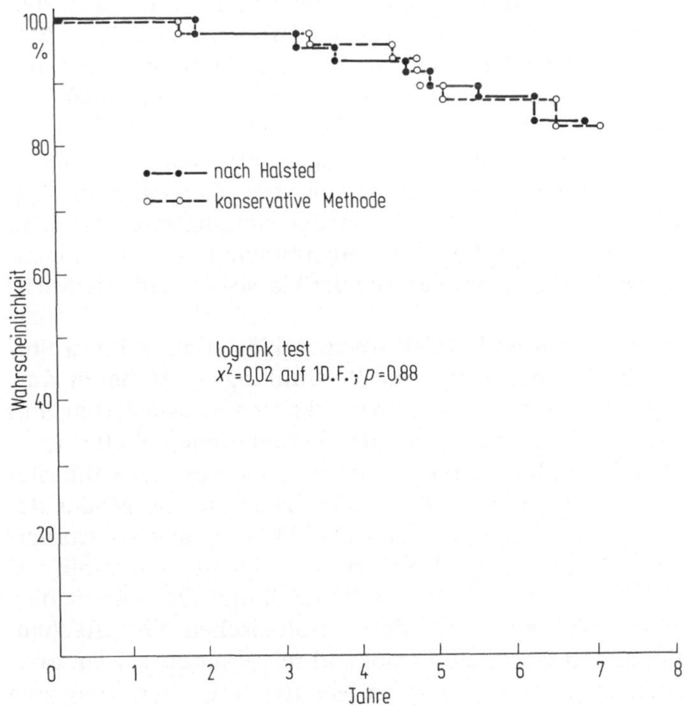

Abb. 3. Überlebensraten der Patientinnen nach Halstedt-Mastektomie oder konservativer Therapie (Quadrantektomie, Lymphonodektomie und Strahlentherapie). (Veronesi et al. 1981)

her an einer bösartigen Geschwulst erkrankt waren, wurden nicht in die Studie aufgenommen. Nach histologischer Sicherung und Größenbestimmung erfolgte die Randomisation: eine Patientinnengruppe wurde durch eine Halsted-Mastektomie behandelt, die zweite Gruppe erhielt eine Quadrantektomie mit simultaner axillärer Lymphonodektomie, der eine Strahlentherapie der befallenen Brust angeschlossen wurde. Bei einer Lokalisation des Primärtumors in den beiden oberen Quadranten erfolgte die Operation en bloc, während hingegen bei einer Tumorlokalisation in den unteren Quadranten die Lymphonodektomie durch einen separaten Schnitt erfolgte. Die Patientinnen, bei denen histologisch eine axilläre Lymphknotenmetastasierung nachgewiesen wurde, erhielten über 12 Zyklen eine Therapie mit CMF.

Bisher haben Veronesi et al. (1981) 701 Patientinnen in ihre Studie aufgenommen, von denen 349 mit einer Halsted-Mastektomie und 352 konservativ behandelt wurden. Beide Behandlungsgruppen zeigen keine signifikanten Unterschiede hinsichtlich der Altersverteilung, des Menopausenstatus und des Tumorsitzes, der Größe der Geschwulst oder der Häufigkeit von axillären Metastasen. Der Primärtumor war bei 44,4% der Patientinnen in der Halsted-Gruppe und 46% in der konservativen Behandlungsgruppe kleiner als 1 cm. Axilläre Metastasen wurden histologisch in 24,6% der Patientinnen nach Halsted-Mastektomie und in 27% nach konservativer Behandlung gefunden. Lokale und regionäre Rezidive traten in der konservativen Behandlungsgruppe in einem Fall und in der Halsted-Behandlungsgruppe bei 3 Patientinnen auf. Bisher starben in beiden Behandlungsgruppen jeweils 14 Patientinnen an den Folgen des Mammakarzinoms. Die Überlebensrate mit Rezidivfreiheit und die Gesamtüberlebensrate (Abb. 3) zeigen innerhalb der ersten 7 Jahre nach Behandlungsbeginn in beiden Behandlungsgruppen keine Unterschiede.

Veronesi et al. haben mit ihrer Studie somit nachgewiesen, daß beim Mammakarzinom in einer Größe unter 2 cm unabhängig vom histologischen Typ keine Unterschiede in der Überlebensrate oder in der Heilungsrate bestehen, sondern daß eine Quadrantektomie mit axillärer Ausräumung und nachfolgender Strahlentherapie zu gleichen Ergebnissen wie die klassische radikale Mastektomie führt.

Demgegenüber haben Rissanen und Holsti sowie Atkins et al. in ihren Studien zeigen können, daß die Tumorektomie und Bestrahlung bei größeren Karzinomen oder bei bereits erfolgter axillärer Lymphknotenmetastasierung mit einer schlechteren Heilungsrate als nach radikaler Mastektomie behaftet ist.

Für die zu erwartenden Behandlungsergebnisse sind somit die Auswahlkriterien für die Indikationsstellung zur brusterhaltenden Therapie von großer Bedeutung. So gelten bei einer an unserer Klinik seit 1973 laufenden kontrollierten Studie durch Tumorektomie und Strahlentherapie folgende Auswahlkriterien als Voraussetzung für eine brusterhaltende Behandlung: Der Tumor darf mit dem Maximaldurchmesser aufgrund des histologischen Großflächenschnittes nicht über 20 mm betragen; der Tumor soll mit einer etwa 1 cm breiten, peripheren Sicherheitszone von gesundem Mammaparenchym umgeben sein; der Tumor soll histologisch relativ gut konturiert sein und nicht zur Dissemination neigen, eine Lymphangiosis carcinomatosa oder begleitende präinvasive Strukturen in der Umgebung des Karzinoms sollen histologisch ausgeschlossen sein; der Tumor darf weder auf dem Muskel noch unter der Haut fixiert sein; die Palpation soll axillär keinen Anhalt für eine Lymphknotenmetastasierung ergeben (Thomsen et al. 1980). (Über die in unserer Studie erzielten Ergebnisse wird in Abschn. 5.2 berichtet.)

Auch wenn in einzelnen Zentren bisher bei strenger Indikationsstellung sehr gute Behandlungsergebnisse erzielt werden konnten, so kann die brusterhaltende Therapie durch Tumorektomie und Bestrahlung aber noch nicht als Standardverfahren angesehen werden.

Während sich alle Autoren einig sind, daß ein solches Behandlungsverfahren bei bestehender axillärer Metastasierung kontraindiziert ist, wird die Frage, ob das axilläre Lymphabflußgebiet operativ durch Lymphonodektomie oder durch eine ausschließliche Strahlentherapie behandelt werden soll, noch unterschiedlich beantwortet. Selbstverständlich ist durch die Lymphonodektomie mit histologischer Untersuchung der axillären Lymphknoten eine bessere prognostische Beurteilung möglich. Bis heute ist aber nicht erwiesen, daß durch die Lymphonodektomie im Einzelfall eine Verbesserung der Heilungsrate zu erzielen ist. Ein späteres Armödem sollte im Rahmen einer konservierenden Brusterhaltung in jedem Fall vermieden werden. Während in den meisten Studien die Axillaregion ausschließlich bestrahlt wurde und nur von Veronesi et al. eine radikale Lymphonodektomie durchgeführt wird, bietet sich als Kompromiß eine „low axillary dissection" an, bei der operativ lediglich die untere Axillaetage mehr aus diagnostischen als aus therapeutischen Gründen ausgeräumt wird. In solchen Fällen wäre selbst bei histologisch negativen axillären Lymphknoten eine kurative Bestrahlung der Supraklavikularregion unter Einschluß der Apex der Axilla gerechtfertigt, ohne daß mit einem Armödem zu rechnen ist.

Eine radikale Lymphonodektomie stellt eine Kontraindikation zu einer postoperativen Axillabestrahlung dar, weil unter diesen Bedingungen mit einer erheblichen Erhöhung der Armödemrate zu rechnen ist (Taskinen et al. 1974; Delouche et al. 1974). So geben Montague et al. (1979) folgende Therapieempfehlungen: Nach einer Lymphonodektomie sollte bei histologisch negativem Befund lediglich die Brust bestrahlt werden, die bei Tumorsitz im zentralen oder inneren Quadranten mit einer Bestrahlung des retrosternalen Lymphabflußgebietes kombiniert werden sollte. Bei histologisch positivem Befund sollte die Bestrahlung der Brust unter Einschluß des supraklavikulären Lymphabflußgebietes erfolgen, wobei die Axilla ausgespart werden sollte. Die volle Axilla sollte in das Bestrahlungsfeld nur eingeschlossen werden, wenn eine Lymphonodektomie nicht erfolgt ist, wobei allerdings „minimal cancers" (Carcinoma lobulare in situ, intraduktale nichtinvasive Karzinome oder invasive Karzinome mit einer Größe von weniger als 5 mm) generell ausgenommen werden sollen.

Während wir in unserer Studie in Hamburg unter Verzicht auf eine operative Lymphonodektomie die Axilla und das supraklavikuläre Lymphabflußgebiet mit einer Herddosis von 50 Gy in 5 Wochen bestrahlt haben und in bisher keinem Fall ein Armödem beobachtet haben, sahen beispielsweise Pluygers et al. (1979) nach Lymphonodektomie und Bestrahlung im Rahmen einer konservierenden Therapie eine Armödemrate von 10%.

Hinsichtlich der notwendigen Bestrahlungstechnik der Brust herrscht heute unter den Strahlungstherapeuten weitgehend Einigkeit. Die Brust sollte stets unter Megavolttherapiebedingungen bestrahlt werden (Telekobalt oder Caesium). Die befallene Brust wird relativ großzügig durch zangenförmige, opponierende Felder erfaßt. Wie Würthner u. Seeger (1975) nachweisen konnten, wird durch die Verwendung von Keilfiltern bei unterschiedlich großen Mammae die Homogenität der Herddosis verbessert. Die reproduzierbare Lagerung der Brust zu den Bestrahlungsfeldern ist eine wichtige Voraussetzung. Nach unse-

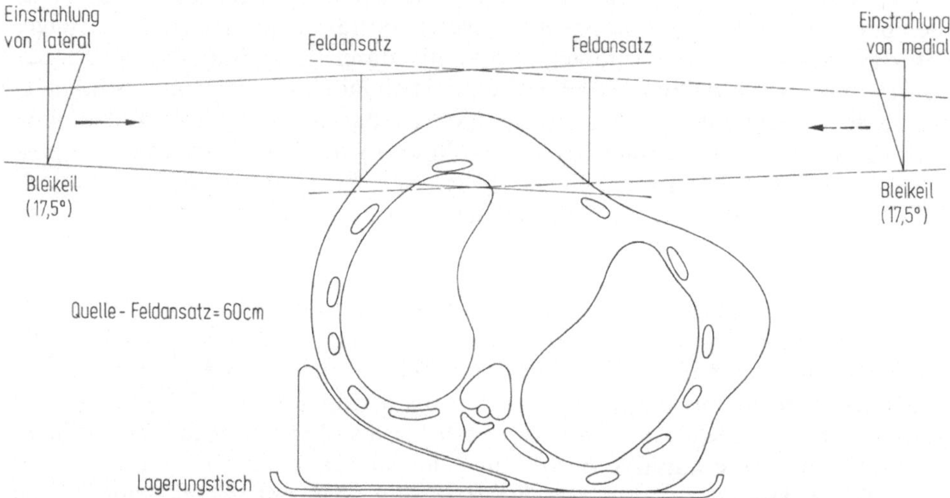

Abb. 4. Schematische Darstellung der Halbseitenlage im Querschnitt mit Anordnung des lateralen und medialen Bestrahlungsfeldes der Mamma unter Verwendung von Keilfiltern

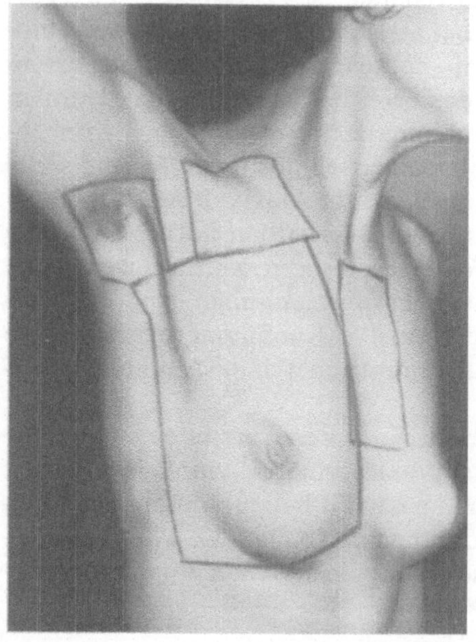

Abb. 5. Anordnung der Bestrahlungsfelder bei konservierender Behandlung des Mammakarzinoms unter Einschluß der Brust, des axillären, supraklavikulären und retrosternalen Lymphabflußgebietes

rer Erfahrung können die erforderlichen Bedingungen nur durch eine horizontale Halbseitenlage der Patientin erreicht werden, bei welcher der Arm unter dem Kopf fixiert wird. Die schematische Darstellung der Halbseitenlage mit Anordnung der Bestrahlungsfelder und die verwandten Bleikeile sind in Abb. 4 dargestellt. Die eingezeichneten Bestrahlungsfelder unter Einschluß des axillären, supraklavikulären und retrosternalen Lymphabflußgebietes zeigt an einem Beispiel Abb. 5.

Als Herddosis sind in einer Bestrahlungszeit von 5–6 Wochen mindestens 50–60 Gy bei einer täglichen Maximaldosis von 2,50 Gy notwendig. Eine zusätzliche Boosterung der Narbenregion oder eine zusätzliche Implantationstherapie mit Radionukliden erscheint uns bei einer homogenen Durchstrahlung der Brust mit 60 Gy Herddosis nicht notwendig.

Selbstverständlich werden die kosmetischen Ergebnisse vom operativen Vorgehen und von der Bestrahlungstechnik und -dosis beeinflußt. Insbesondere bei kleineren Brüsten führt eine größere Exzision zu einer sichtbaren Deformierung, deshalb lehnen wir eine generelle Quadrantektomie ab. Stärkere narbige Einziehungen beeinflussen zusätzlich die spätere Strahlenreaktion.

Anhand unserer Behandlungsergebnisse können wir belegen, daß nach einer Tumorektomie mit einer Bestrahlung der Brust von 60 Gy ein ausgezeichnetes kosmetisches Ergebnis erzielt werden kann. In fast allen Fällen ist die Konsistenz beider Mammae identisch. Die Haut zeigt keine sichtbaren Veränderungen. Lediglich in wenigen Fällen ist eine geringe Pigmentierung zu verzeichnen. Teleangiektasien treten nur nach einer zusätzlichen Elektronenbestrahlung auf. Ein Ödem der bestrahlten Brust brachte lediglich in 2 Fällen differentialdiagnostische Schwierigkeiten beim Ausschluß einer Tumorprogredienz. Sie belasteten das kosmetische Ergebnis aus der Sicht der Patientin aber nicht. Die von Montague et al. (1979) beobachteten Fibrosen der Mamma sahen wir in unserem Kollektiv nicht. Mammographisch in Erscheinung tretende Verdichtungen des Parenchyms traten nur dann auf, wenn die Dosis durch ein zusätzliches Boosterfeld über 60 Gy lag. Eine solche Bestrahlungstechnik verwandten wir aber nur bei einer ausschließlichen Bestrahlung, d. h. bei inoperablen Fällen, bei denen der Tumor nicht entfernt werden konnte.

Optimale kosmetische Ergebnisse konnten wir in Dreiviertel der durch Tumorektomie und Bestrahlung behandelten Fälle erzielen. Zu einer Verkleinerung der Brust oder zu einer Narbeneinziehung kam es nur infolge einer Quadrantenresektion oder Drittelresektion, oder wenn eine Nachresektion notwendig wurde, weil die Sicherheitsmanschette um den Tumor nicht ausreichend groß war. Die optimalen kosmetischen Ergebnisse werden an 2 Beispielen demonstriert (Abb. 6 u. 7).

Neben den beschriebenen Auswahlkriterien erscheint uns eine Tumorektomie mit Bestrahlung beim invasiven Mammakarzinom nur dann gerechtfertigt, wenn engmaschige Kontrollen mit allen möglichen Untersuchungsverfahren gewährleistet sind. Im Schrifttum findet man über die Kontrollintervalle keine klaren Angaben. Wir empfehlen im ersten Jahr nach der Behandlung Kontrollintervalle von zweimonatigen Abständen. Ab dem zweiten Jahr nach der Behandlung sollten die Abstände 4 Monate betragen. Erst ab dem 5. Jahr nach der Behandlung erscheinen uns Kontrollintervalle von einem halben Jahr ausreichend. Bei jeder Kontrolluntersuchung wird die Inspektion und Palpation beider Mammae sowie des regionären Lymphabflußgebietes durchgeführt. Zusätzlich wird bei jeder Kontrolluntersuchung eine Mammographie der erkrankten Brust in 2 Ebenen vorgenommen. Die gesunde Brust sollte in halb- bis einjährigen Abständen mammographiert werden.

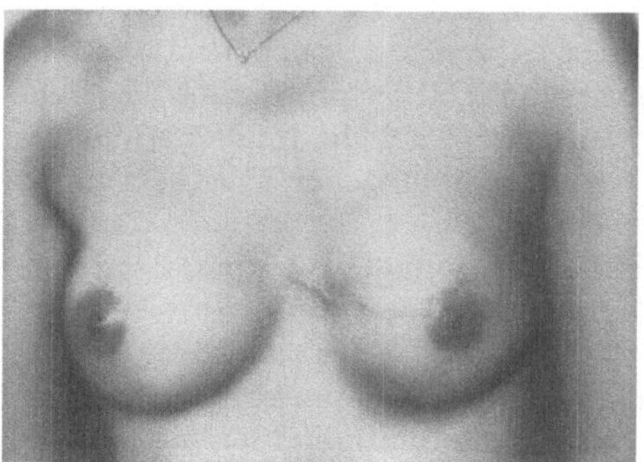

Abb. 6. 36jährige Patientin. 15 mm großer Tumor am sternalen Rand der linken Mamma. Histologie: Solides, medulläres Karzinom. Telekobaltbestrahlung der Mamma mit 60 Gy und des Lymphabflußgebietes mit 50 Gy. Die Patientin ist jetzt 3,5 Jahre rezidivfrei.

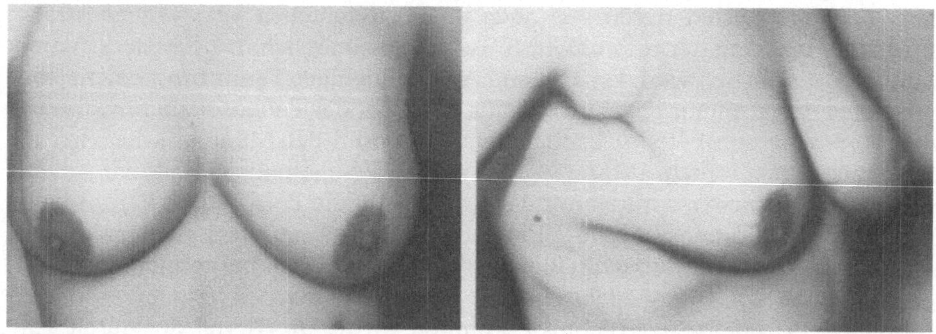

Abb. 7 a/b. 29jährige Patientin. 15 mm großer Tumor im oberen äußeren Quadranten der rechten Mamma. Bestrahlung der Brust mit 60 Gy und des Lymphabflußgebietes mit 50 Gy. Die Patientin ist jetzt 5 Jahre rezidivfrei.

Nach unseren Erfahrungen kann die mammographische Kontrolle der behandelten Brust einige differentialdiagnostische Schwierigkeiten bereiten. Infolge der Operation kommt es zu Verdichtungen, die gelegentlich herdförmig oder radiär konturiert sind, so daß eine Tumorprogredienz nicht ausgeschlossen werden kann. Diese Infiltrate klingen aber nach 1–2 Jahren weitgehend wieder ab. Innerhalb der Exzisionsstelle können in den ersten Jahren neue Verkalkungen auftreten. Größtenteils sind sie grobschollig und glatt begrenzt und machen keine Schwierigkeiten. Gelegentlich können aber auch die ersten in Erscheinung tretenden Verkalkungen als Mikrokalk imponieren. Sie bedürfen dann einer besonderen Überwachung.

Im Rahmen der Kontrolluntersuchungen kommt der elektronischen Thermographie eine besondere Bedeutung zu, wie Amalric u. Spitalier (1981) hervorgehoben haben.

Die übrigen im Rahmen einer nachgehenden Kontrolluntersuchung notwendigen Untersuchungsverfahren, wie Röntgenuntersuchung des Thorax, Skelettuntersuchung - möglichst durch Knochenszintigraphie - und entsprechende Laboruntersuchungen sollten in den üblichen Intervallen vorgenommen werden.

Zusammenfassend läßt sich sagen, daß nach den vorliegenden Erfahrungen und Ergebnissen die brusterhaltende Therapie des Mammakarzinoms durch Tumorektomie und Bestrahlung bei Frühfällen eine vertretbare Alternative zur Radikaloperation darstellt. Für die Auswahl geeigneter Fälle ist aber nicht nur die Größe des Primärtumors ausschlaggebend, sondern auch Wuchsform und histologischer Typ beeinflussen die Behandlungsergebnisse. Eine konservierende Behandlung sollte daher vorerst ausschließlich im Rahmen kontrollierter klinischer Studien durchgeführt werden, wenn eine enge Kooperation zwischen Histologen, Operateur und Radiologen gewährleistet ist und alle apparativen Voraussetzungen zur Diagnostik und Therapie sowie zur engmaschigen, konsequenten Nachsorge gegeben sind.

Bevor ein solches Behandlungsverfahren als Standardtherapie angesehen werden kann, müssen in weiteren prospektiven Studien die bei der Indikationsstellung zu berücksichtigenden Auswahlkriterien exakter bestimmt werden.

Literatur

Ein ausführliches Literaturverzeichnis findet sich bei:

Frischbier HJ (1981) Tumorektomie und Bestrahlung des Mammakarzinoms. In: Handbuch der Medizinischen Radiologie, Bd XIX/II. Springer, Berlin Heidelberg New York

5.2 Alternative Behandlungsmethoden des frühen invasiven Mammakarzinoms

K. G. Ober

Eine brauchbare Definition des frühen invasiven Mammakarzinoms gibt es nicht. Zeitbegriff „früh" ist ungeeignet, da wir längst nicht genug über beginnendes infiltrierendes Wachstum solcher Krebse wissen. Metrische Angaben wären besser. Zwischen 5 und 20 mm werden als Durchmesser angeboten. 20 mm sind sicher zu hoch gegriffen. Bei sorgfältiger Untersuchung wird man bereits in 50–60% der Fälle Lymphknotenmetastasen finden. Ohne die Mikrometastasen sind es immer noch um 30–40%. Geht man auf 10 mm zurück, würde man über Mikrometastasen hinausgehende Absiedlungen in den Regionallymphknoten in 15–20% der Fälle erwarten. Zervixkrebse mit ähnlicher

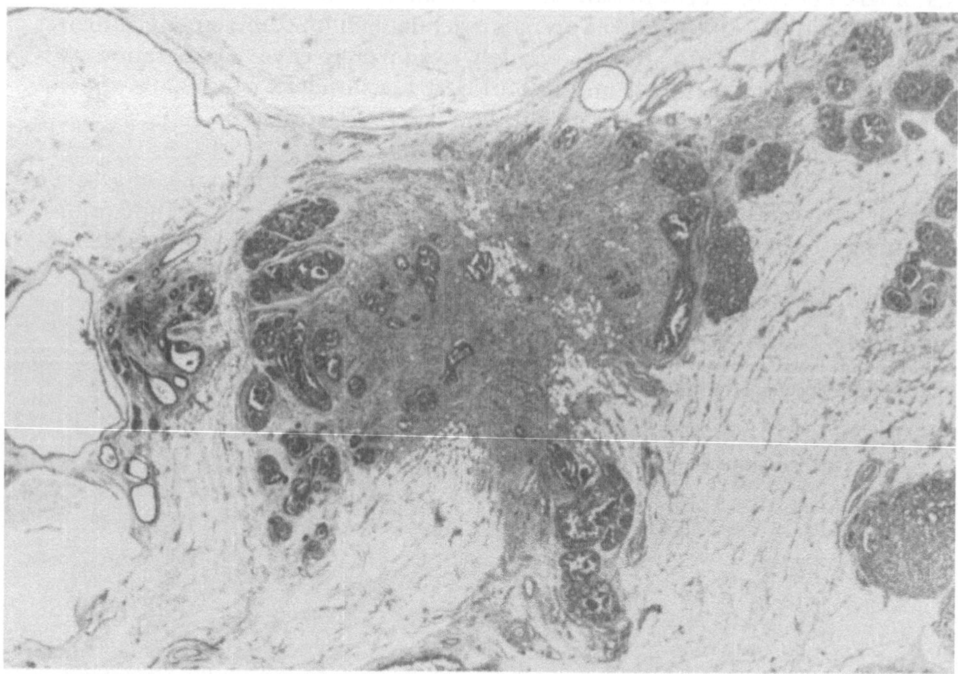

Abb. 1. Beidseitige subkutane Mastektomie bei einer 44jährigen Frau wegen eines lobulären Carcinoma in situ. Bei der radiologischen und histologischen Aufarbeitung des ganzen Parenchyms beider Brüste wurde ein Krebs von 5 · 3,5 mm Durchmesser gefunden

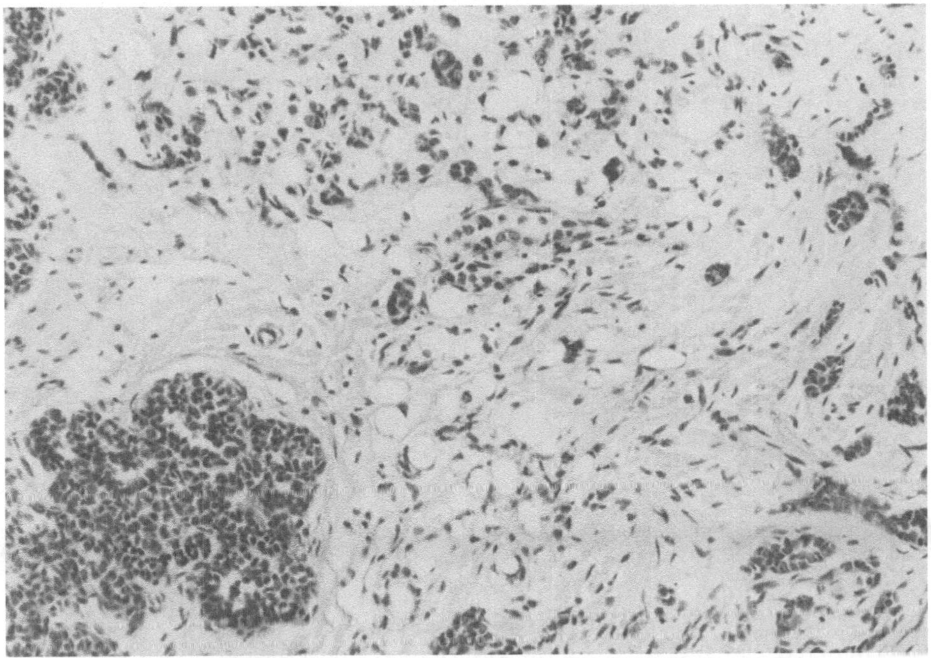

Abb. 2. Wegen eines lobulären Carcinoma in situ wurde bei einer 34jährigen Patientin beidseitig subkutan mastektomiert und das gesamte Gewebe mammographisch und radiologisch aufgearbeitet. Es fand sich als Maximalbefund ein kleines infiltrierendes lobuläres Karzinom von 3 mm Durchmesser, welches *oben* zu einem Drittel im Schnitt zu erkennen ist

Ausbreitungshäufigkeit gehören zum Grenzbereich der Stadien I b und II b. Es gibt auch keine Definition der Messung. Hier sind verschiedene Möglichkeiten denkbar.

Tumoren von 5 und weniger Millimetern Durchmesser - bestimmt im histologischen Schnitt nach der Fixierung - sind sehr selten. Niemand hat sie genügend oft gesehen, um mögliche Generalisierung und Lymphknotenbefall prozentual abschätzen zu können. Als infiltrierende Krebse finden wir sie fast mehr oder minder zufällig im Zuge der sehr minutiösen Aufarbeitung von Gewebe, welches bei subkutanen Mastektomien oder anläßlich der Reduktion der anderen Brust einer krebskranken Frau gewonnen wurde (Abb. 1 u. 2). Weder in Mammographien, noch in Präparatradiographien, auch nicht in röntgenologisch untersuchten Scheiben von 5 mm Dicke, sind die meisten solcher Krebse zu erkennen.

In der Wahl der Therapie bewegen mich ganz andere Überlegungen. Warum sieht man eigentlich nicht beide Brüste als *ein Organ, welches in 8 Quadranten von je 4 auf jeder Thoraxseite zerfällt* (Abb. 3a–c)? Es umfaßt das ganze System der milchproduzierenden Drüsen und ihrer Ausführungsgänge. Nur in diesem Sinne halte ich den Begriff einer Systemerkrankung für richtig, keineswegs aber in der Deutung von Baum [1], der bereits aus der Tendenz zur frühen Fernmetastasierung von Mammakarzinomen eine Systemerkrankung ableiten

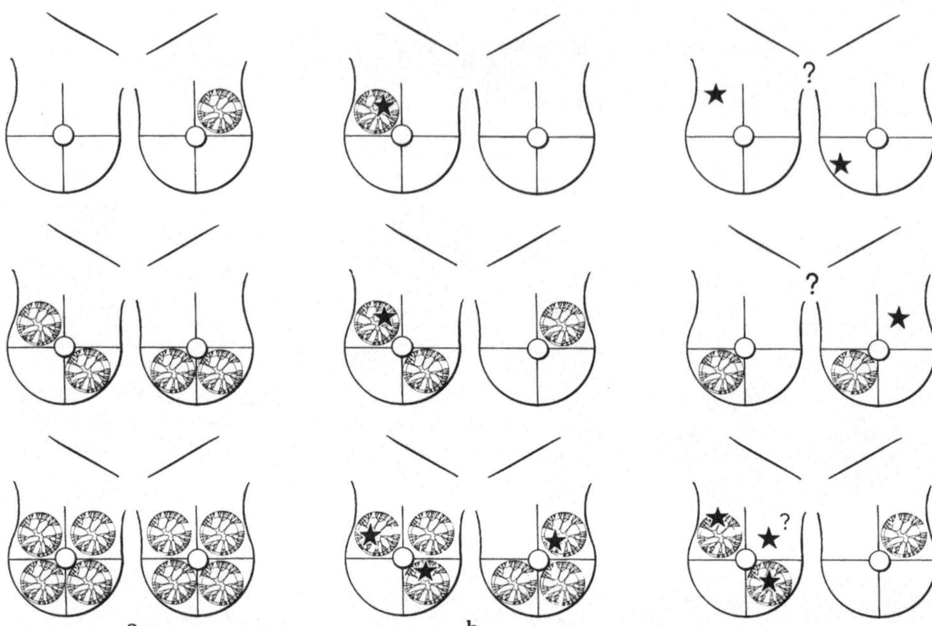

Abb. 3a–c. Erkranken kann das potentiell milchbildende und ableitende System eines paarigen Organs mit 8 Quadranten. Sie kann auf einen Quadranten begrenzt sein, sie kann aber auch alle Quadranten befallen, zumindest als Vorkrankheit **(a)**. Kleine infiltrierende Krebse findet man in der Regel im Zusammenhang mit Vorkrankheiten, auch in anderen Quadranten des Systems, schließlich auch in Kombination mit Vorkrankheiten beider Brüste **(b)**. Ob und wie oft die Erkrankung gewissermaßen als „Drama in einem Akt" entstehen kann, ob sie unabhängig von Vorkrankheiten vorkommt, wäre noch zu prüfen **(c)**

wollte. Es gibt viele Beobachtungen, die dafür sprechen, daß bis zu 8 Quadranten auch gleichzeitig krank sein können [2, 5, 7, 11, 12, 13, 15]. Dabei handelt es sich keineswegs immer um infiltrierend wachsenden Krebs, wohl aber um Vorstadien, in der Regel intraduktales Karzinom und lobuläres Karzinoma in situ. Häufig werden diese Begriffe ohnehin füreinander gebraucht. Exakte Zahlen zu gewinnen, würde einen Arbeitsaufwand erfordern, den man sich kaum vorstellen kann. Zumindest ist er bisher noch nicht erbracht worden. Niemand weiß aber auch mit genügender Sicherheit, wie oft ein Krebs nur auf einen der 8 Quadranten begrenzt ist. Auf alle bisher gemachten Beobachtungen lassen sich aber doch wohl 2 Hypothesen gründen:

1. Es gibt Krebse, die umschrieben, auch als kleinste Tumoren, in sonst unverändertem Mammagewebe zu liegen scheinen. Als Primärtumor sind sie dann auf einen Quadranten begrenzt. Dennoch können sie in die regionalen Lymphknoten metastasieren und wahrscheinlich auch Fernmetastasen bilden. In den 7 anderen Quadranten gibt es aber weder Präkanzerosen noch Krebs.

2. Der andere Tumortyp entsteht in einem „Feld" von Präkanzerosen, etwa dem lobulären Carcinoma in situ oder dem intraduktalen Karzinom. Auch er kann regional und hämatogen metastasieren. Ihn begleiten aber relativ oft Prä-

kanzerosen, gelegentlich auch Herde infiltrierenden Wachstums in bis zu 7 der anderen Quadranten.

Über die Häufigkeit dieser beiden Krebsformen bei Auswertung genügend großer Zahlen wissen wir wenig. Ausgehen könnte man von einer geschätzten Verteilung von 50 zu 50%. Viel schwieriger ist die Zuordnung im einzelnen Fall. Sie setzt viel Sorgfalt in der Primärdiagnostik voraus, da nur selten kleine Krebse genügend sorgfältig untersucht werden. Zum Typ der isolierten, auf einen Quadranten beschränkten Erkrankungen dürften die meisten der 49 Beobachtungen gehören, über die die Hamburger Klinik im vergangenen Jahr berichtete [14]. Das wären also gut begrenzte Tumoren, die nach allen Seiten von einem etwa 1 cm dicken „Mantel" - besser wohl einer Schale - gesunden Gewebes umgeben sind.

In der Literatur gibt es einige Hinweise. Untersucht man sorgfältig die 3 anderen Quadranten derjenigen Brust, in der sich der Krebs befand, so findet man in ihnen mit wechselnder Häufigkeit die Krankheit [13]. Die Angaben bewegen sich um 40–50%. Gallager u. Martin [5], Lagios [7], Qualheim u. Gall [11] und Rosen et al. [12] haben darüber berichtet. Ihre Zahlen sind aus verständlichen Gründen klein. Der Arbeitsaufwand für statistisch relevante Aufwendungen ist kaum abschätzbar. Leider fehlen fast immer auch exakte Angaben bezüglich der Differenzierung zwischen nicht infiltrierenden und infiltrierenden Veränderungen. Es gibt auch Kalkulationen darüber, wie häufig die andere Brust befallen ist, allerdings in der Regel nicht unterteilt auf die 4 Quadranten [2, 15]. Auch diese Zahlen kommen an die 50% heran.

Die angenommene „Multizentrizität" ist nach Resektion nur des Tumors oder des tumortragenden Quadranten der entscheidende Grund für Chirurgen, den Rest der Brust zu entfernen oder - falls nur ein Teil reseziert wurde - das verbliebene Parenchym der erkrankten Seite bestrahlen zu lassen. Allerdings läuft *seit fast 6 Jahren im Rahmen der NSABP-Studie eine randomisierte prospektive Untersuchung, in welcher nach Tumorexstirpation das verbliebene Parenchym nachbestrahlt bzw. nicht nachbestrahlt wird [4, 9]. Mehr als 600 Frauen sind derzeit erfaßt.* Es wäre sicher interessant zu erfahren, wie sich in 15 Jahren die Behandlungsergebnisse auswirken würden, wenn in die Studie auch die 4 Quadranten der anderen Seite einbezogen würden.

Wegen meiner Einstellung zu diesem Problem möchte ich an frühere Beobachtungen erinnern. Im September 1956 machte ich eine vaginale Hysterektomie in Köln. Wir untersuchten die Zervix mit unserer Standardtechnik und fanden zufällig intrazervikal einen kleinen Plattenepithelkrebs [10]. Zwischen Hamperl, Kaufmann und mir gab es Diskussionen. Man hätte noch lymphonodektomieren oder die Beckenwände bestrahlen können; das hätte der Lehrmeinung entsprochen. Wir machten nichts. 1975 erkundigte ich mich nach der Frau. Sie war noch gesund. Ähnliche Situationen wiederholten sich. 1965 berichteten wir über 130 Frauen [6], von denen 72 kleinste infiltrierende Krebse und 58 das Bild der sog. beginnenden Stromainvasion zeigten. 21 waren nur durch Konisation, 73 nur durch Hysterektomie, 4 weitere nach Konisation oder Hysterektomie zusätzlich mit maximal 3000 mg Elh Radium behandelt worden. Nur 32 Frauen hatten eine den damaligen Regeln der großen Krebstherapie entsprechende Operation, also nach Schauta oder Wertheim, teilweise mit Nachbestrahlung. Alle Frauen, die nicht nach den Regeln der Krebstherapie behandelt worden waren, lebten noch. Nur von den nicht nach diesen Regeln behandelten Frauen waren 3 gestorben, eine an den Folgen der Operation, eine am Beckenwandrezidiv und ein Todesfall war nicht geklärt. Alle diese Fälle sind unter den 419 Fällen enthalten, über die Lohe auf dem Deutschen Gynäkologenkongreß 1972 berichtete und über die unter Hinzuziehung der Beobachtungen aus den Kliniken von Heidelberg, München I, Graz und Freiburg 1978 berichtet wurde [8]. Die sehr sorgfältige Aufarbeitung gewonnenen Gewebes hat uns hier auf den Zervixkrebs bezogen zu Erkenntnissen und Behandlungen geführt, die anfangs gelegentlich als leichtfertig beurteilt wurden, über die aber doch im Lauf der Zeit mehr und mehr nachgedacht wird. Auf die Cervix uteri bezogen meinen wir heute, kleinste infiltrierende Krebse definieren zu können, bei denen die lokale Ausschneidung genügt.

Etwas Vergleichbares könnte auch für noch zu definierende Mammakarzinome gelten. Die Problematik ist natürlich, nicht nur vom Volumen des potentiell erkrankten Gewebes her komplizierter. Es liegt im Wesen des Mammakarzinoms, daß man wohl 10, besser 15 Jahre abwarten muß, ehe Kliniken mit großen Patientinnenzahlen Ergebnisse zur Diskussion stellen können [3].

Noch gibt es zur Aufspürung des beginnenden Mammakrebses keine Technik, die auch nur im entferntesten mit der Empfindlichkeit der Abstrichzytologie zu vergleichen ist. Die Mammographie kennt aber Kriterien, die uns zumindest indirekt auf kleinste infiltrierend wachsende Tumoren bei entsprechend sorgfältiger Verfolgung eines Hinweises im Operationssaal und im histologischen Laboratorium führen können, wie etwa die gruppierten Mikrokalzifikationen. Auch in solchen Fällen haben wir im vergangenen Jahrzehnt die gleiche Taktik wie beim Zervixkrebs verfolgt, allerdings meist unter Hinzufügung einer sorgfältigen regionalen Lymphonodektomie. Bisher blieben Rückschläge aus. Unsere Zahlen sind noch klein. Wir werden diesen Weg weiter verfolgen. Ich vertrete dieses Vorgehen auch dann, wenn ein Primärtumor weit im Gesunden ausgeschnitten wurde, lokal keine Präkanzerose erkennbar ist und eine Lymphonodektomie keinen Anhalt für regionale Metastasierung bietet, im Grunde also in denjenigen Fällen, die in Hamburg anstelle der Lymphonodektomie eine Bestrahlung der Abflußgebiete und des verbliebenen Parenchyms erhalten [14].

Auf solche Vorstellungen hinzuweisen, impliziert aber *Forderungen, die schwer zu erfüllen sind: der Primärtumor muß ohne größeres Trauma entfernt, nach allen Richtungen hin optimal histologisch untersucht, die Lymphonodektomie muß präzis ausgeführt und das entfernte Lymphknotenfettgewebe muß sorgfältig histologisch aufgearbeitet werden.* Das geht nicht mit einer oberflächlichen „Information“ über die Verhältnisse in der Achselhöhle und auch nicht mit der Auswertung des gewonnenen Materials, wie sie allein aus Mangel an Arbeitskräften nun einmal in den Prosekturen in der Regel üblich sein dürfte.

Zusammenfassung

Der Begriff des frühen invasiven Mammakarzinoms bedarf noch der exakten Definition. Der Zeitbegriff muß durch Angaben in Millimetern ersetzt werden.

Der Brustkrebs befällt ein paariges Organ mit 8 Quadranten, welche das System milchbildener Drüsen und ihrer Ausführungsgänge umfaßt. Die Krankheit kann in einem Quadranten lokalisiert sein, sie kann aber als Präkanzerose, sehr viel seltener als bereits infiltrierender Krebs, bis zu 7 der anderen Quadranten betreffen. Zu entwickeln sind bessere Kriterien, die es im Einzelfall erlauben, die Erkrankung in einem Quadranten sicher von derjenigen abzugrenzen, die auch die anderen befallen kann. Während im ersteren Falle die gesicherte lokale Ausschneidung im Gesunden in Verbindung mit einer sorgfältigen Lymphonodektomie wahrscheinlich genügen würde, sind im zweiten Falle Behandlungskonzepte denkbar, die von Anfang an auf das ganze System der 8 Quadranten zielen.

Literatur

1. Baum M (1976) The curability of breast cancer. Br Med J I:439
2. Egger H (1980) Früherkennungsuntersuchungen der weiblichen Brust (Situationsbericht und Entwicklungstendenzen), Kongreß der Deutschen Krebsgesellschaft März 1980, München
3. Fisher B, Montague E, Redmond C, Deutsch M, Brown GR, Zauber A, Hanson WF (1980) Findings from NSABP protocol No. B-04-comparison of radical mastectomy with alternative treatments of primary breast cancer. Cancer 46:1
4. Fisher B, Redmond C, Risher ER (1980) The contribution of recent NSABP clinical trials of primary breast cancer therapy to an understanding of tumor biology. An overview of findings. Cancer 46:1009
5. Gallager HS, Martin JE (1969) The study of mammary carcinoma by mammography and whole organ sectioning. Early observations. Cancer 23:855
6. Kaufmann C, Ober KG, Huhn FO (1965) Das beginnende Karzinom der Cervix uteri (sog. Mikrokarzinom). Ein Erfahrungsbericht zur Prognose und Therapie anhand von 130 Beobachtungen. Geburtshilfe Frauenheilkd 25:112–131
7. Lagios MD (1977) Multicentricity of breast carcinoma demonstrated by routine correlated serial subgross and radiographic examination. Cancer 40:1726
8. Lohe KJ, Burghardt E, Hillemanns HG, Kaufmann C, Ober KG, Zander J (1978) Early squamous cell carcinoma of the uterine cervix. II. Clinical results of a cooperative study in the management of 419 patients with early stromal invasion and microcarcinoma. Gynecol Oncol 6:31
9. National Institute of Health (1979) Special report. Treatment of primary breast cancer. N Engl J Med 301:340
10. Ober KG (1958) Cervix uteri und Lebensalter. Die Bedeutung der Formwandlungen der Cervix für die Krebsdiagnostik und die Frage der sogenannten Portioerosion. Dtsch Med Wochenschr 83:166
11. Qualheim RE, Gall EA (1957) Breast carcinoma with multiple sites of origin. Cancer 10:460
12. Rosen PP, Fracchia AA, Urban JA, Schottenfeld D, Robbins GF (1975) „Residual" mammary carcinoma following simulated partial mastectomy. Cancer 35:739
13. Schwartz GF, Patchefsky AS, Feig SA, Shaber GS, Schwartz AB (1980) Multicentricity of non-palpable breast cancer. Cancer 45:2913
14. Thomsen K, Stegner HE, Frischbier HJ (1980) Grundlagen und Grenzen der brusterhaltenden Therapie kleiner Mammakarzinome. Gynäkologe 13:55
15. Urban JA, Papachristo D, Taylor J (1977) Bilateral breast cancer, biopsy of the opposite breast. Cancer 40:1968

5.3 Achtjährige Erfahrungen der Hamburger Gruppe mit der konservierenden Therapie kleiner Mammakarzinome

K. Thomsen, H.-E. Stegner und H.-J. Frischbier

An der Universitäts-Frauenklinik Hamburg-Eppendorf haben wir 1972 das bis dahin gültige Standardverfahren zur Behandlung der operablen Mammakarzinome, nämlich die Halsted-Operation mit Nachbestrahlung, verlassen. Dafür waren vor allem folgende Überlegungen maßgebend:

1. die seit mehr als 20 Jahren stagnierenden Behandlungsresultate nach Radikaloperation und erweiterter Radikaloperation mit und ohne Nachbestrahlung,
2. die Tatsache, daß das Schicksal der Frauen vor allem bei positiven axillären Lymphknoten fast ausschließlich durch Fernmetastasen bestimmt ist und nicht durch den lokoregionalen Krankheitsprozeß,
3. die Beobachtung zahlreicher Behandlungszentren, daß man mit weniger radikalen Operationsverfahren bis zur brusterhaltenden Methode gleiche Überlebens- und Rezidivraten erzielen kann,
4. die zunehmende Zahl zur Primärbehandlung kommender Frauen mit frühen Tumorstadien und auch subklinischer Karzinome, die nur durch Mammographie und andere Hilfsmethoden aufgedeckt wurden.

Diese Überlegungen geben Anlaß, die bisherigen Behandlungsverfahren beim Mammakarzinom unter dem Gesichtspunkt der Verhältnismäßigkeit zu betrachten. Dies gilt sowohl für die fortgeschrittenen Stadien mit positiven axillären Lymphknoten wie auch für die sog. Frühfälle. Die von Fisher [2] publizierten Zahlen aus dem NSABP-Programm von der Metastasenfrequenz bei positiven axillären Lymphknoten nach Radikaloperation zeigen, daß nach 10 Jahren 86% der Frauen mit mehr als 4 positiven axillären Lymphknoten Metastasen haben oder ihrer Krankheit bereits erlegen sind. Diese Patientinnen sind mit lokoregionalen Maßnahmen allein – und seien sie noch so radikal – unterbehandelt. Andere Faktoren, wie Tumorgröße, Lokalisation, histologischer Typ, Proliferationsverhalten des Tumors, Patientenalter, Menstruationsstatus, Hormonrezeptoren, Wirtsresistenz und immunologische Aktivitäten der regionären Lymphknoten, scheinen von größerer Bedeutung für Überlebenszeit oder Heilung zu sein als die Radikalität der Operation. (Zu unseren über 4jährigen Erfahrungen mit der adjuvanten Chemotherapie s. [10].) Erst mit Abschluß mehrerer randomisierter Untersuchungsreihen werden wir wissen, welche adjuvante Therapie über welche Zeit, für welche Patienten die besten Ergebnisse bringt. Dafür ist eine 10jährige Beobachtungszeit erforderlich.

Auch bei sog. Frühfällen des Mammakarzinoms, einschl. des Stadiums T_1, haben randomisierte Untersuchungsreihen gezeigt, daß die Radikalität der Operation kaum einen Einfluß auf das Schicksal der betroffenen Frauen hat. Diese sind mit der klassischen Radikaloperation überbehandelt und unnötig verstümmelt.

Die Behandlungsergebnisse mit Tumorektomie und Bestrahlung in zahlreichen Zentren zeigen, daß die Fünf- und Zehnjahresüberlebensraten beim Stadium T_1 nicht ungünstiger sind als nach klassischer Radikaloperation. Im Stadium T_2 dagegen wurden in mehreren Zentren Fünf- und Zehnjahresüberlebensraten beobachtet, die eindeutig schlechter sind als die nach Radikaloperation. Dies zeigt, daß eine *brusterhaltende Karzinomtherapie nur unter strenger Selektion verantwortet werden kann.*

Seit 1972 haben wir 98 Frauen einer brusterhaltenden Therapie unterzogen. Dies ist bei einem Krankengut von etwa 220 operablen Mammakarzinomen jährlich eine kleine Zahl, die zeigt, wie vorsichtig wir bei der Indikation für diese Behandlung sind. Bei etwa genauso vielen Frauen beabsichtigten wir das gleiche Vorgehen, jedoch schieden diese Patientinnen aus, weil die Kriterien nicht erfüllt waren oder das mammographisch vermutete Karzinom nicht vorlag, z.B. benigne Tumoren, strahlige Narben oder obliterierende Mastopathie.

Die Tumorektomie zielt bereits auf die vollständige Ausschneidung der Geschwulst im Gesunden mit einer möglichst breiten peripheren Sicherheitszone. Bei nichtpalpablen Tumoren geschieht dies nach röntgenologischer Nadellokalisation. Anhand von Großflächenstufenschnitten werden der Maximaldurchmesser, die Größe, der Konturtyp, der histologische Typ, die Breite der Sicherheitszone und Begleitbefunde in der Sicherheitszone erfaßt.

Folgende Gegebenheiten führen zum Ausschluß von dieser Therapie:

- alle Tumoren mit einem Maximaldurchmesser über 20 mm
- schlecht konturierte, zur Dissemination neigende Tumoren
- Fälle mit unvollständiger Entfernung der Geschwulst oder ungenügend breiter Sicherheitszone
- Fälle mit den Zeichen der Lymphangiosis carcinomatosa
- Fälle mit begleitenden präinvasiven Strukturen in der Umgebung des Karzinoms.

Im Anschluß an die Tumorektomie erfolgt die Kobaltgammabestrahlung mit einem von Würthner u. Seeger [3, 4, 5, 11] entwickelten Keilfilterverfahren, so daß die erhaltende Mamma eine homogene Dosis von 60 Gy in 5 Wochen erhält. Zusätzlich wird das axilläre, supraklavikuläre und retrosternale Lymphabflußgebiet mit einer Herddosis von 50 Gy belastet. Die Patienten bleiben in einer engmaschigen Kontrolle in einer Sondersprechstunde, die zunächst alle 2 Monate, dann alle 3 und schließlich alle 6 Monate stattfindet. Hierbei spielt die Thermographie eine wichtige Rolle. Die bestrahlte Brust ist zunächst 1,5–2,5° wärmer als die nicht behandelte Brust. Diese Hyperthermie verschwindet im Laufe von 6–12 Monaten, so daß spätestens nach einem Jahr Isothermie erreicht ist.

Eine persistente Hyperthermie oder ein Wiederanstieg der Temperatur kann auf eine unvollständige Sterilisation des Tumors oder ein Rezidiv hindeuten [6, 7, 8, 9, 10].

Unter den 98 Fällen (Tabelle 1) beobachteten wir 4mal lokale Rezidive und 3mal Fernmetastasen. In *Gruppe I,* das sind diejenigen Fälle, in denen alle unsere Voraussetzungen erfüllt waren, ergab sich bei 67 Fällen 1mal ein lokales Rezidiv und 1mal eine Fernmetastasierung. In *Gruppe II* sind nicht alle geforderten Kriterien erfüllt. Hier ergaben sich bei 31 Fällen 3mal lokale Rezidive und 2mal Fernmetastasen.

Tabelle 1. Ergebnisse der Tumorektomie und Bestrahlung

Lokalrezidive und Fernmetastasen		
Gesamt	98	4 Lokalrezidive 3 Fernmetastasen
Gruppe I	67 (22 mehr als 5 Jahre)	1 Lokalrezidiv 1 Fernmetastase
Gruppe II	31 (10 mehr als 5 Jahre)	3 Lokalrezidive 2 Fernmetastasen

März 1981

In der hier nicht aufgeführten *Gruppe III* befinden sich die Patientinnen, bei denen wir das konservierende Vorgehen nicht vertreten konnten, die aber wegen Inoperabilität nicht mastektomiert werden konnten oder die Operation verweigerten. Die Ergebnisse dieser Gruppe, über die wir noch ausführlicher berichten werden, sind schlecht.

Voraussetzung für die konservierende Therapie

1. Engste Kooperation zwischen Operateur, Radiologen und Pathologen. Im Idealfall arbeiten sie in einem Haus. Sie sollten die Verantwortung für diese Therapie gemeinsam tragen und die Patientin gemeinsam laufend nachuntersuchen.
2. Stadium $T_1N_0M_0$. Tumor gut abgegrenzt, umgeben von Manschette gesunden Gewebes. Stufenschnitte, Ausmessung des Tumors.
3. 60 Gy homogen auf Mamma und Lymphabflußgebiet.
4. Kurzfristige Nachkontrollen mit Mammographie und Thermographie. Falls Tumor nicht sterilisiert, sekundäre Halsted-Operation.

Unsere Ergebnisse sind nur als vorläufiges Resultat einer kontrollierten, jedoch nicht randomisierten Studie zu werten. Die Zahl der Fälle und der Beobachtungszeitraum lassen noch keinen definitiven Schluß darüber zu, ob dem von uns seit über 8 Jahren praktizierten, sehr aufwendigen Behandlungs- und Nachbeobachtungsverfahren ein fester Platz bei der Behandlung kleiner Mammakarzinome zukommt. Möglicherweise wird man nach längerer Erfahrung einen Teil der Einschränkungen fallen lassen und alle T_1-Stadien in diese Behandlung einbeziehen können. Vorerst scheint uns aber Zurückhaltung und Vorsicht geboten. Wir wissen auch nicht, ob die seit 6 Jahren in Mailand in einer randomisierten Studie praktizierte Quadrantektomie mit Ausräumung der Axilla unserem Verfahren überlegen ist. Das kosmetische Ergebnis ist jedenfalls nach Quadrantektomie schlechter als nach Tumorektomie.

Die schlechten Ergebnisse bei einzelnen, in unsere Klinik nur zur Nachbestrahlung überwiesenen Patienten, bei denen auswärts konservierend operiert worden war, zeigen, daß ein brusterhaltendes Verfahren bei kleinen Mammakarzinomen vorerst nur im Rahmen kontrollierter klinischer Studien nach strenger Selektion praktiziert werden sollte und auch nur dann, wenn die personellen und apparativen Voraussetzungen für die differenzierte Diagnostik und eine engmaschige Nachkontrolle gewährleistet sind.

Nichts wäre verhängnisvoller, als - einem für modern gehaltenen Trend folgend - das kosmetische Ergebnis vor die Sicherheit des Patienten zu stellen.

Literatur

1. Albrecht M, Trams G, Thomsen K (1981) Adjuvante Chemotherapie mit Trofosfamid, Methotrexat und Fluoro-uracil beim Mammakarzinom. Geburtshilfe Frauenheilkd 41:1-5
2. Fisher ER, Gregorio RM, Fisher B (1975) The pathology of invasive cancer. A syllabus derived from findings of the national surgical adjuvant breast project (protocol No. 4). Cancer 36:1
3. Frischbier H-J, Lohbeck HU (1974) Die Strahlenbehandlung des Mammacarcinoms im Stadium I. Strahlentherapie 147:365
4. Frischbier H-J, Lohbeck HU (1977) Frühdiagnostik des Mammakarzinoms. Klinische, röntgenologische, thermographische und zytologische Untersuchungsmethoden und ihre Wertigkeit. Thieme, Stuttgart
5. Frischbier H-J, Schreer J (1977) Die radiologische Behandlung des Mammacarcinoms. Gynäkologe 10:169
6. Stegner H-E (1977) Die pathologisch-anatomischen Grundlagen der eingeschränkten Radikalität in der chirurgischen Behandlung des Mammakarzinoms. Ref. 31. Österreichischer Ärztekongreß, Van Swieten-Tagung, Wien, 24.-29. 10. 1977
7. Thomsen K (1975) Möglichkeiten und Grenzen der brusterhaltenden Behandlung des Krebses. 40. Vers. Dtsch. Ges. Gyn. u. Gebh. Wiesbaden 1974. Arch Gynäkol 219:99
8. Thomsen K (1976) Chirurgische Therapie des Mammakarzinoms. Med Welt 27:1032
9. Thomsen K (1976) Chirurgische Therapie des Mammakarzinoms. Schlußwort zur Diskussionsbemerkung v. A. Gütgemann. Med Welt 27:1860
10. Thomsen K, Stegner H-E, Frischbier H-J (1980) Grundlagen und Grenzen der brusterhaltenden Therapie kleiner Mammakarzinome. Gynäkologe 13:56-66
11. Würthner K, Seeger W (1975) Dosisverteilung und Bestrahlungstechnik bei der Strahlenbehandlung des Mammakarzinoms im Stadium I. Strahlentherapie 149:29

5.4 Indikationen, Technik und Frühergebnisse bei brusterhaltender operativ-radiologischer Therapie des Mammakarzinoms

D. v. Fournier, F. Kubli, K. zum Winkel, M. Bauer, A. Müller

Voraussetzungen für die Behandlung

Die radikalen lokalen Maßnahmen bei Mammakarzinomen wurden in den letzten Jahrzehnten durch weniger radikale chirurgische Techniken ersetzt (Brinkley, 1968; McWhiter, 1948; Mouridsen, 1979; Patey, 1948; Stewart, 1977).

Nachdem zunehmend erkannt wurde, daß das Schicksal ausschließlich von der Fernmetastasierung bestimmt ist, wurde schon seit Jahrzehnten die Organerhaltung durch Tumorektomie oder Quadrantenresektion mit Nachbestrahlung bzw. durch die primäre alleinige Bestrahlung der befallenen Brust eingeführt. (Atkins, 1972; Baclesse, 1949; Fletcher, 1976; Forrest, 1970; Mustakallio, 1972; Pierquin, 1976; Rissanen, 1974).

Die 5- und 10-Jahres-Überlebenszeiten haben erbracht, daß die organerhaltende Therapie mit Bestrahlung zu etwa gleich guten Überlebensraten wie die ablative Behandlung führten, zumindest im Stadium I (Atkins, 1972), aber auch bei T_2-Tumoren (Pierquin).

Im Rahmen kontrollierter klinischer Studien an tumorbehandelnden Zentren wird die primär organerhaltende Behandlung auch im deutschsprachigen Bereich seit einigen Jahren durchgeführt (Frischbier, 1977; Sauer, 1977).

Patientenauswahl und Patientenaufklärung

Seit 1975 haben wir zunehmend bei Patienten mit dem klinischen Stadium $T_1N_0M_0$ die organerhaltende Primärbehandlung bei bisher 160 Frauen (vgl. Tabelle 1) durchgeführt.

Tabelle 1. Patientengut mit organerhaltender Therapie, UFK Heidelberg, 1975–April 1983

Patientenzahl	160
davon:	
Beobachtungszeit >3 Jahre =	48
1–3 Jahre =	76
≤1 Jahr =	48
Lymphknotenhistol. neg. =	72%
Lymphknotenhistol. pos. =	28%

Die weiteren Kriterien der Patientenauswahl waren (vgl. Tabelle 2):

- Der ausdrückliche Wunsch der Frauen nach Brusterhaltung auch nach Aufklärung über mögliche Nebenwirkungen und Unsicherheiten dieser Behandlung. Zusätzlich mußte die Schnittführung bei der Tumorektomie oder Quadrantenresektion histologisch im Gesunden liegen. War dieses nicht möglich, so wurde anschließend doch noch die Amputation der Brust durchgeführt.

Tabelle 2. Auswahlkriterien für organerhaltende Therapie beim Mammakarzinom

1. Klinisch = $T_1N_0M_0$
2. Wunsch der Patientin nach Organerhaltung trotz Darlegung möglicher Risiken
3. Histologisch Schnittgrenze bei Tumorektomie oder Quadrantenresektion im gesunden Gewebe

Die Patientenaufklärung hatte u.a. zum Inhalt:

- Die Organerhaltung ist keinesfalls besser, bestenfalls gleichgut wie die Amputation.
- Es besteht die Möglichkeit des Wiederauftretens der Erkrankung in der verbleibenden Brust mit der dann notwendigen Amputation.
- Die Behandlungsdauer ist zeitlich deutlich länger, das kosmetische Langzeitergebnis befriedigt durchaus nicht immer den Patienten.
- Nebenwirkungen der Strahlentherapie treten in leichterer Form immer auf, langzeitige Nebenwirkungen sind noch nicht genau abgeklärt.

Patientengut

Von den bis April 1983 behandelten 160 Patienten betrug die Nachbeobachtungszeit: weniger/gleich 1 Jahr = 36; 1–3 Jahre = 76 und über 3 Jahre = 48 (Tabelle 1).

Operatives Vorgehen

Bis 1980 wurde die Quadrantenresektion mit Axillarausräumung nach der Technik von Veronesi, 1980 (vgl. bei Kubli s.u.) durchgeführt.

Der Quadrant erfaßt eine ovaläre Hautspindel über dem Tumor und einen Keil aus dem Warzenhofgebiet. In der Tiefe wird bis auf die Pectoralisfascie exstirpiert. Bei lateralem Tumorsitz wurde die Axilla von der gleichen Schnittführung, bei Tumorsitz medial oder unten von einem zweiten Schnitt im Axillarbereich her ausgeräumt. Durchschnittlich wurden 19 Lymphknoten der Gruppe I und II exstirpiert, wobei der M.pectoralis minor z.T. nur freigelegt, z.T. exstirpiert wurde. Die Tumorektomie wurde nach der von Kubli (s.u.) angegebenen Technik durchgeführt.

Pathologische Untersuchung

Nach makroskopischer Tumorausmessung und Entnahme von Gewebe für Tumortestung wurden Quadrant bzw. excidierter Tumor sowie axillares Lymphknoten-Fettgewebe mit Großflächenschnitten in Stufenserien aufgearbeitet. Die feinhistologische Aufarbeitung entschied, ob weit genug vom Tumor im gesunden Gewebe geschnitten wurde, ob eine Nachresektion erforderlich ist oder ob eine Amputation nachzufolgen hatte.

Strahlentherapeutisches Vorgehen

Tabelle 3 zeigt schematisch die Strahlenfelder und Strahlendosen. Danach werden mit Kobalt-60-Gammastrahlung auf die Restbrust nach Tumorektomie 50 Gy, nach Quadrantenresektion 45 Gy gegeben, wenn der Tumor histologisch gut abgrenzbar war.

Tabelle 3. Felder, Dosen und Bestrahlungsdauer bei organerhaltender Therapie des Mammakarzinoms in Abhängigkeit vom histologischen Befund

Bestrahlte Region	Tumor relativ „glatt" zur Umgebung abgegrenzt	Tumor in Umgebung infiltrierend Lymphangiosis carcinomatosa	LN axill. *positiv*	LN axill. *negativ*	medialer Tumorsitz	Dauer der Bestrahlung bei 5 Sitzungen/Woche
1. Restbrust (nach Quadrantektomie)	45 Gy Co^{60}	45 Gy Co^{60}				4 Wochen
2. Restbrust (nach Tumorektomie)	50 Gy	50 Gy Co^{60}				5 Wochen
3. Tumorbett	+0	+10 Gy Co^{60} zusätzlich bei 1+2				+1 Woche Insgesamt 6 Wochen
4. Axillare LN		0	Adjuvante Chemotherapie	0	0	
5. Parasternale LN			45 Gy		45 Gy Co^{60}	4 Wochen
6. Supra-retro-klavikulare LN			50 Gy Co^{60}, falls subtotaler Befall der Axilla			(5 Wochen)

Liegen Kriterien gesteigerter Malignität vor, wie unscharfe Abgrenzung zur Umgebung oder ausgedehnte Lymphangiosis carcinomatosa, so erhält das Tumorbett zusätzlich 10 Gy, so daß jetzt die Maximaldosis nach Tumorektomie

= 60 Gy und nach Quadrantenresektion = 55 Gy im Tumorbettbereich beträgt.

Höhere Dosen nach Quadrantenresektion, wie sie bei einigen Patienten zu Beginn der Studie mit bis zu maximal 70 Gy gegeben wurden, führten zu narbigen Einziehungen und Schrumpfungen, weshalb diese Dosen verlassen wurden.

Der sternale Lymphabfluß wurde bei medialem Tumorsitz oder bei ausgedehnter axillarer Metastasierung mit 45 Gy, die nicht operierten *supraclavikularen* und *retroclavikularen* Lymphknoten wurden nur ausnahmsweise bei subtotalem Befall der Axilla mit 45 Gy bis 50 Gy bestrahlt.

Histologisch befallene *axillare Lymphknoten* wurden routinemäßig nicht bestrahlt.

Nährere Angaben über Anlage der Bestrahlungsfelder, Feldgrößen und Bestrahlungsdauer siehe bei v. Fournier (s. u.).

Adjuvante Hormon- und Chemotherapie

Je nach Anzahl der histologisch befallenen Axillarlymphknoten wurde eine adjuvante Chemotherapie in den ersten Jahren mit Leukeran-5FU, später mit CMF-Schema oder AC-Schema durchgeführt. Nach der Sandwich-Technik wurden zunächst postoperativ 2 Chemotherapie-Zyklen, anschließend die gesamte Strahlentherapie und darauf die restlichen 4 Zyklen Chemotherapie durchgeführt.

Nähere Angaben über Dosierung und Dauer der adjuvanten Therapie siehe bei C. G. Schmidt (s. u.).

Nebenwirkungen der Therapie

Das Allgemeinbefinden unter der postoperativen Strahlentherapie allein (ohne Chemotherapie) wurde zu 90% ohne besondere Nebenwirkungen vertragen, nur in 10% klagten die Patienten über stärkere Müdigkeit oder Schmerzen (vgl. Tabelle 4).

Die Kombination von postoperativer Bestrahlung mit Chemotherapie dagegen führte in 60% zu einem von den Frauen als „schlecht“ bezeichneten Allgemeinbefinden unter der Therapie.

Konsistenzvermehrung durch Fibrosierung der Brustdrüse oder Schrumpfung traten bei Strahlentherapie und bei Kombination mit Chemotherapie vergleichsweise gleich selten auf, im stärkeren Ausmaß nur in 10% bzw. 3% (Tabelle 4).

Auffällig war, daß eine randförmige Lungenfibrose im Bereich des Strahlenfeldes nur bei Kombination der Bestrahlung mit Chemotherapie röntgenologisch in 40% nachweisbar war, alle Patienten waren jedoch klinisch beschwerdefrei.

Rezidive, Fernmetastasen und Sterberate

In der vergleichsweise kurzen mittleren Beobachtungszeit von 2,8 Jahren wurden *Lokalrezidive* in der Restbrust (ohne Fernmetastasen) bei 2/160 und Rezi-

Tabelle 4. Nebenwirkungen nach postoperativer Strahlentherapie alleine (N=30) gegenüber der Kombination von Strahlentherapie mit adjuvanter Chemotherapie in Sandwich-Technik (N=30)

		Bestrahlung alleine N=30	Bestrahlung + adjuv. Chemotherapie (CMF; AC; Leukeran-5Fu) N=30
Allgemeinbefinden			
gut/mittel		90%	37%
schlecht		10%	63%
Konsistenzvermehrung	0	57%	40%
der Brust, Fibrose	+	43%	50%
	++	0%	10%
Schrumpfung der Brust	0	97%	87%
	+	0%	10%
	++	3%	3%
Lungenfibrose	0	100%	60%
(klinisch beschwerdefrei)	+	0%	40%

dive in der Axilla bei 3/160 Patienten gesehen (vgl. Tabelle 5). *Fernmetastasen mit Lokalrezidiv* wurden nicht gesehen, während *Fernmetastasen ohne Lokalrezidiv* in 6/160 Fällen bisher auftraten. Von diesen 6 Patienten *verstarben* 2/160 (Tabelle 5).

Davon verstarb 1 Patientin nach 18, die andere nach 45 Monaten.

Tabelle 5. Lokalrezidive in Restbrust, Axilla und Fernmetastasen sowie Sterberaten bei organerhaltender Therapie. Durchschnittliche Nachbeobachtungszeit: 2,8 Jahre (N=160)

Lokalrezidive in Restbrust ohne Fernmetastasen	2/160
Rezidive Axilla	3/160
Fernmetastasen	
- *mit* Lokalrezidiv	0/160
- *ohne* Lokalrezidiv	6/160
- davon Verstorbene	2/160
(1. T_1N_+ verstorben nach 10 Monaten)	
(2. T_1N_0 verstorben nach 45 Monaten)	

Diskussion und Zusammenfassung

Die Frühergebnisse nach organerhaltender Therapie ergaben bei uns gleichgute Ergebnisse bezüglich Rezidive und Fernmetastasen wie die vergleichbaren Patienten, die amputiert wurden. Das kosmetische Ergebnis war gut, wenn nach Quadrantenresektion nicht über 55 Gy Maximaldosis bestrahlt wurde, darüber hinaus traten Schrumpfungen und Pigmentierung auf. Die Patienten beurteilten selbst das kosmetische Ergebnis in 90% als gut oder sehr gut.

Tabelle 6 faßt die wichtigsten Kurzzeitergebnisse zusammen:

Tabelle 6. Zusammenfassung der Primärergebnisse nach 2,8 Jahren mittlerer Nachbeobachtung

1. Kosmetische Ergebnisse sind für den Patienten sehr gut bis befriedigend in 90%.
2. Kosmetische Ergebnisse sind am günstigsten nach Tumorektomie. Sie werden ungünstiger, wenn nach Quadrantenresektion mehr als 55 Gy Maximaldosis bestrahlt werden.
3. Das Befinden unter der alleinigen Strahlentherapie ist meist sehr gut bis gut, schlecht nur in 10%.
4. Das Allgemeinbefinden unter Kombination von Bestrahlung mit adjuvanter Chemotherapie (Sandwich-Technik) ist nur in 37% gut bis mittel, in 63% schlecht.
   Anhaltende Nebenwirkungen wie Konsistenzvermehrung und Fibrose der Brust, Schrumpfung und Lungenfibrose treten in stärkerem Ausmaße gar nicht oder nur sehr selten auf. Auffällig ist nur nach Kombination von Bestrahlung mit adjuvanter Chemotherapie eine periphere Lungenfibrose in 40%, die in keinem Fall klinisch Beschwerden machte und ausschließlich radiologisch nachweisbar war.

Abbildung 1 zeigt eine Patientin mit eingezeichneten Feldern am letzten Bestrahlungstag, Abbildung 2 eine Patientin 4 Jahre nach einer solchen Therapie.

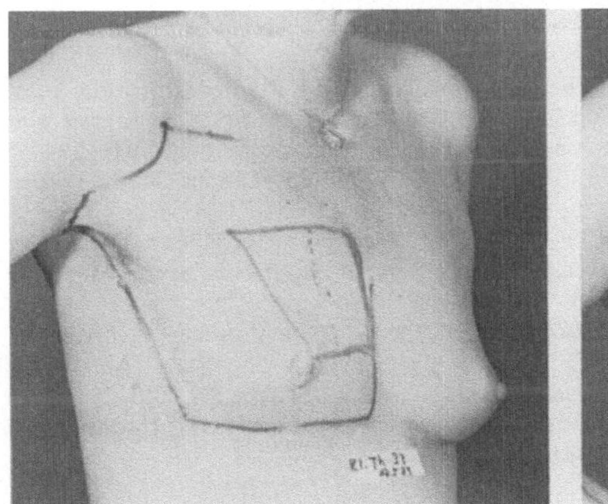

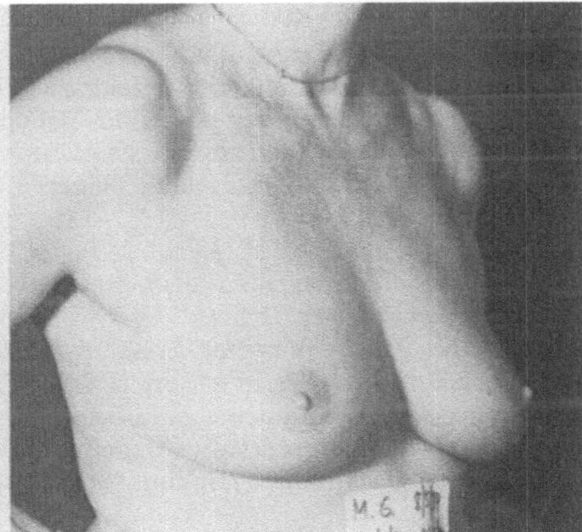

Abb. 1. Quadrantenresektion rechts medial oben, Axillarausräumung. Letzter Bestrahlungstag mit angezeichneten Feldgrenzen

Abb. 2. Ergebnis Quadrantenresektion mit Nachbestrahlung rechts = 45 + 10 Gy, 4 Jahre nach Primär-Therapie

Literatur

Atkins SH, Hayward JL, Klugman DJ, Wayte AB (1972) Treatment of Early Breast Cancer: A report after ten years of clinical trial. Brit. Med. J. 2:423–429

Baclesse F (1949) Roentgen therapy as the sole method of treatment of cancer of the breast. Am. J. Roentgenol. Radium Ther. Nucl. Med. 62:311

Brinkley D, Haybittle JL (1968) A 15-year follow-up study of patients treated for carcinoma of the breast. Br. J. Radiol. 41:215

Crile G Jr (1966) Metastases from involved lymph nodes after removal of various primary tumors: Evaluation of radical and simple mastectomy for cancer of the breast. Am. Surg. 163:267–271

Cox DR (1972) Regression Models in Life Tables J. R. Statist. Soc. B, 34:187–220

Fisher B (1973) Cooperative Clinical Trials in Primary Breast Cancer: A critical appraisal. Cancer 31:1271–1286

Fisher B (1977) The operative management of primary breast cancer. Int. J. Rad. Oncol. Biol. Phys. 2:989–992

Fletcher GH, Montague E, Nelson III AJ (1976) Combination of conservative surgery and irradiation for cancer of the breast. Am. J. Roentgenol. 126:216–222

Forrest APM, Gleave EN, Roberts MM, Henk JM, Gavelle IH (1970) A controlled clinical trial of conservative treatment for early breast cancer. Proc. R. Soc. Med. 63:107

Frischbier HJ, Schreer I (1977) Die radiologische Behandlung des Mammakarzinoms. Gynäkologie 10:169–174

McWhirter R (1948) The value of simple mastectomy and radiotherapy in the treatment of cancer of the breast. Br. J. Radiol. 21:599

Mouridsen HT (1979) Dänische Arbeitsgruppe (persönliche Mitteilung)

Mustakallio S (1972) Conservative treatment of breast carcinoma. A Review of 25 years follow-up. Clin. Radiol. 23:110–116

Pierquin B, Baillet F, Wilson F (1976) Radiation therapy in the management of primary breast cancer Am. J. Roentgenol. 127:645–648

Rissanen PM, Holsti P (1974) Vergleich zwischen konservativer und radikaler Chirurgie, kombiniert mit Strahlentherapie, bei der Behandlung des Brustkrebses im Stadium I. Eine Untersuchung an 866 Patienten im Zeitraum von 10 Jahren. Strahlentherapie 147:370–374

Sauer R (1979) Brusterhaltende Therapie. Praktische Onkologie, Münch. Med. Wschr. 121:1196–1198

Spitalier JM, Brandone H, Ayme Y, Pollet JF, Amalric R, Santamaria F, Robert F, Seigle J Conservative Management of operable breast cancer a 20-year experience at the Marseille Cancer Institute (im Druck)

Stewart HJ (1977) Controlled Trials in the treatment of „early" breast cancer: A review of published results. World J. Surg. 1:309–313

Stjernwärd J (1977) Adjuvant radiotherapy trials in breast cancer. Cancer 39:2846–2867

Veronesi U (1980) Conservative treatment of breast cancer. Vortrag No. 44 anl. International Congress on Senology Hamburg, May 27–31

5.5 Vier Jahre Lumpectomy-Protokoll Basel

E. Walther*, R. Hünig*, F. Harder**, A. C. Almendral** und J. Torhorst***

Einleitung

Aufgrund bereits vorliegender Zehnjahresresultate der brusterhaltenden Behandlung des frühen Mammakarzinoms (Tabelle 1) darf heute als unbestritten gelten, daß die konservative Therapie zu gleich guten Ergebnissen führen kann wie die Mastektomie mit Ausräumung der Axilla (7, 9, Literatur s. dort). Aus

Tabelle 1. Übersicht über die Zehnjahresresultate brusterhaltender und nicht brusterhaltender Behandlung des frühen Mammakarzinoms; Groupe Européen de Radiothérapie (GER)

Überleben nach 10 Jahren [%]		
Brusterhaltung (N_0)		
Mailand	73	Annual Meeting
Lyon	70	GER
Paris	81	Helsinki 1979
Marseille	80	(persönliche Mitteilung)
Ablatio (N_-)		
NSADP	76	(Fisher 1976)
New York	73	(Urban 1978)
Mailand	72	(Valagussa 1978)
Columbia	70	(Haagensen 1974)
		21% N_+ (1-3)
		10% N_+ (>3)

diesem Grunde wurde 1976 von Radioonkologen, Chirurgen, Gynäkologen und Pathologen der Universitätsklinik Basel nach Analyse der Literatur und Besuchen in den auf diesem Gebiet seit langem aktiven Zentren (Helsinki, Marseille, Paris, Mailand, Boston) ein Behandlungsprotokoll für die brusterhaltende Therapie des Mammakarzinoms ausgearbeitet, welches am 1. Januar 1977 aktiviert werden konnte.

* Radiologischer Teil
** Chirurgischer Teil
*** Pathologischer Teil

Konzept

Die wichtigsten Merkmale dieses Protokolls sind:

Patientenauswahl

Frauen unter 70 Jahren ohne Zweitmalignom mit klinischem Tumorstadium $T_1N_0M_0$. Dabei werden allerdings auch kleine PT_2-Tumoren (bis 3 cm Durchmesser) und PN_1-Stadien nicht ausgeschlossen, da den in diese Kategorie gehörenden Patientinnen eine nachträgliche Brustamputation erspart werden soll.

Chirurgisches Vorgehen (Abb. 1)

1. Tumor mamillennah: perimamillärer Schnitt, Axillarevision durch separate Inzision parallel zum Pektoraliswulst.
2. Tumor hoch und medial: bogenförmige Inzision parallel zum Warzenhof direkt über dem Tumor, separate Axillarevision.
3. Tumor mamillenfern in einem lateralen Quadranten: für Tumor und Axilla gemeinsame Schnittführung lateral entlang am Pektoraliswulst und in Richtung auf die submammilare Falte.
4. Tumor in einem unteren Quadranten: submammilare Inzision, separater Zugang zur Axilla.

Nach Möglichkeit wird der Tumor im Gesunden exstirpiert. Der Schnittrand wird intraoperativ durch Schnellschnitte beurteilt.

Das Tumorbett wird mit Hämoclips markiert, um dem Radioonkologen nach Abschluß der Bestrahlung des gesamten Brustvolumens die gezielte Aufsättigung der Primärregion zu erleichtern.

Die Resektion der axillären Lymphknoten soll en bloc unter Darstellung der N. thoracodorsalis und thoracius longus erfolgen. Dabei ist nur bis an die kaudale Wand der V. axillaris zu präparieren, um das Risiko des postoperativen Lymphödems nicht unnötig zu erhöhen.

Radiotherapie (Tabelle 2)

Mamma: 50 Gy Telekobalt- oder 4–8 MeV Linac-Photonen über tangential opponierende Felder mit oder ohne Keilfilter. Aufsättigung der Primärtumorregion zusätzlich mit 21 Gy Elektronen.

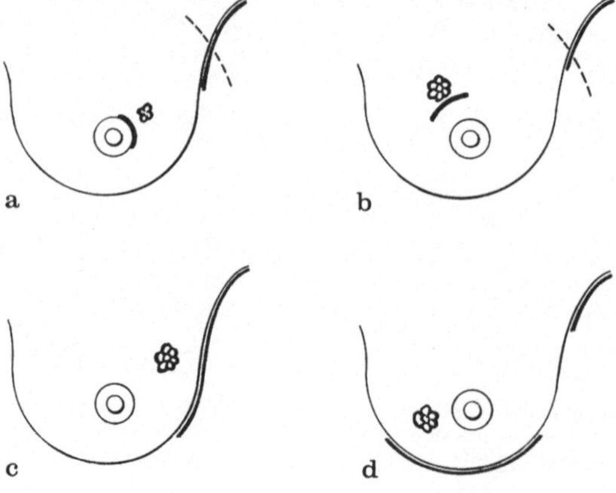

Abb. 1a–d. Von der Tumorlokalisation abhängige Schnittführungen entlang den Spaltlinien der Haut ermöglichen eine gute Übersicht über das Operationsgebiet und eine exakte Blutstillung

Tabelle 2. Konzept Basel der Radiotherapie bei brusterhaltender Therapie des Mammakarzinoms

	Strahlenart	Feld-anordnung	Dosis	Frak-tionen	Behandlungs-dauer (Tage)
Mamma	Photonen	„Zange“	50 Gy[a]	25	44
PT-Region	Elektronen	Direkt	21 Gy[b]	7	
Parasternale LK	Photonen	Direkt	24 Gy[c]	12	26
	Elektronen		24 Gy[b]	8	
Laterales Lymphabflußgebiet	Photonen	Opp.	38 Gy + 14 Gy[b]	19 7	51–58[d]

[a] Umschließende Isodose
[b] Zentralstrahlkalkulation
[c] Auf umschließende Isodose 80%
[d] Einschließlich Bestrahlungspause von 2–3 Wochen

Sternalfeld: 24 Gy Telekobalt- oder 4–8 MeV Linac-Photonen und 24 Gy Elektronen.

Laterales Lymphabflußgebiet: 52 Gy Telekobalt- oder 4–8 MeV Linac-Photonen über opponierende Felder in 2 Serien.

Für alle Felder: Einzeldosis 2 Gy, Wochendosis 10 Gy.

Die Anwendung konventioneller Röntgenstrahlung ist im Protokoll nicht gestattet.

Verlaufskontrollen

In den ersten 2 Jahren nach Abschluß der Therapie Nachsorgeuntersuchungen in vierteljährlichen, vom 3. bis zum 5. Jahr in halbjährlichen Abständen, dann einmal jährlich. Dabei werden in einem bestimmten Rhythmus Mammo- und Telethermographien der bestrahlten und nichtbestrahlten Brust, Röntgenaufnahmen der Lunge sowie eine Kontrolle des Blutbildes und der Blutchemie durchgeführt.

Das kosmetische Resultat wird in regelmäßigen Abständen photographisch dokumentiert.

Die klinische sowie die mammo- und telethermographischen Untersuchungen sind durch speziell geschulte, mit der Behandlungsmethode vertraute Ärzte durchzuführen, da die Beurteilung der bestrahlten Brust besondere Schwierigkeiten bereitet.

Zielsetzung

Die prospektive Erfassung aller nach Protokoll brusterhaltend behandelten Patientinnen soll es erlauben,

- das Behandlungskonzept ggf. zu verbessern (unter Berücksichtigung von Toxizität, Risikofaktoren etc.),
- eine Qualitätskontrolle durchzuführen,
- die erhaltenen Resultate mit denjenigen nach Mammaamputation zu vergleichen und

- die Häufigkeit der sekundären Mastektomien und/oder Exzisionen von regionären Metastasen zu bestimmen und mit den initialen Tumorsituationen, den erhaltenen histologischen Befunden sowie mit den weiteren Verläufen der Erkrankung zu korrelieren.

Krankengut

Vom 19. 1. 1977–31. 12. 1980 wurden ingesamt 80 Frauen brusterhaltend behandelt. Bei 4 Frauen war bis zum 31. 12. 1980 die Radiotherapie noch nicht abgeschlossen. Das durchschnittliche Alter betrug 50 Jahre.

Ergebnisse

Bei 48 von 80 Patientinnen betrug der Tumordurchmesser am frischen Präparat maximal 2 cm. 11 von 48 (24%) dieser Patientinnen hatten Metastasen in den axillären Lymphknoten. Ein Tumordurchmesser von mehr als 2 cm lag bei 32 von 80 Frauen vor. Hier wiesen 19 von 30 Patientinnen (63%) Metastasen in den axillären Lymphknoten auf. Bei 13 von 80 Patientinnen (16%) war die Tumorexzision nicht bzw. nicht sicher im Gesunden erfolgt (Tabelle 3).

Tabelle 3. Pathologische Tumorstadien: Korrelation zwischen *T* und *N*

	N_0 [%]	N_1 1-3	N_1 mehr als 3	N_2	N_x	Total [%]
T_1	35 (73)	8	2	1	2	48 (60)
T_2	11 (34)	16	3		2	32 (40)
Total	46 (57)	24	5	1	4	80

Pro Patientin wurden durchschnittlich 10 axilläre Lymphknoten exstirpiert. Mit Zunahme der Anzahl der pro Axillapräparat histologisch entfernten Lymphknoten stieg die Wahrscheinlichkeit, Metastasen histologisch nachzuweisen: von 25% bei 1–5 Lymphknoten auf 56% bei 16–20 Lymphknoten (Tabelle 4). Mehr als 3 befallene axilläre Lymphknoten hatten 5 von 30 Patientinnen; in 4 Fällen konnte der axilläre Lymphknotenstatus histologisch nicht ausgewertet werden.

Tabelle 4. Korrelation zwischen der Zahl der entfernten axillären Lymphknoten (*LK*) und der Zahl der Patienten mit Lymphknotenmetastasen

LK-Befund	Entfernte Lymphknoten 1–5	6–10	11–15	16–20	Mehr als 20	N_x	Total
Negativ	9	15	12	4	6		46
Positiv	3	7	9	5	6		30
Total	12	22	21	9	12	4	80
[%] Befallen	*25*	*32*	*38*	*56*	*50*		*39,5*

Tabelle 5. Korrelation zwischen der Zahl der entfernten Lymphknoten und der Oberarmumfangsdifferenz

Umfangsdifferenz (cm)	Entfernte Lymphknoten					N_x	Total
	1–5	6–10	11–15	16–20	Mehr als 20		
0	12	12	15	2	8	4	53
Weniger/gleich 3		6	2	4	2		14
Mehr als 3		1	1		1		3
Total	12	19	18	6	11	4	70

Obwohl bisher keine eindeutige Korrelation zwischen der Anzahl der im Axillapräparat enthaltenen Lymphknoten und der Häufigkeit sowie dem Schweregrad eines Armödems festgestellt werden konnte, möchten wir davor warnen, aus Gründen der Radikalität über die kaudale Wand der V. axillaris hinaus zu präparieren (Tabelle 5).

Die Zuverlässigkeit der Tumorbeseitigung wird sicher von einer Reihe von Faktoren bestimmt, deren Bedeutung noch nicht in jeder Hinsicht bekannt ist. Aufgrund allgemeiner radioonkologischer Erfahrungen darf jedoch auch für die Lumpectomy angenommen werden, daß 1. je kleiner der Tumorrest und 2. je homogener die Strahlenbelastung der Zielvolumina, desto größer die Sicherheit bezüglich der Tumorelimination und der Vermeidung von Nebenwirkungen an den mitbestrahlten gesunden Geweben (Epidermis, Subkutis, Fett, Muskulatur, Knochen etc.).

Mit 4–8 MeV Linac-Photonen und mit Elektronen (für den Boost auf die PT-Region und für 50% der für die Sternalregion erforderlichen Dosis) läßt sich diesem Aspekt wesentlich besser Rechnung tragen als mit einem Telekobaltgerät.

Bei großen Brüsten ist eine weitgehend gleichmäßige Dosisverteilung nicht zu erzielen.

Beurteilt nach der Hautreaktion war die Photonenstrahlung der Linearbeschleuniger deutlich besser verträglich als die des Telekobaltgerätes. Der Anteil ausgeprägterer akuter Reaktionen betrug 14 bzw. 41%. Im Axillabereich war der Unterschied noch deutlicher (Tabelle 6 u. 7).

Das kosmetische Ergebnis der Behandlung hängt in erster Linie vom Grad der Formveränderung der Brust durch die Lumpectomy ab. Bei großen fettreichen Brüsten kann es zudem als Spätfolge der Radiotherapie zu einer Induration des Fettgewebes und damit zu einer gewissen Verkleinerung und Verfestigung der bestrahlten Brust kommen. Nach den bisherigen Erfahrungen sollten Frauen mit sehr großen und fettreichen Brüsten aus den erwähnten Gründen keine brusterhaltende Behandlung erhalten.

Aufgrund einer genügend langen Beobachtungszeit (durchschnittlich 22 Monate) konnte bei 70 Patientinnen eine Beurteilung des kosmetischen Ergebnisses erfolgen: bei 71% war es exzellent, bei 21% gut (Tabelle 8).

Bei 2 Patientinnen traten Lokalrezidive 23 bzw. 17 Monate nach der Primärbehandlung auf. Eine dieser Patientinnen ist nach sekundärer Quadrantekto-

Tabelle 6. Einteilung der aktinischen Hautreaktionen

Grad	Hautreaktion
0	Keine erkennbare Reaktion bis leichtes Erythem
I	Klar erkennbares Erythem, trockene Epitheliolyse
II	Starke Hautrötung mit punktförmigen Hämorrhagien, trockene Epitheliolyse
III	Sehr starkes Erythem mit beginnender umschriebener exsudativer Reaktion
IV	Ausgeprägte exsudative Reaktion
V	Oberflächliche Hautnekrose

Tabelle 7. Hautreaktionen bei Abschluß der Radiotherapie. Kobalt (*Ko*): 41 Patientinnen, Linac (*LI*): 35 Patientinnen; *LK* Lymphknoten

Grad	Häufigkeit der Reaktion [%]					
	PT und Mamma		Axilla und laterale LK		paraster-nale LK	
	Ko	LI	Ko	LI	Ko	LI
0				3		3
I	20	23	46	91	73	88
II	49	63	37	6	25	6
III	24	11	17		2	3
IV	7	3				

Tabelle 8. Kosmetisches Ergebnis nach brusterhaltender Behandlung

N	Kosmetisches Ergebnis		
	Exzellent	Gut	Unbefriedigend
70[a]	48 69%	15[b] 21%	5 7%

[a] 2 Patientinnen (3%) mit Ablatio mammae wegen lokalem bzw. regionärem Rezidiv
[b] 1 Patientin mit Quadrantektomie wegen Lokalrezidiv

mie seit 20 Monaten, die andere nach Mastektomie und unter Polychemotherapie seit 15 Monaten symptomfrei. Bei einer weiteren Patientin mit ungenügender Primärbehandlung (man hatte nur einen tumorfreien Lymphknoten entfernt) wurde 23 Monate nach Brustrezidiv eine Axillarevision und eine Ablatio mammae vorgenommen. Das axilläre Rezidiv ließ sich histologisch bestätigen, die Mamma war histologisch tumorfrei. Die Patientin ist seitdem mehr als 1 Jahr symptomfrei. Bei einer seit 2 Jahren lokoregionär symptomfrei gebliebenen Patientin wurde kürzlich eine solitäre Lungenmetastase operativ entfernt. Eine Patientin verstarb interkurrent nach 9 Monaten infolge eines Herzversagens.

Passagere Pneumonitiden im Lungenspitzenbereich wurden bei 16% (11 von 70), Osteoradionekrosen einer Rippe bei 3% (2 von 70) der behandelten Frauen beobachtet (Tabelle 9).

Tabelle 9. Postaktinische Komplikationen

N	Pneumonitis	Radioosteonekrose
70[a]	11 (16%)	2 (3%)

[a] 1 Patientin nach 15 Monaten aus der Kontrolle verloren

Der Anteil der 3 Jahre symptomfrei überlebenden Patientinnen beträgt - berechnet nach Kaplan und Meier (10) - z. Z. für das Tumorstadium T_1N_0 90%, für T_2N_1 82%. Für das gesamte Kollektiv beträgt das „over all survival" nach 4 Jahren 98% (Abb. 2) und das „disease free survival" für den gleichen Zeitraum 88% (Abb. 3). Wir sind uns bewußt, daß solche Aussagen zu einem so frühen Zeitpunkt - durchschnittliche Beobachtungszeit 22 Monate - noch keine Rückschlüsse auf das definitive Ergebnis erlauben.

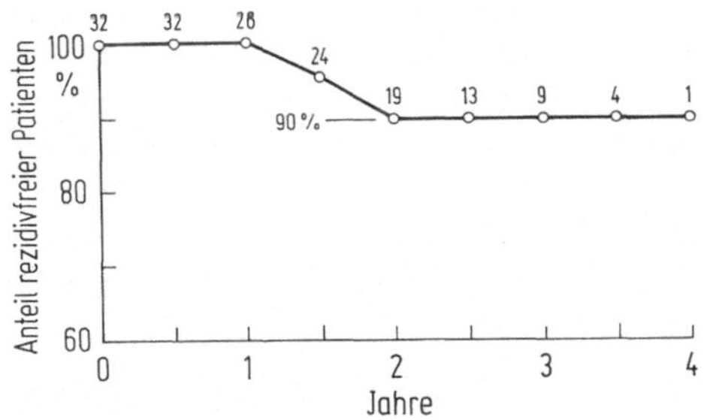

Abb. 2. Gesamtüberlebensrate bei Mammakarzinom, brusterhaltende Therapie (Basel, 19. 1. 1977-31. 12. 1980)

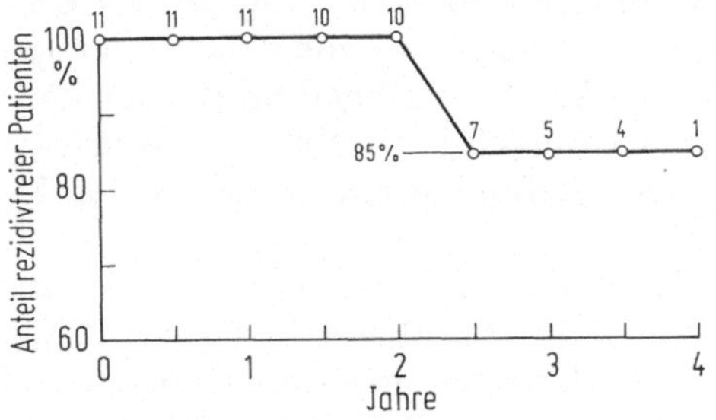

Abb. 3. Rezidivfreies Überleben bei Mammakarzinom, brusterhaltende Therapie (Basel, 19. 1. 1977-31. 12. 1980)

Diskussion

Ziel der brusterhaltenden Therapie bei bestimmten Stadien des Mammakarzinoms ist es, den Patientinnen neben der Vermeidung des verstümmelnden Eingriffs mit zumutbaren Belastungen mindestens die gleichen Heilungschancen zu bieten, wie sie sich mittels Mastektomie und Axillaausräumung erreichen lassen.

Die Legitimation zur Anwendung geeigneter Behandlungskonzepte ergibt sich aus den bereits vor einigen Jahren vorliegenden Erfahrungsberichten, welche an großen Patientenkollektiven zeigen, daß eine brusterhaltende Therapie einer Amputation mit Exstirpation der axillären Lymphknoten ohne oder mit Nachbestrahlung bezüglich des Rückfallrisikos mindestens ebenbürtig ist (4, 5, 8, 9, 11, 12, 13, 14, 15, 16, 17), und daß die mit einer brusterhaltenden Therapie verbundenen Belastungen und speziellen Risiken auch im Hinblick auf das kosmetische Resultat bemerkenswert gering sind. Die brusterhaltende Therapie bestimmter Stadien des Mammakarzinoms darf also zumindest als angemessen betrachtet werden.

Diese Erfahrungen können wir nach Behandlung von 80 Patientinnen mit Tumorstadien T_1N_0 bis T_2N_1 (maximaler Tumordurchmesser 3 cm) im Zeitraum vom 1. Januar 1977 bis 31. Dezember 1980 in vollem Umfang bestätigen. Dabei erwies sich u.a. auch, daß

1. mit der Zahl der entfernten axillären Lymphknoten die Häufigkeit des Metastasennachweises steigt,
2. große fettreiche Brüste die Qualität und Verträglichkeit der Radiotherapie ungünstig beeinflussen können,
3. 4–8 MeV Linearbeschleunigerphotonen und Elektronen mit ihrer wählbaren begrenzten Reichweite wesentlich günstigere Voraussetzungen für eine möglichst wirksame und schonende Radiotherapie bieten als ein Telekobaltgerät, und
4. die Radiotherapie nach dem in Basel üblichen Konzept von den Patientinnen subjektiv und objektiv ebenso wie physisch und psychisch ausgezeichnet vertragen wird.

Voraussetzung für die Durchführung einer brusterhaltenden Therapie ist bei uns, daß die in definierten Abständen erforderlichen und bezüglich des Umfangs genau beschriebenen Nachsorgeuntersuchungen nur von den mit der Tumorsituation und der Behandlung vertrauten Ärzten durchgeführt werden können, d.h. von den Mitgliedern des Lumpectomy-Teams. Nur so lassen sich u.U. folgenschwere Mißinterpretationen von Befunden mit der gebotenen Sicherheit vermeiden.

Patientenauswahl, Behandlungen und Nachuntersuchungen erfolgen bei uns streng nach Protokoll. Nur so ist es möglich, in absehbarer Zeit zuverlässige Auskünfte auch über Risikofaktoren (hier finden jetzt auch die Östrogen- und Progesteronrezeptoren Beachtung), Indikationen zur adjuvanten Chemotherapie und über späte Auswirkungen der Therapie zu erhalten. Solche Informationen können dann in einem Anschlußprotokoll Berücksichtigung finden, wenn es darum geht, durch eine differenzierte Therapie dem individuellen Risikomuster Rechnung zu tragen, d.h. sowohl Über- als auch Unterbehandlungen zu vermeiden.

Zusammenfassung

Vom 19. 1. 1977 bis 31. 12. 1980 wurden 80 Patientinnen nach dem Basler Konzept brusterhaltend behandelt. Die bisherigen Resultate der beiden genau definierten und exakt aufeinander abgestimmten Behandlungsmodalitäten (Lumpectomy mit Axillarevision, Radiotherapie) bezüglich lokoregionärer Tumorkontrolle und kosmetischem Ergebnis sind sehr befriedigend. Sie haben dazu beigetragen, daß das Basler Konzept der brusterhaltenden Therapie beim frühen Mammakarzinom von der Schweizerischen Arbeitsgruppe für Klinische Krebsforschung als Protokoll (SAKK 201/81) angenommen wurde.

5.6 Krebsgerechte Primärtherapie des Mammakarzinoms

F. K. Beller

Für die Primäroperation beim Mammakarzinom im Stadium T_1 wurden im letzten Jahrzehnt weniger radikale Methoden bevorzugt. Wird heute nur noch von ungefähr ⅓ der Chirurgen nach Halsted operiert, so führt die Mehrzahl den Eingriff nach Patey [7] durch, historisch korrekt eigentlich Moore [5]. Bei den noch konservativeren Operationen erscheint die Beobachtung wichtig, daß bei der Tylektomie, der Quadrantenresektion und der von uns verwandten subkutanen Mastektomie mit Lymphadenektomie der Hautmantel mit Warzenhof und Warze stehen bleibt. Das hat nicht zu einem Weiterwachstum im Warzenhof geführt. Wir glauben, daß das die Folge der Nachbestrahlung ist, die bei den 3 Operationsmethoden einen integrierten Teil in die Primärbehandlung darstellt. Der Tumorbefall im Warzenhof, identifiziert durch Schnellschnittuntersuchungen, liegt in unserem Material bei etwa 4%.

Nachdem wir ursprünglich unsere Operationsmethode [1] nur bei Karzinomen im Stadium T_1 anwandten [2], beobachteten wir, daß ein Einwachsen in das Nachbargewebe, in diesem Fall die Faszie des M. pectoralis major, auch bei großen und damit lange bestehenden Tumoren, sehr spät erfolgt. Dies entspricht Beobachtungen insbesondere von Ober [6], der auf diese Tatsache beim Collumkarzinom immer wieder aufmerksam gemacht hat. Das Karzinom vermehrt sich in seinem Ursprungsepithel, aber „scheut" die nächste Schicht, wie Bricker [3] das bezeichnet hat.

Bei Entwicklung unserer Operationsmethode haben wir darauf geachtet, eine Probeexzision vom Warzenhofboden und eine Keilexzision von der Brustwarze vorzunehmen. Nur wenn dieses Gewebe frei von Karzinom war, wurde es belassen.

Nach zunehmender Sicherheit über die Richtigkeit unserer Überlegungen haben wir die Methode auf größere Tumoren ausgedehnt. Bekanntlich wird ein Zusammenhang zwischen axillärem Lymphknotenbefall und Tumorgröße angenommen. Je größer der Tumor, um so häufiger ist ein Lymphknotenbefall nachzuweisen, der wiederum auf eine Generalisierung der Erkrankung schließen läßt. Wenn diese Folgerung richtig ist, und die gegenwärtige prognostische Beurteilung beruht auf dieser Annahme, dann kann die Vorstellung „kleiner Tumor = kleine Operation" und „großer Tumor = große Operation" nicht richtig sein. Wenn man bei einem T_3-Tumor eine Halsted-Operation durchführt, obwohl Warzenhof und M. pectoralis major nicht befallen sind, bedeutet das in meiner Vorstellung, eine Operation um des Prinzips willen durchzuführen. Es ist auch nicht einzusehen, warum eine Patientin, die das Unglück hat, ihren Tumor nicht früher bemerkt zu haben – was oftmals nicht einmal ihre Schuld ist –, mehr verstümmelt werden muß, als eine Patientin, die einen kleineren Tumor aufweist.

Wir haben gegen die Vorstellung der „stadiengerechten Operation" ein anderes Konzept gestellt, das uns logischer erscheint: Wir führen während der Operation an der Tumorgrenze Schnellschnitte durch, um das Ausmaß der Tumorentwicklung histologisch zu begrenzen. Findet sich dabei eine tumorfreie Brustwarze, wird sie, unabhängig von der Tumorgröße, ebenso belassen wie der M. pectoralis major, wenn er histologisch nicht befallen ist. Die Axilla wird nur dann weiträumig ausgeräumt, wenn verbackene Lymphknoten bestehen. Das bedeutet, daß wir nicht an einen kurativen Erfolg der axillären Lymphdrüsenausräumung glauben. Sie ist nach unserem anatomischen Verständnis bei radikal eingeschränkten Operationen gar nicht möglich. Wir beschränken uns daher auf eine Lymphadenektomie, um 10–15 Lymphknoten zu gewinnen. Dabei wird der Bindegewebsmantel der V. axillaris geschont, was wiederum das Entstehen von Lymphödemen verhindert und damit zur Lebensqualität im Sinne von Handly [4] beiträgt.

Wir nennen dieses Konzept ein „karzinomgerechtes Operieren". Dieses Prinzip wird nicht nur beim Mammakarzinom, sondern auch bei anderen Genitalkarzinomen angewandt. Als Beispiel sei erwähnt, daß bei einem Stadium III beim Collumkarzinom das infiltrierte Parametrium durch Narben oder Entzündungen vorgetauscht werden kann. Wir führen eine Laparotomie durch und klären durch Schnellschnitt, ob das Parametrium befallen ist oder nicht. Als Folge hat die Zahl von Meigs-Wertheim-Operationen im Stadium III erheblich zugenommen.

Ob man eine subkutane Mastektomie und Lymphadenektomie und ggf. adjuvante Chemotherapie oder eine Quadrantenresektion mit den gleichen Zusatzmaßnahmen durchführt, dürfte einmal von der Präferenz des Operateurs abhängig sein, zum anderen aber von der lokalen Situation. Da Unterschiede in der Fünfjahresüberlebensrate nicht bestehen, bestimmen ausschließlich kosmetische Überlegungen die Wahl entweder der einen oder anderen Methode. Wir glauben, daß es beispielsweise bei Bestehen einer großen Hängebrust bei einem Tumor in einem oberen Quadranten kosmetisch sinnvoller ist, eine subkutane Mastektomie beiderseits durchzuführen als eine Quadrantenresektion. Andererseits kann bei jungen Frauen mit geringer Ptose bei Tumoren im unteren Quadranten eine Quadrantenresektion das richtige Verfahren sein.

Bei der Quadrantenresektion, aber auch der Tylektomie, jeweils mit Bestrahlung, ist die Rezidivrate außerordentlich gering, obwohl nach der gültigen Vorstellung Gewebe mit Dysplasien bestehen bleibt. Dies könnte den Schluß zulassen, daß die Progression einer Mastopathie durch eine Röntgenbestrahlung unterbrochen wird. Wir glauben daher, daß in Anbetracht der bisher fehlenden Hinweise auf strahleninduzierte Mammakarzinome diskutiert werden könnte, ob eine Bestrahlung der Brust einen Ausweg aus der bisherigen Problematik der vorsorglichen subkutanen Mastektomie darstellen kann.

Literatur

1. Beller FK, Schnepper E (1978) Die mamillenerhaltende Operation zur Behandlung kleiner Mammakarzinome. Senologia 3:27
2. Beller FK, Schnepper E (1981) Konservative Primäroperation des Mammakarzinoms. Subkutane Mastektomie, Lymphadenektomie und Bestrahlung. Dtsch Med Wochenschr 106/11:329
3. Bricker EM (1973) In: Spratt JS, Butcher Jr HR, Bricker EM (eds) Exenterative surgery of the pelvis. Saunders, Philadelphia
4. Handley RS, Thachray AC (1969) Conservative radical mastectomy. Ann Surg 170:880
5. Moore CH (1867) St. Barholomeu's Harp. Rep 3:133
6. Ober KG, Huhn FO (1962) Die Ausbreitung des Krebses auf die Parametrien und die Lymphknoten der Beckenwand. Arch Gynecol 197:262
7. Patey DH, Dyson WH (1948) The prognosis of carcinoma of the breast in relation to the type of operation performed. Br J Cancer 2:7
8. Peters MV (1967) Wedge resection and irradiation: an effective treatment in early breast cancer. JAMA 200:18
9. Veronesi U, Baufi A, Saccozi R, Salvadori B, Zucali R, Uslenghi G, Greco M, Luini A, Rilke F, Sultan L (1977) Conservative treatment of breast cancer. Cancer 39:2822

5.7 Mammographische Veränderungen der bestrahlten Brust

A. C. Almendral, E. Walther und D. Stucki

Eine brusterhaltende Therapie, bestehend aus Tumorexzision, systematische Revision der Axilla und Nachbestrahlung, wurde bei über 80 Patientinnen mit kleinen Mammakarzinomen und klinisch freien Axillae durchgeführt. Über Auswahl der Fälle, Einzelheiten des chirurgischen Vorgehens und Technik der Strahlentherapie wird ausführlich an anderer Stelle referiert (vgl. Teil I, Abschn. 5.5).

Zur Beurteilung der Resultate dieser Behandlung sind lückenlose Nachkontrollen unbedingte Voraussetzung. Die Nachsorgeuntersuchungen werden bei uns durch in den Methoden der Senologie besonders geschulte und zudem mit dieser Behandlungsmethode vertraute Ärzte innerhalb einer für diese Gruppe von Patientinnen speziell eingerichteten Sprechstunde durchgeführt. Die Nachsorgeuntersuchungen finden in den ersten zwei Jahren nach Abschluß der Behandlung in vierteljährlichen Abständen, nach dem 2. bis zum vollendeten 5. Jahr in halbjährlichen Abständen statt. Danach sollen die Nachuntersuchungen einmal jährlich erfolgen.

Bei diesen Nachuntersuchungen geht es vor allem um die möglichst frühe Erfassung der lokalen und regionären Rezidive, um die Beurteilung des kosmetischen Resultates, um die Diagnose und ggf. Behandlung der Therapiefolgen und schließlich um die Erkennung von auftretenden Fernmetastasen. Zur Frühdiagnose der lokalen und regionären Rezidive müssen alle in der Senologie üblichen diagnostischen Methoden angewandt werden: klinische Untersuchung, Mammographie, Thermographie und morphologische Abklärungsmethoden. An dieser Stelle soll lediglich auf die Bedeutung der Mammographie zur Beurteilung der strahlengeschädigten Brust eingegangen werden.

Nach der brusterhaltenden Therapie treten vor allem als Folge der Strahlenbehandlung Veränderungen an der Haut, am Fettgewebe und Mammaparenchym auf, die mammographisch zur Darstellung kommen. In den meisten Fällen (ca. 80%) beobachtet man eine Verdickung der Haut und eine vermehrte Fibrosierung des Parenchyms. Das resultierende mammographische Bild ähnelt einer kleinknotigen Mastopathie mit sklerosierender Adenosis. Diese Veränderungen werden begleitet von einer geringgradigen Schrumpfung der gesamten Brust. Mammographisch können diese Veränderungen als typisch für die bestrahlte Brust angesehen werden. Die diagnostische Aussagefähigkeit der Mammographie ist in solchen Fällen nicht beeinträchtigt.

Starke Verdickung der Haut, starke Fibrosierung des Parenchyms und die Tendenz zu einer glasigen homogenen Verschattung der gesamten Brust wurden in ca. 4% der Fälle beobachtet. Dieses Bild ist beinahe identisch zu dem mammographischen Befund eines sog. „entzündlichen Karzinoms“ bzw. Oedema malignum. Diese Fälle weisen klinisch auch ein Ödem der Haut auf sowie eine Rötung und diffuse Verhärtung der Brust. Die Patientinnen klagen manchmal über Schmerzen. Die diffuse starke Erwärmung der Brust läßt sich gut thermographisch dokumentieren. Da in solchen Fällen ein lokales Rezidiv nicht ausgeschlossen werden kann, empfiehlt sich die histologische Abklärung durch Punktionsbiopsie. Bei der weiteren Beobachtung dieser Fälle verschwindet allmählich das Ödem und der mammographische Befund gleicht sich mehr oder weniger dem oben beschriebenen und als typisch nach Strahlentherapie angesehenen mammographischen Bild an.

Narbenbildungen als Folge der Operation können manchmal die Aussagefähigkeit der Mammographie beeinträchtigen. Hierbei ist für die Differentialdiagnose eine lückenlose Dokumentation des ganzen Verlaufs unerläßlich.

In dem von uns untersuchten Krankengut traten bisher 2 lokale Rezidive auf. In beiden Fällen war der mammographische Befund für die Diagnosestellung maßgebend.

Zusammenfassend läßt sich aus unseren Erfahrungen ableiten, daß der Mammographie trotz gelegentlicher Einschränkung ihrer diagnostischen Aussagefähigkeit als Folge der brusterhaltenden Therapie doch ein wichtiger Platz neben anderen senologischen Methoden eingeräumt werden soll.

5.8 Plastische Rekonstruktion nach Ablatio mammae: Nachuntersuchungsergebnisse bei 70 Patientinnen

U. Lorenz, F. Kubli, H. D. Scheffzek, G. Widmaier und H. Rüttgers

Ganz ohne Zweifel stellt die Ablatio mammae zum Zeitpunkt der Diagnosestellung und Operation für jede Patientin einen tiefgreifenden Schock und Lebenseinschnitt dar. Unabhängig vom Stadium des Brustkrebses und der notwendigen Nachbehandlung, Chemotherapie oder Bestrahlung, wird zunächst die - auch bei moderner Technik - als verstümmelnd angesehene Abnahme der Brust nur schwer toleriert und hat oft erhebliche Störungen des Selbstwertgefühles zur Folge.

Die neue, rekonstruktive Mammachirurgie mit Einsatz von Silasticprothesen hat zur Behebung oder Verminderung dieser Probleme eine willkommene Hilfsmöglichkeit eröffnet. Mehrere operative Verfahren zur Rekonstruktion nach Ablatio sind in den vergangenen Jahren entwickelt und verfeinert worden: Subpektorale Augmentation zum Zeitpunkt der Ablatio sowie sekundäre sub- oder präpektorale Augmentation ohne und mit Hautlappenverschiebung (Bohmert).

In den vergangenen 8 Jahren wurden an der Universitäts-Frauenklinik Heidelberg bei 93 Patientinnen rekonstruktive Eingriffe nach Ablatio mammae durchgeführt (Tabelle 1).

Zur meistens notwendigen Symmetrisierung der kontralateralen Brust ergeben sich in Abhängigkeit von Brustgröße und -form, von Risikofaktoren und von radiologischer und klinischer Kontrollierbarkeit verschiedene Verfahren: In unserem Krankengut am häufigsten ist die subkutane Mastektomie mit sub-

Tabelle 1. Plastische Rekonstruktion nach Ablatio. Operatives Vorgehen bei 79 Patientinnen

	n
1) Primär - einzeitig - subpektoral	38
2) Sekundär - ein/mehrzeitig - subpektoral	26
3) Sekundär - ein/mehrzeitig - präpektoral	4
4) Sekundär - ein/mehrzeitig - *mit* Lappenverschiebung	
a) + subpektorale Augmentation	12
b) + präpektorale Augmentation	8
c) + präpektorale Augmentation nach Verschiebeschwenklappen	4

bzw. präpektoraler Augmentation (41 von 79 Fällen). Die kontralaterale Ablatio simplex mit subpektoralem Aufbau (16 von 79 Fällen) haben wir schon vor Jahren als zu radikal und kosmetisch selten befriedigend verlassen. Bei gut kontrollierbarer kontralateraler Brust genügte in 11 von 79 Fällen eine Reduktionsplastik oder Liftingoperation. Zweimal führte die Entdeckung eines klinisch okkulten invasiven Karzinoms der Gegenseite zur Mastektomie mit Ausräumung der Axilla (Tabelle 2).

Tabelle 2. Behandlung und Symmetrisierung der kontralateralen Brust bei 79 Patientinnen mit Rekonstruktion nach Ablatio

	n
1) Keine Operation	9
2) Subkutane Mastektomie mit/ohne Hautreduktion	41
- Subpektorale Augmentation	25
- Präpektorale Augmentation	13
- Eigenfettaufbau	3
3) Reduktionsplastik oder Lifting	16
4) Primäre Ablatio simplex und simultane Subpektorale Augmentation	16
5) Ablatio + Axilla wegen Karzinom kontralateral	2

Tabelle 3. Beurteilung des plastischen Spätergebnisses >6 Monate nach abgeschlossener Rekonstruktion durch Patientin und nachuntersuchenden Arzt

Subjektiv durch die Patientin				Objektiv durch nachuntersuchenden Arzt			
Sehr gut	Gut	Befriedigend	Schlecht	Sehr gut	Gut	Befriedigend	Schlecht
20	22	13	1	18	19	16	3
75%		25%		66%		34	

Auch wenn die plastischen Ergebnisse nach Rekonstruktion subjektiv überwiegend als gut und sehr gut beurteilt werden (Tabelle 3), muß nach den objektivierbaren Konsequenzen eines elektiven Eingriffs gefragt werden, der in einem Bereich, der potentiell noch Krebszellen enthält, durchgeführt wird. Wir haben daher bei 93 Patientinnen, die länger als 1 Jahr post ablationem nachuntersucht werden konnten, Überlebensrate, Rezidiv- und Metastasenfreiheit gegenüber einem „gematchten" Kontrollkollektiv ohne nachfolgende Wiederaufbauplastik der Brust geprüft. Die mittlere Beobachtungszeit nach Primärdiagnose des Mammakarzinoms betrug 5,3 Jahre. In folgenden Matchkriterien mußten beide Kollektive übereinstimmen:

1. Tumorgröße (T_0–T_2)
2. Lymphknotenstatus (N_-,N_+)
3. Fünfjahresaltersgruppe
4. Menopausenstatus
5. Parität

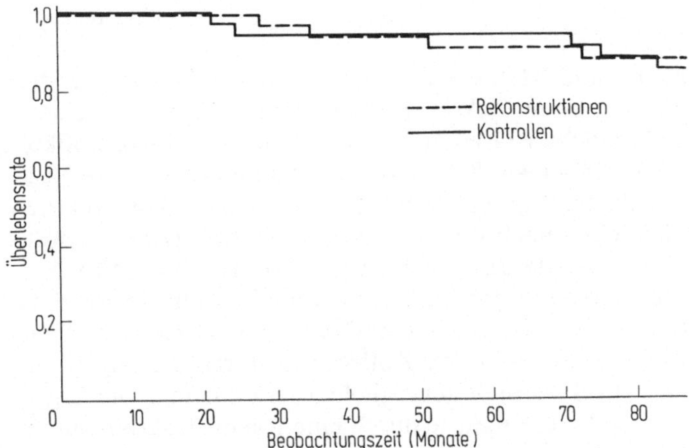

Abb. 1. Überlebensrate der Patientinnen mit und ohne Rekonstruktion. (n=93)

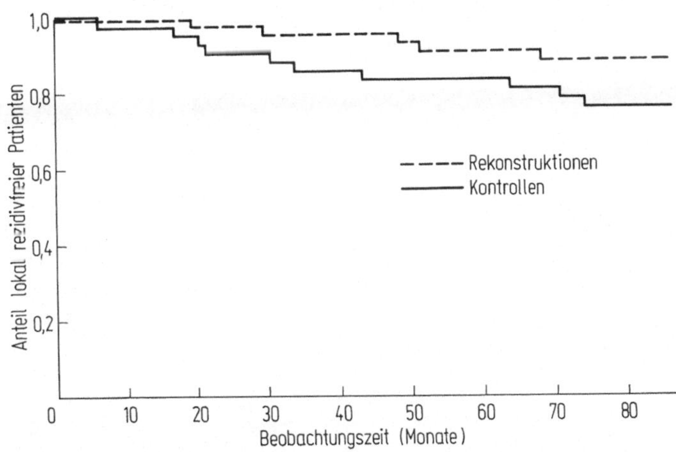

Abb. 2. Loco-regionäre Rezidivfreiheit der Patientinnen mit und ohne Rekonstruktion, Rezidivrate signifikant niedriger nach Rekonstruktion ($p < 0{,}046$) (n=93)

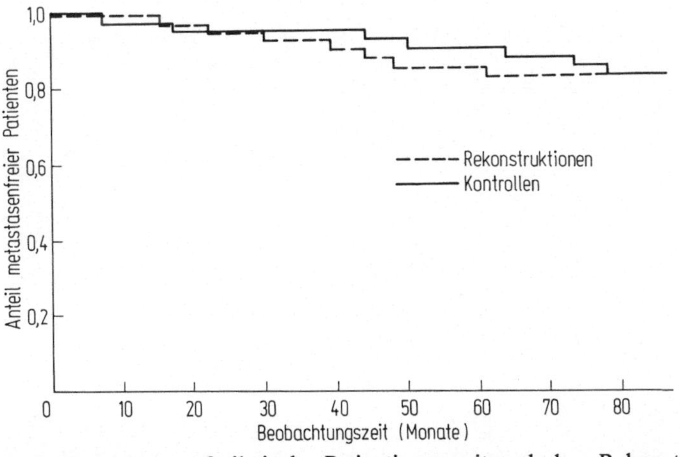

Abb. 3. Metastasenfreiheit der Patientinnen mit und ohne Rekonstruktion. (n=93)

Bezüglich Überlebensrate und Metastasenfreiheit ließen sich zwischen den beiden Kollektiven mit und ohne Rekonstruktion keine deutlichen Unterschiede nachweisen. Die Überlebensraten in Studienkollektiv und Kontrollkollektiv sind praktisch gleich (88% resp. 87% (Abb. 1)). Die lokoregionäre Rezidivrate ist im 6. Nachbeobachtungsjahr mit 17,2% im nicht rekonstruierten Kollektiv höher als im Kollektiv nach Rekonstruktion mit 7,5% (Abb. 2), während die Metastasierungsrate wiederum gleich ist mit 7% bzw. 10% (Abb. 3).

Die signifikanten Unterschiede in der Zahl der lokoregionären Rezidive zugunsten der Patientinnen mit Rekonstruktion sind wohl mit Vorsicht zu interpretieren, da mögliche Unterschiede in den Kollektiven durch die angewandten Match-Kriterien nicht mit Sicherheit ausgeglichen sein dürften. Die Ergebnisse sprechen aber dafür, daß die Prognose durch eine Rekonstruktion zumindest nicht verschlechtert wird.

II
Aktuelle klinische Entscheidungen und Fragestellungen beim Mammakarzinom

1 Grundsätzliche Überlegungen zur Therapie des invasiven Mammakarzinoms

F. Kubli und D. von Fournier

Allgemeines

Der Behandlung des Brustkrebses liegen gegenwärtig folgende Vorstellungen zugrunde:

1. Zum Zeitpunkt der Primärbehandlung befindet sich der Tumor in der Mehrzahl der Fälle bereits im Stadium der Dissemination. Dies ergibt sich aus den Absterberaten der Patientinnen mit einem lokal vollständig geheilten Brustkrebs, besonders gegen den Hintergrund unserer Kenntnisse über die Wachstumsgeschwindigkeiten der Mammakarzinome und aus dem vergleichsweise geringen Einfluß der Radikalität im lokoregionären Bereich auf die Überlebensraten. In 60–80% der Fälle sind Fernmetastasen das erste Zeichen eines Tumorrezidivs [41]. Daraus leitet sich das Konzept adjuvanter systemischer cytotoxischer Therapie ab.
2. Die Prognose ist in erster Linie abhängig von der Aggressivität und der Wachstumsgeschwindigkeit des Tumors. Hinweise auf die Aggressivität des Krebses lassen sich aus einer Reihe morphologischer und biochemischer Tumorcharakteristika gewinnen. Sie werden gegenwärtig zur Einstufung der Patientinnen in bestimmte Risikogruppen und damit zu einer risikogerechten Individualisierung der Therapie verwendet.
3. Die Prognose hängt offensichtlich ebenfalls – wenn auch in quantitativ nicht abschätzbarem Maße – von der Abwehrlage des befallenen Organismus ab. Nach Fisher [13, 14] soll der karzinomatöse Befall der axillären Lymphknoten vor allem ein Indikator für die Tumor-Wirt-Beziehung sein und eine Situation signalisieren, die auch an anderen Stellen das Angehen des Tumors wahrscheinlich macht. Die Versuche zur Beeinflussung der immunologischen Abwehrlage sind bisher negativ verlaufen oder befinden sich noch in einem experimentellen Stadium [31, 43]. Der Einfluß psychischer Faktoren steht zur Diskussion [21], ist aber nicht eindeutig nachgewiesen und wenigstens in seiner Größenordnung völlig offen.
4. Die Bedeutung der Radikalität der Behandlung des Tumors im lokoregionären Bereich für die Überlebensraten wird nach wie vor nicht einheitlich beurteilt. Atkins et al. [2] haben gezeigt, daß die unzureichende Sanierung größerer Tumormassen (brusterhaltende Therapie ohne axilläre Lymphonodektomie und mit unterdosierter Bestrahlung im Stadium II) die Überlebenschancen signifikant vermindert; die Beobachtungszeiten betragen jetzt 15 Jahre.

Andererseits sprechen die großen angelsächsischen prospektiven Studien – das Protokoll 04 der NSBAP [14], die Manchester-Studie [33] und der Kings Cambridge-Trial [7] – eindeutig dafür, daß eine unvollständige Sanierung der axillären Lymphknoten im klinischen Stadium I die Überlebensrate nicht beeinflußt (Abb. 1). In diesem Stadium ist in etwa 40% der Fälle mit histologisch nachweisbaren Lymphknotenmetastasen zu rechnen. Ebenso bleibt die Erweiterung der chirurgischen Radikalität unter Einbeziehung der parasternalen Lymphabflußgebiete ohne Einfluß auf die Heilungsziffern [46].

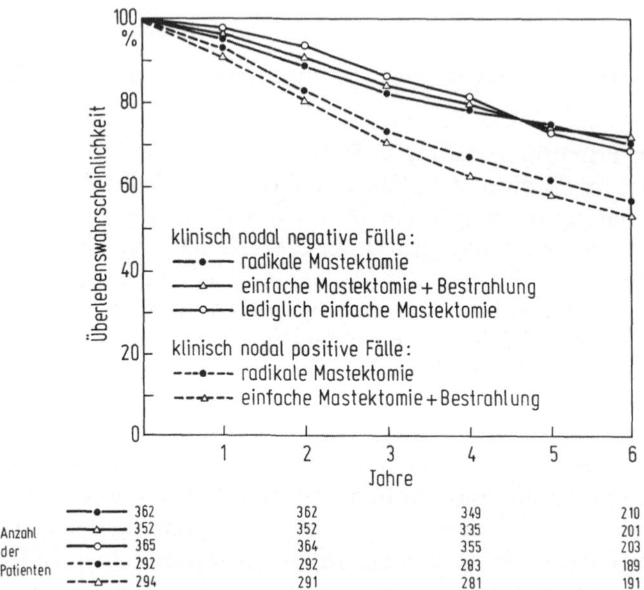

Abb. 1. 6-Jahresergebnisse einer prospektiven NSA-BP-Studie nach Fisher et al. (15)
Klinisch nodal negative Fälle:
RM = Radikale Mastektomie
TM + X Ray = Einfache Mastektomie + Bestrahlung
TM = Lediglich einfache Mastektomie
Klinisch nodal positive Fälle:
RM = Radikale Mastektomie
TM + R = Einfache Mastektomie + Bestrahlung

Dasselbe trifft schließlich zu für die Radikalität der Behandlung der Thoraxwand nach Mastektomie; die Überlebensraten sind identisch, ob die Thoraxwand nachbestrahlt wird oder nicht [14, 33, 7].

Man muß daher heute davon ausgehen, daß die Zurücklassung quantitativ geringer Tumormassen in der Axilla und an der Thoraxwand, sowie die Belassung befallener parasternaler Lymphknoten keinen gesicherten Einfluß auf die endgültigen Heilungsziffern ausüben.

Hingegen ist mehrfach gezeigt und unbestritten, daß die Häufigkeit lokoregionaler Rezidive direkt von der Radikalität der Sanierung im lokoregionalen Bereich - sei es chirurgisch oder radiologisch - abhängt, und daß gleichzeitig mit abnehmender Radikalität die Frequenz lokoregionärer Rezidive ansteigt.

Prognostische Faktoren

Neben dem *histopathologischen Tumortyp* - medulläre, kolloidale, tubuläre und papilläre Karzinome haben eine relativ gute Prognose im Vergleich zu dem am häufigsten vorkommenden invasiven ductalen Karzinom - sind folgende Tumorcharakteristika von mehr oder weniger großer prognostischer Relevanz:

- Lymphknotenbefall und Zahl der befallenen Lymphknoten
- Tumorgröße
- Differenzierungsgrad (Grading) des Tumors und Fehlen oder Vorliegen von Lymphgefäßeinbrüchen
- Hormonrezeptorgehalt

In ihrer klinischen Bedeutung entweder noch nicht festgelegt infolge nicht ausreichender Erfahrungen oder aber umstritten sind

- in vitro-Messungen der Tumorkinetik [44, 42, 23, 24 u. a.]
- Lokalisation des Tumors

Lymphknotenbefall

Unter allen prognostischen Faktoren kommt dem Befall der axillären Lymphknoten das größte Gewicht zu. Dabei ist nicht nur der qualitative Befund des Befalls von Bedeutung, sondern auch und besonders die quantitative Information in Form der Zahl der befallenen Lymphknoten. Sind diese metastatisch okkupiert, so ist es heute universell üblich, zwischen einer niedrigeren Risikogruppe mit Befall von 1-3 Lymphknoten und einem Kollektiv mit höherem Risiko mit Befall von 4 oder mehr Lymphknoten zu unterscheiden.

Allerdings besteht kein Zweifel, daß bei Befall von mehr als 3 Lymphknoten das Risiko des Therapiemißerfolges im individuellen Fall etwa proportional zur Zahl der befallenen Lymphknoten ansteigt [12]. Gegenüber der Zahl spielt das Niveau (Level) des Lymphknotenbefalls eine untergeordnete Rolle, da diskontinuierliche Metastasierung in die apikale Gruppe eine Seltenheit darstellt und apikaler Befall in der Regel bei hoher Zahl positiver Lymphknoten auftritt.

Von praktischer Bedeutung ist die Frage nach dem *Informationsgehalt* der verschiedenen chirurgischen Interventionsarten in der Axilla. Das sogenannte „axillary sampling", das den etwas unscharfen Begriffen der „selektiven axillären Lymphonodektomie" oder der „Axillarevision" entsprechen dürfte, brachte in der Edinburgh-Studie [20] immerhin in 15% falsch negative Ergebnisse. Nach Fisher [16] besteht eine gewisse Wahrscheinlichkeit, daß Patientinnen dann in die Risikogruppen falsch eingestuft werden, wenn weniger als 10 Lymphknoten zur Untersuchung kommen.

Eindeutig erscheint, daß die Information um so sicherer ist, je vollständiger die Ausräumung der Axilla erfolgt und daß für eine verbindliche Beurteilung des Lymphknotenbefalls wenigstens die Gruppen I und II (Abb. 2) bis zum medialen Rand des Musculus pectoralis minor ausgeräumt werden sollten.

Tumorgröße

Je größer der Tumor, um so größer ist die Wahrscheinlichkeit des regionalen Rezidivs und der distanten Metastasierung, mit der letzteren zugleich der Unheilbarkeit der Erkrankung. Aber auch kleine Tumoren unter 1 cm metastasieren in einem nicht unbeträchtlichen Prozentsatz und bei Karzinomen von 5 mm und weniger Durchmesser wurden nach Donegan [12] in 15% axilläre Me-

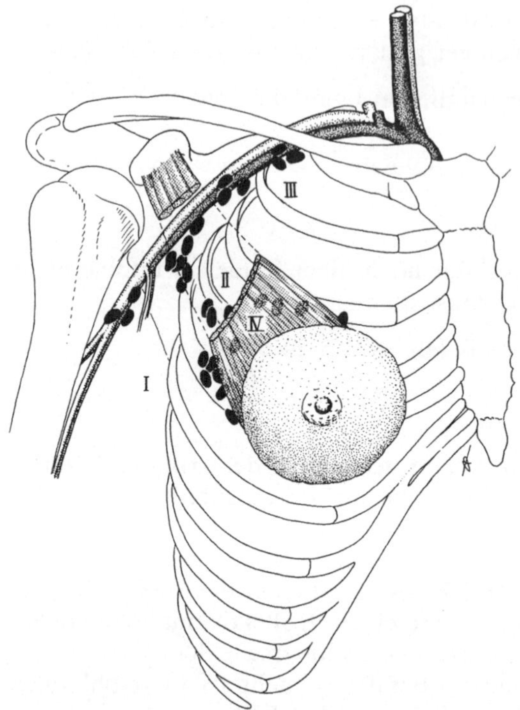

Abb. 2. Axillare Lymphknoten der Gruppe I, II und III.

tastasen gefunden. Der Begriff des „minimal cancer", basierend allein auf der Größe eines invasiven Primärtumors, erscheint daher nicht sinnvoll.

Differenzierungsgrad des Tumors

Die Abhängigkeit der Prognose vom Differenzierungsgrad des Tumors ist seit langem bekannt. Gewisse Schwierigkeiten bestehen in der Reproduzierbarkeit der histologischen und cytologischen Grading-Methoden. Außerdem sind entdifferenzierte Tumoren in der Regel diejenigen, die auch andere schlechte prognostische Zeichen wie Lymphknotenbefall aufweisen. Von praktischer Bedeutung sind jedoch *Entdifferenzierung* und vor allem auch *Einbrüche in Lymphgefäße bei kleinen Tumoren ohne Lymphknotenbefall*; diese gehören in eine hohe Risikokategorie [45, 40].

Rezeptorgehalt des Tumors

Tumoren mit hohem Östrogenrezeptorgehalt haben eine bessere Prognose als Tumoren mit niedrigerem (kleiner als 20 fmol) oder fehlendem Rezeptorgehalt [27, 23, 10, 33 u. a.]. Dieser dürfte im wesentlichen einen Indikator für den Differenzierungsgrad des Tumors darstellen; in vitro verhalten sich Rezeptorgehalt und Tumorkinetik - bestimmt über den Kurzzeitchemosensibilitätstest - gegensinnig [22].

Darüber hinaus hat die Information über den Rezeptorgehalt auch therapeutische Implikationen [6].

Progesteronrezeptoren scheinen ebenfalls von prognostischer und therapeutischer Bedeutung, unter Umständen sogar von höherer klinischer Relevanz als die Östrogenrezeptoren zu sein; infolge zu kleinem Beobachtungsgut und zu geringen Beobachtungszeiten besteht über ihren Stellenwert aber noch keine Klarheit. Prognostisch am günstigsten liegen Fälle, bei denen beide Rezeptoren hoch positiv sind.

Tumorlokalisation

Medial sitzenden Tumoren wird eine schlechtere Prognose als den lateral sitzenden zugeschrieben. Die Unterschiede sind allerdings gering [7]; im NSBAP-Protokoll 04 waren die Überlebensraten identisch [15].

In vitro-Messungen der Tumorkinetik

Erste Ergebnisse [8, 44, 24 u. a.] haben gezeigt, daß den in vitro-Bestimmungen der Tumorkinetik (Labeling Index oder Kurzzeitchemoresistenztest, Stammzellkulturen*) ohne Zweifel ein prognostischer Informationsgehalt zukommt. Ob dieser dem histopathologischen Grading infolge besserer Quantifizierbarkeit und Reproduzierbarkeit wesentlich überlegen sein wird, bleibt abzuwarten.

In praxi sind *Tumorgröße, Lymphknotenbefall und Rezeptorgehalt* unverzichtbare Variablen für die Entscheidungsbildung anläßlich der Primärbehandlung; häufig wird der Tumorsitz mit einbezogen, seltener der *Differenzierungsgrad des Tumors*, doch ist letzteres wünschenswert vor allem bei Tumoren mit apparent günstiger Prognose aufgrund der sonstigen prognostischen Parameter.

Die lokoregionäre Therapie

Zu dem in jedem Fall angestrebten Therapieerfolg gehört auch die Vermeidung des lokoregionären Rezidivs. Dies gilt ganz besonders, wenn die Lebensqualität der überlebenden Patientinnen und die Möglichkeit brusterhaltender Therapie und Rekonstruktion mit berücksichtigt werden. Jedes Lokalrezidiv bedeutet eine Beeinträchtigung der Lebensqualität der Patientin, ist bei primär brusterhaltender Therapie in der Regel mit dem endgültigen Verlust der Brust verbunden und macht nach Mastektomie eine geplante Rekonstruktion unmöglich oder verzögert sie doch wesentlich.

Es besteht daher ganz allgemein Einigkeit darüber, daß das erste Ziel jeder lokoregionären Behandlung die vollständige Kontrolle über das Tumorgeschehen im lokoregionären Bereich sein muß. Da die Überlebenschancen dadurch nur innerhalb relativ enger Grenzen tangiert werden, besteht aber ebenfalls weitgehende Einigkeit darüber, daß die Verhältnismäßigkeit der Mittel dabei gewahrt bleiben sollte [29]. So haben zahlreiche Studien (zusammengefaßt bei Donegan und Spratt [12]) die Gleichwertigkeit der radikalen Mastektomie nach Halstedt und der modifizierten Mastektomie unter Belassung eines oder beider Brustmuskeln in bezug auf die Überlebensraten gezeigt. Daher kommt die Halstedt'sche Operation im allgemeinen nur noch in Ausnahmefällen - bei Befall der Pectoralismuskulatur durch den Tumor - zur Anwendung.

Bei der lokoregionären Therapie kann man die drei Bereiche: Brust und Thoraxwand, axilläre Lymphabflußgebiete und parasternale Lymphabflußgebiete getrennt betrachten.

* Neuerdings auch die cytophotometrische Bestimmung der Ploide und S-Phasen.

Brust und Thoraxwand

Zur Diskussion stehen die totale Mastektomie mit und ohne Nachbestrahlung der Thoraxwand, brusterhaltende Operationsverfahren mit Nachbestrahlung der Brust und schließlich Teilresektion der Brust ohne Nachbestrahlung.

Totale Mastektomie mit und ohne Nachbestrahlung der Thoraxwand

Die totale Mastektomie ist praktisch universell das Standardverfahren und die Therapie der Wahl für bewegliche Tumoren aller Größen, die noch in genügendem Abstand umschnitten werden können. Lokale Rezidive in der Thoraxwand treten in Abhängigkeit von der Tumorgröße und der Aggressivität des Tumors einerseits und der Radikalität der Operation andererseits in etwa 10 bis 20% auf. Ihre Häufigkeit läßt sich durch Nachbestrahlung der Thoraxwand signifikant senken. Trotzdem wird in scheinbar zunehmendem Maße auf die Nachbestrahlung verzichtet [32]. Bei kleinen Tumoren mit guter Prognose erscheint sie wegen der relativen Seltenheit und guten Therapierbarkeit von Narbenrezidiven unnötig und sie verschlechtert die Ausgangssituation für eine eventuell geplante Rekonstruktion, während bei Tumoren mit schlechterer Prognose der möglichst rasche Beginn einer aggressiven adjuvanten systemischen Therapie zur Zeit vorrangig erscheint. Eine Bestrahlung der Thoraxwand hat im primären Behandlungsplan um so eher Platz, je geringer die Radikalität des chirurgischen Vorgehens und je größer und aggressiver der Tumor ist.

Technisch gibt es auch unter dem Begriff totale Mastektomie offensichtlich eine recht große Variationsbreite der Radikalität. Wir sind der Meinung, daß

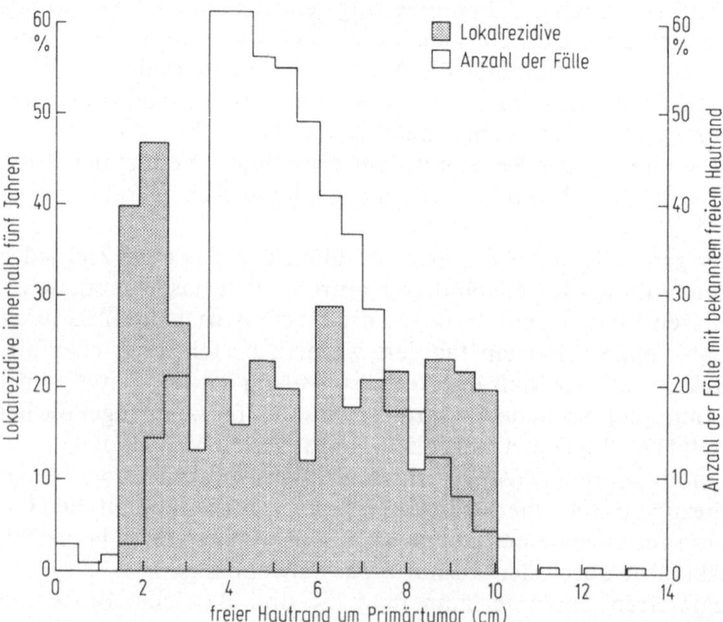

Abb. 3. Beziehung zwischen freiem Hautrand im Resektionspräparat und Lokalrezidiven innerhalb 5 Jahren. Signifikanter Anstieg bei einem Tumor-Resektionsabstand von <3 cm. Nach Donegan (12)

das chirurgische Vorgehen vorteilhafterweise so ausgelegt sein sollte, daß guten Gewissens auf eine Nachbestrahlung primär verzichtet werden kann. Dies heißt, daß der Abstand der Resektionslinien vom Primärtumor mindestens 3 cm betragen sollte, da unterhalb dieser Distanz die Häufigkeit lokaler Therapieversager signifikant ansteigt (Abb. 3). Besonders bei jungen Frauen inseriert die Brust in der Regel sehr breitflächig auf der Thoraxwand und es ist in der Peripherie häufig eine ausgedehnte Präparation des Drüsenkörpers von der belassenen Haut/Subcutis notwendig; in diesen Bereichen unterscheidet sich die Technik übrigens nicht von der bei der subkutanen Mastektomie üblichen.

Brusterhaltende Operationen mit Nachbestrahlung

Das Konzept der klassischen Therapie unter möglichst totaler Entfernung der Brustdrüse basiert auf dem Wissen um die Häufigkeit multifokaler bzw. mikrometastatischer Herde auch in den nicht primär von Karzinom befallenen Quadranten und zwar in variablen Frequenzen bis zu 50% oder mehr (Ober, Seite 128ff, Frischbier, Seite 117ff). Multifokale mikroskopische Tumorherde sind um so häufiger, je größer der Primärtumor ist.

Die Erfahrungen vor allem einzelner französischer und skandinavischer Behandlungszentren haben andererseits gezeigt, daß es mit moderner Bestrahlungstechnik möglich geworden ist, prinzipiell tumorvernichtende Strahlendosen mit relativ gutem kosmetischem Ergebnis auf die Brust zu applizieren ([5, 36, 1, 37, Übersicht bei 39]; Frischbier, Seite 117ff).

Die ausschließlich radiologische Primärtherapie resultiert allerdings vor allem bei größeren Tumoren in einer hohen Zahl von lokalen Rezidiven und sekundären Brustamputationen [5]. Die Wahrscheinlichkeit eines echt kurativen Effektes einer gegebenen Strahlendosis - nach Fletcher sind mindestens 45 Gy notwendig [9] - ist um so höher, je geringer die Tumormasse. Am günstigsten ist daher die Situation, in welcher lediglich mikroskopische Karzinomherde vorhanden sind, der Primärtumor also chirurgisch entfernt ist.

Bis heute liegen jedoch Ergebnisse mit genügend großen Patientenzahlen und einigermaßen ausreichender Beobachtungsdauer lediglich von 2 prospektiv kontrollierten Studien vor: derjenigen von Atkins und Mitarbeitern [2] und neuerdings von Veronesi und Mitarbeitern [47]. In beiden Studien wurde grundsätzlich eine Quadrantenresektion mit Nachbestrahlung kombiniert, wobei allerdings die Strahlentherapie in der Atkins-Studie für heutige Verhältnisse unterdosiert war. Auch unter diesen Umständen sind die Überlebenszeiten nach 15 Jahren Beobachtungsdauer für die brusterhaltend behandelten Tumoren des Stadiums I gleich wie nach radikaler Mastektomie bei einer allerdings deutlich höheren Frequenz lokoregionärer Rezidive, während für Tumoren des Stadiums II die brusterhaltende Therapie mit signifikant schlechteren Überlebensraten einherging. Die neuere Studie von Veronesi et al. verfügt über deutlich kürzere Beobachtungszeiten bis zu maximal 7½ Jahren; die Bestrahlungstechnik entspricht den gegenwärtigen Vorstellungen und es wurden lediglich Patientinnen des klinischen Stadiums T_1, N_0 in die Studie aufgenommen. Überlebensraten, Häufigkeit von Fernmetastasen und Frequenz lokoregionärer Rezidive sind hier bisher gleich für die brusterhaltende Therapie wie für radikale Mastektomie nach Halstedt.

Für die Quadrantenresektion mit Nachbestrahlung bei relativ kleinen Tumoren (T_1) bestehen mithin eindeutige Hinweise darauf, daß dieses Verfahren - richtig ausgeführt - eine vertretbare Alternative zur radikalen bzw. modifiziert radikalen Mastektomie sein kann. Nach unseren eigenen Erfahrungen sind die kosmetischen Ergebnisse gut, wenn auch nicht durchwegs ideal; es resultiert in jedem Fall eine Größendifferenz aufgrund der Brustteilresektion, die wir in einem Teil der Fälle durch eine kontralaterale Quadrantenresektion ausgeglichen haben.

Die kosmetischen Ergebnisse der einfachen Tumorektomie und Nachbestrahlung sind besser. Für dieses Verfahren liegen bislang zwar Berichte über sehr gute Heilungsziffern bei zum Teil langen Beobachtungszeiten aus einzelnen Zentren (Frischbier, Seite 117 ff), aber noch keine Ergebnisse von prospektiv randomisierten Studien vor.

Die Frage, ob die skizzierten brusterhaltenden Therapieformen heute allgemein und verbreitet, außerhalb kontrollierter Studien angewandt werden sollen, wird im allgemeinen zurückhaltend und eher negativ beantwortet. So heißt es im UICC Technical Report 1982: „Less mutilating local treatments allowing breast preservation are being explored. Early results suggest that this may be appropriate treatment for some patients, however those results are preliminary and need further follow up and confirmation.“ Dies hat damit zu tun, daß für die der gegenwärtigen Bestrahlungstechnik entsprechende Mailänder Studie die Beobachtungszeiten in Relation zur zeitlichen Metastasierungssequenz des Mammakarzinoms nach wie vor relativ kurz sind und insgesamt die Zahl der vorliegenden prospektiv kontrollierten Studien beschränkt ist. Weiterhin besteht Einigkeit darüber, daß die Durchführung brusterhaltender Therapien technisch eindeutig schwieriger ist als die modifizierte Radikaloperation, wobei dies sowohl den Bereich der Brust - zwar nicht die einfache Tumorektomie, wohl aber die Durchführung der Quadrantenresektion mit vernünftigem kosmetischem Ergebnis - betrifft wie auch und besonders die axillare Lymphonodektomie, für welche infolge des schlechteren Zugangs die Schwierigkeiten deutlich größer sind. Schließlich ist die adäquate Strahlentherapie nicht ganz einfach, besonders wenn man die interstitiellen Therapieformen mit Iridium [37] berücksichtigt und besteht über die Spätfolgen der Applikation hoher Strahlendosen auf die Brust noch wenig Klarheit.

Brusterhaltende Operationen ohne Nachbestrahlung

Seit 1976 läuft in USA das NSABP-Protokoll Nr. 6, wonach eine Randomisation in drei Arme mit Brustamputation, Quadrantektomie mit Nachbestrahlung und Quadrantektomie ohne Nachbestrahlung erfolgt. Dem Konzept liegt die Vorstellung zugrunde, daß ähnlich wie bei den lediglich histologisch vorhandenen Lymphknotenmetastasen möglicherweise auch die mikroskopischen Metastasen im Brustdrüsenkörper nur in einem kleinen Teil tatsächlich später manifest werden. Ergebnisse liegen bisher noch nicht vor; diese Therapieform ist ohne Zweifel gegenwärtig als rein experimentell zu bezeichnen.

Axilläre Lymphabflußgebiete

Für das therapeutische Management der axillären Lymphabflußgebiete dürfen heute folgende Voraussetzungen als weitgehend gesichert gelten:

1. Zum mindesten im klinischen Stadium I sind die Überlebensraten gleich, ob die axillären Lymphabflußgebiete therapiert werden oder nicht. Lokale Rezidive sind in der unbehandelten Axilla aber deutlich häufiger - in der Größenordnung von 15% gegenüber 2% oder weniger bei adäquater chirurgischer Sanierung [2, 14].

2. Die Ergebnisse der chirurgischen und der radiologischen Sanierung der Axilla sind weitgehend identisch [14].

3. Die histologische Untersuchung der chirurgisch entfernten Lymphknoten liefert die für die Festlegung der individuellen Prognose wichtigste Einzelinformation; diese scheint besonders dann zuverlässig zu sein, wenn mehr als 10 Lymphknoten entfernt und untersucht worden sind.

4. Für eine ausreichende chirurgische Sanierung der Axilla muß der große Brustmuskel nicht entfernt werden; die Frequenz von Armödemen - in der Regel leichten Grades - ist dann minimal in der Größenordnung von wenigen Prozent.

Daher halten wir eine möglichst gründliche chirurgische Ausräumung der Axilla für das Vorgehen der Wahl und zwar unabhängig davon, wie der Primärtumor der Brust behandelt wird. Dafür kommen zwei Verfahren unter Erhaltung des großen Brustmuskels in Frage:

Die *modifizierte Radikaloperation* nach Patey unter Resektion des Musculus pectoralis minus und die modifizierte Radikaloperation unter Erhaltung beider Brustmuskeln unter möglichst weitgehender Luxation derselben (Auchincloss-Madden-Operation).

Eine für diagnostische Zwecke ausreichende Ausräumung der Axilla sollte vorteilhafterweise wenigstens die Gruppen I und II (Abb. 1) umfassen. Dies ist mit beiden genannten Operationsverfahren in der Regel möglich. Eine vollständige Ausräumung der Axilla unter Einschluß der Gruppe III (Apex) ist nur bei Resektion (oder Spaltung und Wiedervereinigung) des kleinen Brustmuskels durchführbar. Die diagnostische (und therapeutische) Bedeutung der Ausräumung der dritten Ebene der Axilla, in der sich in der Regel nur einige wenige Lymphknoten finden, dürfte klein sein.

Wir entfernen den kleinen Brustmuskel dann, wenn die Axilla intraoperativ eindeutig karzinomatös befallen gefunden wird. Die Zahl der durchschnittlich entfernten Lymphknoten gibt einen Hinweis auf die Radikalität der chirurgischen Technik; sie ist aber natürlich ebenso von der Sorgfalt der histopathologischen Aufarbeitung abhängig. Bei einwandfreier Aufarbeitung und einigermaßen radikalem chirurgischem Vorgehen variiert die Zahl der entfernten Lymphknoten zwischen unter 10 und über 30 und liegt im Mittel um 20 oder höher.

Bei ausreichender chirurgischer Radikalität ist eine Nachbestrahlung angesichts der niedrigen lokalen Rezidivrate auch bei karzinomatösen Lymphknotenbefall nicht indiziert.

Auch für den Bereich der Axilla gilt, daß die therapeutischen Bestrebungen unabhängig von ihrem Einfluß auf die Überlebensrate eine möglichst vollständige Kontrolle des Tumors im lokoregionären Bereich zum Ziele haben müssen. Verzichtet man aus was für Gründen immer auf eine chirurgische Ausräumung der Axilla oder beschränkt sich auf eine subradikale selektive Lymphonodektomie, so wird man daher in der Regel primär eine (zusätzliche) Strahlentherapie der Axilla durchführen; nicht empfehlenswert ist die Alternative, das Auftreten des Rezidivs abzuwarten und dann zu therapieren.

Parasternale Lymphabflußgebiete

Die Bedeutung der Sanierung der parasternalen Lymphabflußgebiete wird nach wie vor nicht einheitlich beurteilt.

Medial sitzende Tumoren metastasieren parasternal in etwa 10% (bei negativen axillären Lymphknoten) bis 30% (bei positiven axillären Lymphknoten, [46]).

Die chirurgische Therapie der parasternalen Lymphknoten hat keine Verbesserung der Heilungsziffern gebracht [46], ebensowenig die Bestrahlung der Parasternalregion in einigen großen prospektiven angelsächsischen Studien [7, 14, 33]. Unter den prospektiv randomisierten Studien ist zur Zeit in einer, nämlich der Stockholm-Studie, nach 8 Jahren Beobachtungszeit die Strahlentherapie für die Untergruppe der medial sitzenden Tumoren mit einer signifikant besseren Überlebensrate verbunden.

Während die supraradikale Mastektomie unter chirurgischer Ausräumung der parasternalen Lymphabflußgebiete weitgehend verlassen ist, hat die Bestrahlung der parasternalen Lymphabflußgebiete beim medial sitzenden Tumor Befürworter und Gegner, wobei sich beide auf prospektive Studien mit relativ langer Beobachtungszeit stützen können.

Adjuvante systemische Therapie

Adjuvante Chemotherapie

Es liegen heute relative Langzeitergebnisse über 4–6 Jahre der drei hinsichtlich Patientenzahlen und Studienstruktur relevanten Studien (NSABP-Projekte 05 und 07, Mailänder Studie), sowie eine große Zahl von Zwischenergebnissen kürzer laufender Studien vor (Übersicht bei 41, 30, u.a., Schmidt, Seite 203ff).

Die Ergebnisse sind in den Einzelheiten zum Teil unterschiedlich, im allgemeinen Trend und in den großen Zügen jedoch recht einheitlich:

1. Die rezidivfreien Überlebensraten sind unter adjuvanter Chemotherapie bei prämenopausalen Patientinnen signifikant vermehrt.
2. Bei postmenopausalen Patientinnen ist dieser Effekt zum Teil weniger ausgeprägt, zum Teil nicht vorhanden.
3. Die Unterschiede gegenüber den Kontrollpopulationen bezüglich gesamte Überlebensraten (overall survival) sind weniger ausgeprägt. Zum Teil sind vorher vorhandene Signifikanzen im Verlauf der Beobachtungszeit (vorübergehend?) verschwunden, wie etwa diejenige für die Gesamtpopulation in der Mailänder Studie nach 6 Jahren, zum Teil sind sie zwar für die Gesamtpopulation vorhanden, aber nicht für Untergruppen oder umgekehrt. Auch hier ist der Effekt bei prämenopausalen Patientinnen überzeugender.
4. Die Unterschiede hinsichtlich rezidivfreier Überlebensraten gegenüber den Kontrollpopulationen liegen in der Größenordnung von 10–20% oder mehr, für Gesamtüberlebensraten um 10% oder mehr.

Möglicherweise sind fehlende Effekte bei postmenopausalen Patientinnen zum Teil durch Unterdosierung bedingt. Generell besteht ein Trend zu aggressiveren Kombinationen, zur totalen parenteralen Applikation sämtlicher Medikamente, neuerdings auch zur sequentiellen Anwendung verschiedener nicht kreuzresistenter Chemotherapiekombinationen. Die Langzeitergebnisse der Skandinavischen Studie von Nissen-Meyer, die einen signifikanten Unterschied von 10% in der gesamten Überlebensrate bei einer Beobachtungsdauer von 15 Jahren nach kurzdauernder perioperativer Chemotherapie erbrachte, lassen den Zeitpunkt des Beginns der Chemotherapie als möglicherweise kritischen Faktor erscheinen. Demgegenüber besteht eher ein Trend zur Verkürzung der Behandlungsdauer, die in der Regel – sieht man von der o.a. sequentiellen Anwendung verschiedener Kombinationen ab – 6 Monate nicht mehr überschreitet.

Während der Effekt der adjuvanten Chemotherapie über mittelfristige Beobachtungszeiten um 5 Jahre heute einwandfrei gesichert ist [38], ist insgesamt in der Beurteilung der initiale Enthusiasmus doch eher einer nüchternen Skepsis gewichen. Insbesondere ist nach wie vor unklar, ob das erklärte Ziel der adjuvanten Chemotherapie, nämlich eine signifikante Vermehrung der Dauerheilungen, tatsächlich erreicht werden wird: „Disease-free survival will be prolonged for many, but few will be cured".

In dieser Situation sind die Vorteile der adjuvanten Chemotherapie abzuwägen gegenüber deren Nachteilen, nämlich Kurzzeit- und Langzeittoxizität und die subjektiven Nebenwirkungen. Schwere Zwischenfälle aufgrund der Kurzzeittoxizität sind erstaunlich selten. Vermehrte Zweitkarzinome wurden bisher nach adjuvanter Chemotherapie nicht beobachtet; im Gegensatz zu den Erfahrungen mit palliativer Chemotherapie, wo diese nach langdauernder Applikation und insgesamt hohen Dosen auftreten.

Die tierexperimentellen Ergebnisse bei Nagern (Habs, Seite 213ff) sind ohne Zweifel interessant, können aber sicher nicht ohne weiteres auf die Verhältnisse beim Menschen übertragen werden.

Die subjektive Verträglichkeit der aggressiven adjuvanten Chemotherapie ist aber größtenteils extrem schlecht; der psycho-soziale negative Impakt dieser Therapieform ist beträchtlich und wird mit Sicherheit in Zukunft vermehrte Beachtung finden. Für die Zukunft steht auch das Problem einer noch besseren Selektion der zu behandelnden Patientinnen im Vordergrund, da zur Zeit immerhin etwa 80% oder mehr der Behandlungen keinen faßbaren Effekt gegenüber den unbehandelten Kontrollpopulationen mit sich bringen.

Trotz aller Reserven bildet heute vor allem für prämenopausale Patientinnen mit erhöhtem Risiko, d.h. axillären Lymphknotenmetastasen besonders bei Rezeptor-negativem Tumor die adjuvante Chemotherapie die einzige Chance zur Verbesserung der Prognose. Grundsätzliche Kandidatinnen für adjuvante Chemotherapie sind auch Patientinnen ohne regionäre Lymphknotenmetastasen, aber mit anderen prognostisch ungünstigen Tumorcharakteristika, z.B. Lymphgefäßeinbrüchen. Auch bei postmenopausalen Patientinnen wird man bei hohem Risikograd in der Regel die adjuvante Chemotherapie durchführen, doch sind beispielsweise nach Carter [9] für prospektive Studien Kontrollarme ohne Chemotherapie durchaus erlaubt und auch angezeigt.

Am vorteilhaftesten wird die adjuvante Chemotherapie innerhalb kontrollierter Studien durchgeführt. Wo dies nicht möglich ist, wird man das Für und Wider im individuellen Fall besonders sorgfältig abwägen müssen und scheinen folgende Voraussetzungen unabdingbar:

- Eindeutige Festlegung des individuellen Risikos unter Erfassung und Berücksichtigung der in Abschnitt II angeführten prognostischen Parameter
- Ausreichende Erfahrung der Therapeuten mit cytotoxischer Therapie
- Sicherung regelmäßiger Kontrollen zur Erkennung und Vermeidung bzw. Behandlung toxischer Nebenwirkungen und
- Sicherung mit der für diese Dinge möglichen Gültigkeit einer einwandfreien Langzeitdokumentation.

Wir verwenden heute im Rahmen einer zusammen mit anderen Frauenkliniken laufenden prospektiven Studie das Adriblastin/Endoxan-Schema für hohe Risikofälle (Rezeptor-negative Tumoren, Befall von 4 Lymphknoten und mehr) und das CMF-Schema für niedrigere Risikograde (Rezeptor-positive Tumoren, 1-3 befallene Lymphknoten). Sämtliche Medikamente werden parenteral appliziert über 6 Monate in folgender Dosierung:

CMF

Endoxan	500 mg/m^2 i.v. Tag 1 und 8
Methotrexat	40 mg/m^2 i.v. Tag 1 und 8
Fluorouracil	600 mg/m^2 i.v. Tag 1 und 8
Wiederholung des Schemas am Tag 29	

Adriblastin/Endoxan

Adriblastin	30 mg/m^2 i.v. Tag 1
Endoxan	300 mg/m^2 i.v. Tag 1 und 8
Wiederholung des Schemas am Tag 22	

Endokrine adjuvante Therapie

Die *Kastration* als adjuvante Therapie wurde und wird nach wie vor kontrovers beurteilt. Allerdings gibt es Hinweise darauf, daß dieser Maßnahme tatsächlich ein positiver Langzeiteffekt bezüglich Überlebensraten zukommen könnte [4, 35].

Im Vordergrund des Interesses stehen heute jedoch die *Anti-Östrogene,* im besonderen Tamoxifen (Nolvadex R). Eine größere Zahl von prospektiven Studien zu dieser Frage sind im Gange. Vorderhand liegen erst Kurzzeitergebnisse über 2-3 Jahre vor, wobei vor allem die Zwischenergebnisse der entsprechenden NSABP-Studie mit signifikant erhöhten rezidivfreien Überlebensraten unter der Kombination von adjuvanter Chemotherapie und Tamoxifen gegenüber adjuvanter Chemotherapie allein Beachtung gefunden haben [17, 18]. Es bestand dabei eine direkte Abhängigkeit von der Höhe des Östrogen- und Progesteron-Rezeptorgehaltes [18]. Darüber hinaus deuten die bisherigen Ergebnisse darauf hin, daß ein Effekt vorwiegend oder ausschließlich bei postmenopausalen Patientinnen zu erwarten ist. Prämenopausal steht vor allem auch die Frage der Dosierung noch zur Diskussion [34]. Es besteht aber im wesentlichen Einigkeit darüber, daß die bisherigen relativ kurzen Beobachtungsdauern noch keine definitiven Aussagen erlauben. In praxi wird wegen der im Vergleich zu anderen adjuvanten Therapieformen minimalen Nebenwirkungen der Anti-Östrogentherapie eine adjuvante Applikation von Anti-Östrogenen (20-30 mg Tamoxifen/die) bei postmenopausalen Patientinnen mit Rezeptor-positivem Tumor wahrscheinlich dennoch bereits jetzt und auch in naher Zukunft ziemlich weite Verbreitung finden.

Immunologische adjuvante Therapie

Die bisherigen Versuche, durch adjuvante Maßnahmen die immunologische Abwehrlage und damit die Behandlungsergebnisse zu verbessern, verliefen weitgehend negativ. Über positive Langzeitergebnisse mit Beobachtungszeiten von 5 Jahren bei nodal positiven Patientinnen berichteten lediglich Lacour und Mitarbeiter [31] unter Verwendung von Polyadenyl-Polyuridin-Säure über 6 Wochen perioperativ als immunologisch wirksamer adjuvanter Therapie. Eine Bestätigung dieser Befunde von anderer Seite steht noch aus. Neuerdings wurde über vielversprechende erste Ergebnisse mit immobilisiertem Protein A, welches über extrakorporale Perfusion in Patientenplasma eingebracht wurde, berichtet [43]; das Verfahren ist noch rein experimentell.

Zusammenfassend gibt es heute bei Mammakarzinom für die Praxis keine praktikablen adjuvanten immunologischen Maßnahmen mit einigermaßen gesicherten Erfolgsaussichten.

Die Rekonstruktion nach Brustamputation

Im primären Behandlungsplan eines Mammakarzinoms ist vor allem bei jüngeren Patientinnen auch die Möglichkeit der chirurgischen Rekonstruktion nach Amputation zu berücksichtigen. Es ist aber sicher falsch, deswegen auf ausreichende Radikalität - etwa beim Resektionsabstand zum Tumor an der Haut - zu verzichten, denn dabei werden Lokalrezidive häufiger und damit die Voraussetzungen für eine Rekonstruktion schlechter.

Die bei der chirurgischen Rekonstruktion notwendig werdende operative Manipulation und das Einführen von Fremdmaterial in einem Gebiet, das wenigstens theoretisch in einem Teil der Fälle noch Krebszellen beherbergen kann, beeinflußt die Prognose offensichtlich nicht im negativen Sinn. Bei unseren rekonstruierten Patientinnen waren Überlebensrate, Häufigkeit von Fernmetastasen und lokoregionäre Rezidiven bei Beobachtungszeiten bis zu 5 Jahren vergleichbar mit den Ergebnissen in einem bezüglich der wichtigsten prognostischen Variablen gepaarten Kontrollkollektiv nicht rekonstruierter Patientinnen [28]. Die Rekonstruktion ist für die Bewältigung des psychologischen Traumas der Brustamputation offensichtlich hilfreich; entsprechende Ergebnisse aus prospektiv kontrollierten Studien wurden bisher nur von der Edinburgher Gruppe mitgeteilt [11].

Die Ergebnisse sind objektiv gesehen nicht durchweg gut und zwar vor allem deshalb, da gleich wie bei der subkutanen Mastektomie die Lokalisation von Silastik-Fremdimplantaten subkutan mit großer Regelmäßigkeit zu einer mehr oder weniger ausgeprägten Kapselkontraktur führt. Allerdings können auch objektiv nicht ideale Ergebnisse für die Patientin im täglichen Leben eine wesentliche Hilfe bedeuten.

Technisch sind zahlreiche Modifikationen beschrieben (Übersicht bei Bohmert [3]). Im allgemeinen sind mindestens zwei nicht ganz kleine Eingriffe notwendig, wobei der erste allerdings unter Umständen mit der Primärbehandlung zusammenfallen kann. Die besten Aussichten für kosmetisch gute Spätergebnisse gibt die submuskuläre Lokalisation des Silastik-Implantates, in der Regel unter den Musculus pectoralis major. Fehlt dieser, ist eine Latissimus dorsi-Insellappen-Plastik heute das Verfahren der Wahl.

Schließlich beanspruchen die Möglichkeiten des Wiederaufbaus mit körpereigenem Gewebe, z. B. mittels Rectus-abdominis-Muskelhautlappen zunehmendes Interesse.

Der Zeitpunkt einer Rekonstruktion hängt von der individuellen Prognose ab. Bei prognostisch günstigen Tumoren - etwa des Stadiums T_1, N_0 und kleineren T_2 Tumoren - kann frühzeitig, unter Umständen bereits zum Zeitpunkt der Primärbehandlung oder aber nach vollständigem Abschluß der primären Wundheilung, rekonstruiert werden.

Bei prognostisch ungünstigen Tumoren wird in der Regel nicht vor einem Intervall von 2-3 Jahren rekonstruiert, vor allem deshalb, weil in diesem Zeitraum in einem nicht unbeträchtlichen Teil der Fälle bereits Lokalrezidive oder Fernmetastasen auftreten. Allerdings ist man zunehmend der Ansicht, daß im individuellen Fall ein dringender Wunsch nach Rekonstruktion auch bei ungünstiger Prognose nicht abgelehnt werden sollte.

Die Möglichkeit der chirurgischen Rekonstruktion ist grundsätzlich mit jeder Patientin, deren Prognose nicht zu ungünstig ist, zu diskutieren. Nach unserer Erfahrung machen davon allerdings nur eine Minorität von etwa 10% der Patientinnen Gebrauch. Rekonstruktionen sind relativ schwierige plastische Operationen mit nur teilweise voll befriedigenden Langzeitergebnissen. Ihre Durchführung sollte wahrscheinlich mit Vorteil denjenigen Institutionen und Abteilungen überlassen werden, die über ausreichende Erfahrung verfügen.

Lokal fortgeschrittene Karzinome

Lokal fortgeschrittene Karzinome der Stadien T_3 und T_4 mit axillärem Lymphknotenbefall sind in der Regel nicht mehr kurabel und die okkulte oder auch manifeste Disseminierung ist die Regel. Lokoregionäre Rezidive sind bei alleiniger chirurgischer Therapie ebenfalls mit hoher Regelmäßigkeit zu erwarten. Trotz der grundsätzlichen Inkurabilität erscheint die Kontrolle über den Tumor im lokoregionären Bereich aus Gründen der Lebensqualität wichtig. Man wird individuell vorgehen müssen, der Befall des Musculus pectoralis major ist in der Regel eine Indikation zur partiellen oder totalen Resektion desselben. Im allgemeinen werden die chirurgischen Maßnahmen mit Strahlentherapie im lokoregionären Bereich und bei gegebener Verträglichkeit zusätzlich mit systemischer Chemotherapie kombiniert.

Richtlinien und Empfehlungen

Verbindliche Richtlinien und Empfehlungen zur Behandlung des Mamma-Karzinoms können heute von keiner Seite gegeben werden.

Wie kürzlich von Kinne und Robbins ausgeführt [26], ist gegenwärtig die Selektion der therapeutischen Verfahren für Frauen mit Mammakarzinom ein Enigma für potentielle Patientinnen, ihre Familien und die involvierten Ärzte geworden. Diesem Phänomen liegt nicht nur ein rascher Fortschritt der Forschung zugrunde, sondern ebenso und eher mehr eine Unzahl von vorzeitig publizierten Teilergebnissen, die - je sensationeller um so eher - über die Laienpresse vielfache Multiplikation erfahren. Dabei ist zu berücksichtigen, daß 5-Jahresergebnisse für den Brustkrebs relative Kurzzeitergebnisse sind und daß verschiedene, auch methodisch einwandfrei angelegte, Studien zum selben Thema häufig divergierende Ergebnisse erbringen.

Es erscheint daher notwendig, diejenigen therapeutischen Verfahren, deren Wert und Anwendungsbereich durch vielfache gleichsinnige Studien und ausreichende Beobachtungszeiten gesichert sind, von Behandlungsmodalitäten zu unterscheiden, für welche dies nicht zutrifft, auch wenn theoretische Überlegungen, Erfahrungen an einzelnen Zentren und einzelne prospektive Studien zu ihren Gunsten sprechen. Die letzteren Behandlungsmodalitäten sollten zum mindesten mit Vorsicht und der nötigen Skepsis, am besten unter kontrollierten Bedingungen angewandt werden; es gehören dazu die Verfahren zur primär brusterhaltenden Therapie und wohl auch die adjuvante Chemotherapie. Dabei gibt es spezifische Risiken von Überbehandlung (Overtreatment) und Unterbehandlung, die nach Möglichkeit zu vermeiden sind.

Bereiche gesicherten therapeutischen Handelns

Für bewegliche Tumoren, die in genügendem Abstand umschnitten werden können - im Prinzip Tumoren T_1 und T_2 - ist die im Effekt gesicherte und in der Verhältnismäßigkeit weltweit anerkannte Therapie die modifizierte Radikaloperation mit axillärer Lymphonodektomie. Dies gilt unabhängig vom klinischen Lymphknotenstatus.

Ist der Tumor gegenüber dem Musculus pectoralis major nicht mehr beweglich, ist dieser partiell oder total mit zu entfernen. Bei ausreichender chirurgischer Radikalität und adäquater Technik ist eine Nachbestrahlung der axillären Lymphabflußgebiete nicht indiziert, ebensowenig eine zusätzliche Strahlentherapie der Thoraxwand. Wir halten diese Behandlung für die logischste und rationalste.

Vertretbare und ebenfalls weltweit anerkannte Therapievarianten bestehen in der Einschränkung der chirurgischen Radikalität vor allem im Bereich der Axilla und dem substitutiven Einsatz der Strahlentherapie.

Eine postoperative Bestrahlung der parasternalen Lymphabflußgebiete bei medialem Sitz des Tumors bringt möglicherweise Vorteile, doch ist dies nicht gesichert. Für lokal fortgeschrittene Tumoren (T_3 und T_4) ist die alleinige chirurgische Therapie in der Regel nicht ausreichend und es muß mit postoperativer, eventuell auch präoperativer Strahlentherapie und/oder Chemotherapie kombiniert werden.

Nicht eindeutig gesicherte, aber gegenwärtig weitgehend anerkannte Bereiche therapeutischen Handelns

Obwohl in der angestrebten Wirksamkeit und ihrer Verhältnismäßigkeit keineswegs über alle Zweifel erhaben, ist eine adjuvante Chemotherapie bei prämenopausalen Patientinnen mit hohem Risiko, d.h. axillärem Lymphknotenbefall, besonders bei Rezeptor-negativem Tumor gegenwärtig weitgehend als integraler Teil der Therapie anerkannt. Für postmenopausale Risikopatientinnen sind Effekt und Verhältnismäßigkeit noch weniger eindeutig, dennoch wird eine adjuvante cytotoxische Therapie in der Mehrzahl der Fälle mit hohem Risiko durchgeführt.

In die weitgehend anerkannten Bereiche therapeutischen Wirkens gehört heute wohl auch die chirurgische Rekonstruktion, obwohl die Untersuchungen über deren Effekt auf die Prognose außerordentlich spärlich sind.

Nicht eindeutig gesicherte, zur Zeit noch weitgehend dem experimentellen Bereich zugehörige Therapieformen

Dazu gehören gegenwärtig alle Formen der primär brusterhaltenden Therapie; ihre Durchführung sollte daher an kontrollierte Bedingungen gebunden sein.

Überbehandlung (Overtreatment)

Für eine Reihe von Therapiemodalitäten ist heute erwiesen, daß ihr Nutzen in keinem Verhältnis zu den Nebenwirkungen und/oder den Kosten steht. Dazu gehört die Halstedt'sche Radikaloperation bei beweglichen Tumoren ohne Befall des großen Brustmuskels, die Nachbestrahlung von Axilla und Thoraxwand nach Halstedt'scher Operation, die Nachbestrahlung von axillären Lymphabflußgebieten und Thoraxwand bei einem histologischen Tumorstadium T_1, N_0, besonders wenn gut differenziert, auch nach modifizierter Radikaloperation. Als Überbehandlung ist heute auch eine längerdauernde aggressive adjuvante Chemotherapie bei nodal negativen Patientinnen ohne spezielle Risikofaktoren einzustufen.

Bereiche möglicher Untertherapie

Die Welle der Publizität und Popularität für die brustkonservierenden Therapieformen beinhaltet wenigstens theoretisch das Risiko der Unterbehandlung, wenn diese Therapievarianten nicht mehr auf einzelne Zentren mit großer Erfahrung beschränkt bleiben und außerhalb kontrollierter Studien unter möglicherweise unzureichenden technischen Voraussetzungen durchgeführt werden. Ob diese Gefahr real ist, und wenn ja, wie groß sie ist, weiß heute niemand. Die Möglichkeit sollte aber im Auge behalten werden.

Literatur

1. Amalric R, Santamaria F, Robert F, Seigle J et al. (1981) Curative Radiotherapy for operable Breast Cancer: 5- and 10-years Results. In: Lewison EF, Montague ACW Diagnosis and Treatment of breast cancer. Williams and Wilkins, Baltimore, S 185
2. Atkins H, Hayward JL, Klugnar DJ, Wayle AB (1972) Treatment of early Breast Cancer. A report after ten years of a clinical trial. Br Med J II, 423
3. Bohmert H (1982) Brustkrebs und Brustrekonstruktion. G. Thieme, Stuttgart

4. Bryant AJS, Weir JA (1981) Prophylactic oophorectomy in operable instances of carcinoma of the breast. Surg Gynec Obstet 153:660
5. Calle R, Pilleron JP, Schlienger P, Vilcoq JR (1978) Conservative Management of operable breast cancer. Ten years experience at the Foundation Curie. Cancer 42:2045
6. Campbell FC, Blamey RW, Elston CW, Morris AH et al (1981) Quantitative oestradiol receptor values in primary breast cancer and response of metastases to endocrine therapy. Lancet 2:1317
7. Cancer Research Campaign Working Panty (1980) Cancer Research Campaign (King's/ Cambridge). Trial for early Breast Cancer. Lancet 2:55
8. Carter SK (1981) Predictors of response and their clinical evaluation. Cancer Chemotherapy Pharmacology 7:1
9. Carter SK (1981) Adjuvant Chemotherapy of breast cancer. N Engl J Med 304:45
10. Croton R, Cooke T, Holt S, George WP, Nicolson R, Griffitts K (1981) Oestrogen Receptors and Survival in early Breast Cancer. Brit Med J 283:1289
11. Dean C, Chetty U, Forrest APM (1983) Effects of immediate breast reconstruction on psychological morbidity after mastectomy. Lancet I:459
12. Donegan WL, and Spratt JS (ed) (1979) Cancer of the Breast. W.B. Saunders, Philadelphia
13. Fisher B (1980) Laboratory and Clinical Research in Breast Cancer - a personal Adventure: The Davod A. Karnofsky Memorial Lecture Cancer Research 40:3863
14. Fisher B, Redmond C, Fisher ER, Participating NSABP Investigators (1980) The contribution of recent NSABP Clinical Trial of Primary Breast Cancer Therapy to an Understanding of tumor Biology - on overview of findings. Cancer 46:1009
15. Fisher B, Wolmark N, Redmond E, Deutsch M et al (1981) Findings from NSABP-Protocol N.B-OH: Comparison of Radical Mastectomy with alternative Treatments II. The clinical and biological Significance of medial-central Breast Cancers. Cancer 48:1863
16. Fisher B, Wolmark N, Bauer M, Redmond C, Gebhardt M (1981) The Accuracy of clinical nodal Staging and of limited axillary dissection as a determinant of histologic nodal status in carcinoma of the breast. Surg Gynec Obstet 152:766
17. Fisher B, Redmond C, Brown A et al (1981) Treatment of primary breast cancer with Chemotherapy and Tamoxifen. The New England J Med. 305:1
18. Fisher B, Redmond C et al (1983) Tumor Estrogen and Progesteron Receptor levels on the response to Tamoxifen and Chemotherapy in primary breast cancer. J Clin Oncology 1:227
19. Fletcher GH, Montague E, Nelson AJ (1976) Combination of conservative surgery and irradiation for cancer of the breast. Am. J. Roentgenolog. Radian Ther Nucl Med 126:216
20. Forrest APM, Roberts MM, Cant E, Shivas AA (1976) Simple Mastectomy and pectoral node biopsy. Br J Surg 63:569
21. Greer S, Morris T, Pettingale KW (1979) Psychological Response to Breast Cancer. Effect on outcome. Lancet II:785
22. Kaufmann M, Klinga K, Runnebaum B, Kubli F (1980) In vitro Adriamycin sensitivitytest and hormonal receptors in primary breast cancer. Europ J Cancer 16:1609
23. Kaufmann M, Klinga K, Runnebaum B, Kubli F (1982) Steroid-Rezeptor und Prognose beim primären Mammakarzinom. In: Frischbier HJ Die Erkrankungen der weiblichen Brustdrüse. Thieme, Stuttgart
24. Kaufmann M (1982) Prognostische Behandlung des Mammacarcinoms in der Habilitationsschrift, Heidelberg 1982
25. Kinne DW, Ashikari R, Butler A, Menendez-Botet C, Rosen PP, Schwartz M (1981) Estrogen Receptor Protein in Breast Cancer as a Predictor of Recurrence. Cancer 47:2364
26. Kinne D, Robbins GF (1981) The Dilemma of Carcinoma of the Breast. Surg Gyn Obstet 153:577
27. Knight WA, Livingstone RB, Gregory EJ, McGuire WL (1977) Estrogen Receptor as an independent prognostic factor for early Recurrence in Breast Cancer. Cancer Res 37:4669
28. Kubli F (1980) Kurzzeitprognose bei chirurgischer Rekonstruktion nach Ablatio. Referat gehalten am Internationalen Kongreß für Senologie, Hamburg

29. Kubli F, Fournier D von (1981) Stellenwert von Operation und Bestrahlung in der Behandlungsstrategie des Mammacarcinoms. In: Wannemacher M Kombinierte chirurgische und radiologische Therapie maligner Tumoren. Urban und Schwarzenberg, München
30. Kubli F, Kaufmann M (1982) Die adjuvante Chemotherapie des Mammacarcinoms. In: Kommerell B et al (Ed) Fortschritte in der Inneren Medizin. Springer, Heidelberg
31. Lacour J, Lacour F, Spira A, Michelson M et al (1980) Adjuvant Treatment with Polyadenylic-polyuridylic acid (Poly A, Poly U) in operable Breast Cancer. Lancet 2:161
32. Lipsett MB (1981) Postoperative Radiation for Women with Cancer of the Breast and positive axillary Lymph Nodes. Should in contime? The New England J Med 304:112
33. Lithgoe JP, Leck J, Swindell R (1978) Manchester Regional Breast Study: Preliminary Results. Lancet 1:744
34. Mann A, Arafah BM (1981) Tamoxifen-induced Remission in Breast Cancer by Essalating the Dose to 40 mg daily after progression on 20 mg daily. Cancer 48:873
35. Meakin JW, Allt WEC, Beale RA et al (1977) Ovarian Irradiation and Prednisone following Surgery for Carcinoma of the Breast. In: Salmor SE (Ed) Adjuvant therapy of cancer. North Holland, New York
36. Mustakallio S (1972) Conservative Treatment of Breast Cancer - Review of 25 years follow-up. Clin Radiol 23:110
37. Pierquin B, LeBourgeois JP, Brun B, Mazeron JJ, Huart J (1981) Radiotherapy as primary Treatment of operable Breast Cancer. In: Lewison EF, Montague ACW Diagnosis and Treatment of breast cancer. William & Wilkins, Baltimore, S. 175
38. Rossi A, Bonadonna G, Valagussa P, Veronesi U (1981) Multimodal Treatment in operable breast cancer: five year results of the CMF programme. Brit Med J 282:1427
39. Sauer R (1980) Die primäre Radiotherapie des Mammacarcinoms. Strahlentherapie 157:71
40. Sears HF, Janus C, Levy W et al (1982) Breast Cancer without axillary metastases. Cancer 50:1820
41. Senn HJ (1981) Adjuvante Chemotherapie beim Mammacarcinom. DMW 106:1626
42. Sulkes A, Livingstone RB, Murphy WK (1979) Tritriated thymidine labeling index and response in human breast cancer. Cancer 62:513
43. Terman DS, Young JV, Shearer WT et al (1981) Preliminary Observations of the Effects on Breast Adenocarcinoma of Plasma perfused over immobilized Protein A. New Engl J Med 305:1195
44. Tubiana M, Pejovic A, Renand G et al (1981) Kinetic Parameters and the Coance of the Disease in Breast Cancer. Cancer 47:937
45. UICC-Multidisciplinary Project on Breast Cancer (1982) UICC Technical Report series Vol 69, Genova
46. Veronesi U, Valagussa P (1981) Inefficany of internal mammary Nodes Dissection in Breast Cancer Surgery. Cancer 47:170
47. Veronesi U, Saccozzi R, DelVacchino M et al (1981) Comparing Radical Mastectomy with Quadrantectomy, axillary Dissection and Radiotherapy in patients with small cancers of the breast. The New England J Med 305:6

2 Perioperative Abklärung
D. von Fournier und F. Kubli

Präoperative Maßnahmen

Auch bei einer guten auswärts durchgeführten präoperativen Diagnostik hat sich der Operateur vor der Operation persönlich noch einmal mit den relevanten Befunden der Patientin selbst zu befassen; denn der persönliche Eindruck des Operateurs kann durchaus den zunächst vorgesehenen Behandlungsplan ändern.

Für eine tumorbehandelnde Klinik empfiehlt es sich, daß alle notwendigen präoperativen Untersuchungen noch einmal, soweit möglich anhand von vorliegenden Unterlagen (Röntgenfilme, Zytologie- und Histologiepräparate u. ä.) überprüft werden. Nicht selten wird die präoperative Einschätzung des Tumors jedoch geändert.

Wir führen in jedem Fall folgende präoperative Untersuchungen durch:

- klinische Untersuchung
- Beurteilung der vorliegenden Mammographien
- Punktion getasteter Knoten (sofern nicht bereits auswärts durchgeführt), falls eine Zyste möglich erscheint

Folgende Untersuchungen können u. U. wertvolle Zusatzinformationen geben, sind aber grundsätzlich von zweitrangiger Bedeutung:

- Thermographie (elektronische Thermographie, Plattenthermographie)
- Ultraschalluntersuchung

Vorgehen zum Ausschluß von Zysten

Bei klinischem, radiologischem oder sonographischem Verdacht auf eine Zyste und bei unklaren Befunden, welche das Vorliegen einer Zyste nicht ausschließen, wird punktiert. Nach Hautdesinfektion wird mit einer Nr. 1-Einmalkanüle anpunktiert und der Inhalt der Zyste unter Kompression möglichst vollständig abgesaugt. Die Nadel wird belassen und mit einer zweiten Einmalspritze wird eine gleich große Menge Luft eingeblasen. Die Patientin muß ca. 5 Minuten die Einstichstelle komprimieren, um ein Hämatom im Stichkanal zu vermeiden.

Anschließend wird die Pneumozystographie der Brust in 2 Ebenen durchgeführt (Abb. 1).

Der Zysteninhalt wird zytologisch untersucht. Falls der Zysteninhalt tumorverdächtige Zellen enthält (seltenes Ereignis), oder falls die Zystenwand radiologisch suspekt erscheint, muß der Zystensack exstirpiert werden. Erweist sich die Verdichtung bei der Punktion als solide, wird eine Punktionszytologie entnommen.

Bei unauffälligem Zystensekret und unauffälliger Zystenwand entfällt ein operativer Eingriff.

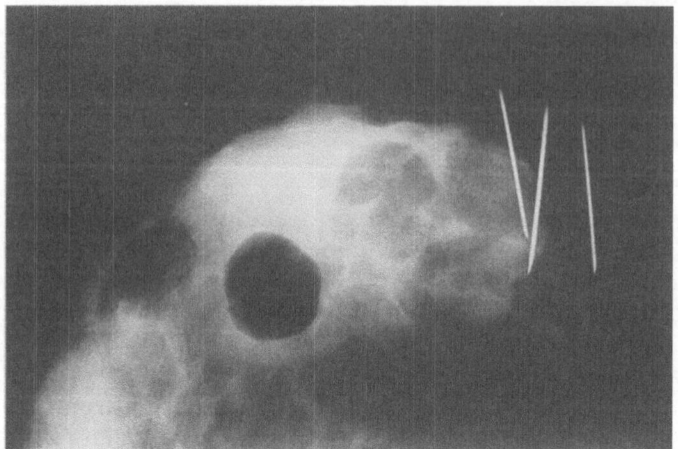

Abb. 1. Pneumozystographie. Nach Punktion und Absaugen des Zysteninhaltes wird der Zystensack mit einer gleichgroßen Menge Luft aufgefüllt. Die Pneumozystographie soll zeigen, ob an der Zysteninnenwand suspekte oder excisionswürdige Veränderungen nachweisbar sind

Nach 3 Monaten wird klinisch kontrolliert, ob die Zyste verschwunden oder nachgelaufen ist. Bei einem Zystenrezidiv tendieren wir zur operativen Entfernung.

Solide Knoten

Alle soliden tastbaren Knoten sollen auch bei scheinbarer Gutartigkeit exstirpiert werden. Von dieser Regel sollte nur in Ausnahmefällen abgewichen werden und unter Einhaltung bestimmter Kautelen. Dazu gehören engmaschige Kontrollen und morphologische Absicherung wenigstens durch Punktionszytologie, wobei zu beachten ist, daß für die Punktionszytologie auch in geübten Händen mit falsch negativen Ergebnissen in der Größenordnung von 10% oder mehr zu rechnen ist. Etwas höhere Sicherheit dürfte die Stanz- oder Drillbiopsie bieten, weil damit eine histologische Untersuchung möglich wird.

Indikationen und Durchführung der präoperativen Stanz- und Drillbiopsie

Hierzu wurden im Kapitel 3.2 verschiedene Techniken und Ergebnisse beschrieben.

Bei der *Stanzbiopsie* (Abb. 2) wird nach Hautdesinfektion und Lokalanästhesie von Haut und Stichkanal mit 1% Scandicain die Stanznadel mit Trokar bis auf die Tumoroberfläche vorgeschoben. Anschließend wird die Stanznadel in den Tumor hineingestoßen und die umhüllende Schneidehülse wird über die Nadel vorgeschoben, so daß ein Zylinder ausgestanzt wird. Nach Herausziehen der Schneidehülse mit innen liegender Stanznadel kann der Gewebezylinder aus der Nadelkerbung herausgezogen werden.

Die *Drillbiopsie* hat Vorteile, da durch die hohe Rotationsgeschwindigkeit ein müheloses und genaues Vordringen in das Gewebe auch bei derber Fibrose möglich ist, während bei der Stanzbiopsie hierzu manchmal großer Kraftauf-

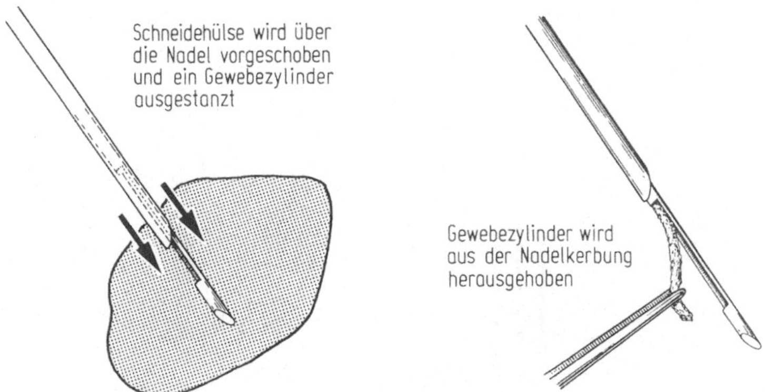

Abb. 2. Stanzbiopsie. Schema der Stanznadel und Entnahme des Gewebes.

wand notwendig ist, welcher zu Schmerzen führt. Bei gleicher Vorbereitung wie oben wird mit dem Skalpell eine 3 mm lange Incision eingestochen. Die Drillnadel von unter 3 mm Durchmesser wird mit liegendem Mandrain bis zum Tumor vorgeschoben oder vorgedrillt.

Der Mandrain wird entfernt und die hohle Nadel wird mit einer Drehgeschwindigkeit mit 14000–22000 Umdrehungen (U/min) durch den Tumor hindurchgedrillt. Die Nadel wird nach Entfernung des Bohrfutters mit der Hand oder unter Drillbewegung herausgezogen, der Gewebezylinder mit einer Kochsalz-gefüllten Spritze herausgedrückt.

Der Stichkanal wird 10 Minuten fest von der Patientin komprimiert, anschließend wird für 24 Stunden ein elastischer Druckverband angelegt.

Bei Nachkontrollen der Patientin ist zu bedenken, daß diese Methode eine, wenn auch geringe, Fehlerrate mit falsch negativen Ergebnissen hat.

Allgemeine präoperative Untersuchungen

In jedem Fall ist eine internistische Untersuchung mit Feststellung des Operationsrisikos erforderlich. Bei klinischem Verdacht auf schon bestehende Fernmetastasierung sind präoperativ ein Knochenscintigramm und die erforderlichen Röntgen- und Blutuntersuchungen wünschenswert, um evtl. ein geplantes operatives Vorgehen korrigieren zu können.

Exstirpation nicht palpabler, nur röntgenologisch erkennbarer Veränderungen

Die Problematik von verschiedenen angegebenen Techniken sind im Kapitel 3.3 dargestellt.

Wir gehen folgendermaßen vor: Aufgrund der Mammographie in 2 Ebenen läßt sich die Lage der Läsion in der Brust bei der sitzenden Patientin approximativ abschätzen. Es werden nun 3 Nr. 18-Kanülen so in Richtung Läsion vorgeschoben, daß ihre Einstichstellen auf der Haut ein Dreieck bilden (Abb. 3).

In der Kontrollmammographie in 2 Ebenen liegt fast immer eine dieser Nadeln relativ günstig in der Nähe zum oder direkt im angezielten Herd (Abbildung). Sofern notwendig, wird die nächstliegende Nadel noch einmal korri-

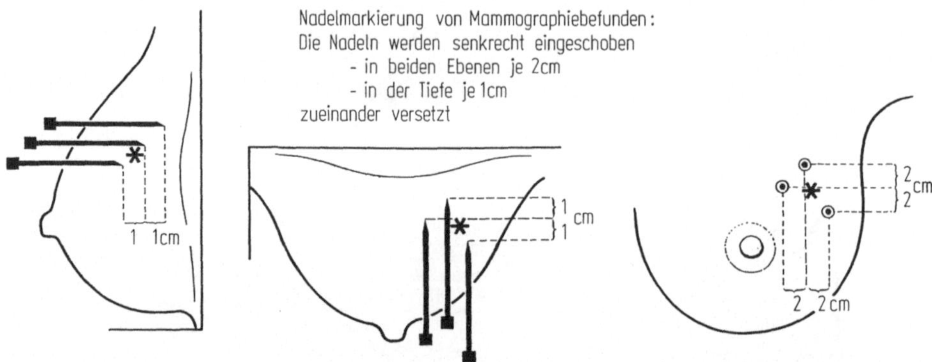

Abb. 3. Schema der Nadelmarkierung nicht palpabler Läsionen in der Brustdrüse. 3 Nadeln werden in Richtung auf den Tumor in Dreiecksformation im Abstand von ca. je 1,5 cm so zueinander versetzt, daß bei Röntgenaufnahme in beiden Ebenen mit liegenden Nadeln diese nicht übereinander projiziert werden. Die am dichtesten zum Tumor liegende Nadelspitze wird für die Einspritzung von Indigoblau belassen, bzw. noch zur Läsion hin korrigiert.

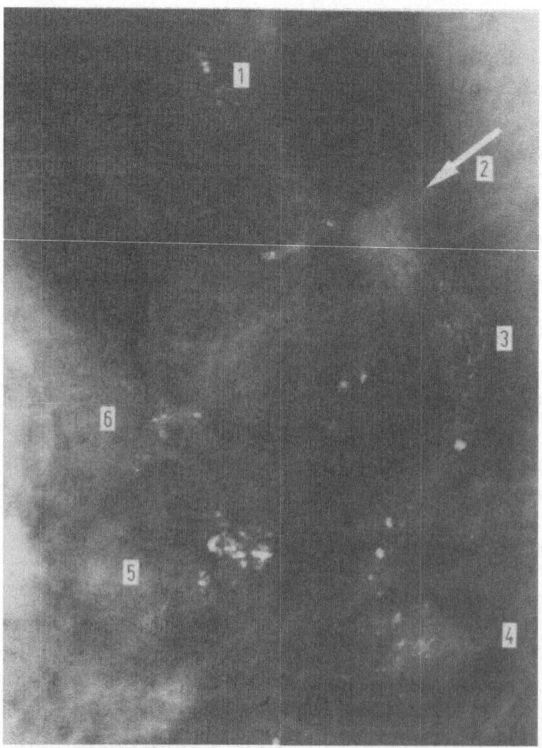

Abb. 4. Multiple in situ-Karzinomareale in einer Mammographie, die an einer Stelle in ein 2 mm großes invasives Karzinom übergehen. Die nicht palpablen Läsionen sind nur durch präoperative Markierung an der richtigen Stelle zu exstirpieren. Vergrößerungsaufnahme einer Mammographie

giert und die beiden anderen werden entfernt. Für den Operateur wird eine Handzeichnung mitgegeben. Dieser spritzt direkt vor der Operation 0,3 ml Indigo-Blau durch die Nadel in den suspekten Bereich ein und zieht die Nadel heraus. Im zeitlichen Abstand von 20 Minuten nach der Blauinjektion beginnt sich der Farbstoff weit in das umgebende Gewebe auszubreiten, so daß möglichst innerhalb dieses Zeitraumes der blaumarkierte Bezirk in toto exstirpiert sein sollte. Bevor die Wunde verschlossen wird, muß in jedem Fall eine Präparatradiographie nachweisen, daß tatsächlich die gesamte Läsion entfernt worden ist. Abbildung 4 zeigt multiple Ca in situ mit beginnender Invasion von 2 mm Tiefe (bei ↑), welche nur durch eine Markierung auffindbar sind.

Vorgehen bei pathologischen Milchgangsveränderungen

Bei Aussparungen, Gangabbrüchen etc. in der Galaktographie sind die pathologischen Veränderungen im Galaktogramm, aber auch das angrenzende

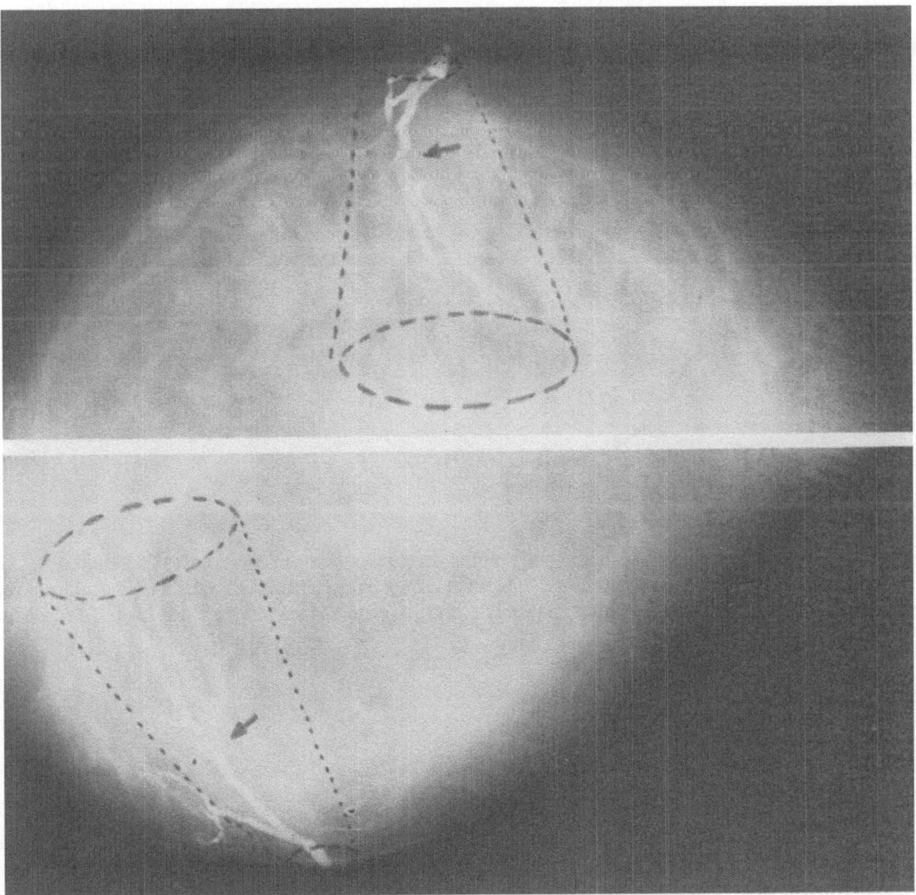

Abb. 5. Galaktographie im Röntgenbild. Der suspekte Milchgang mit Gangaussparungen wird im Bereich der gestrichelten Linie großzügig exstirpiert. Histologisch fand sich ein nicht invasives intraductales Karzinom auf dem Boden einer Papillomatose

Gangsystem in einer Operation in toto zu entfernen. Die Schwierigkeit für den Operateur liegt in der Abgrenzung des zu entfernenden Segment-Anteiles. Möglich ist die präoperative Injektion von Indigoblau in den Gang, wobei sich der Farbstoff allerdings rasch in die Umgebung ausbreitet und zu unscharfen Grenzen führt. Bei uns bewährt hat sich die Anzeichnung des Segments durch den Radiologen auf der Mammographie in 2 Ebenen (Abb. 5).

Bei einer Mamillengangveränderung kann von einem perimamillären Bogenschnitt aus ein entsprechendes kegelstumpfförmiges Segment exstirpiert werden (Abb. 6). Ist der Defekt ausgedehnt und weiter peripher lokalisiert, so läßt sich von einem Radiärschnitt aus die erforderliche Defektdeckung günstiger erreichen. Das exstirpierte Gewebe wird mamillennahe mit einem Faden markiert, der Milchgang aufgeschnitten und makroskopisch suspekte Bezirke werden intraoperativ mit Faden markiert. Das Gewebe wird auf eine Korkplatte ausgespannt und dann histologisch weiter aufgearbeitet.

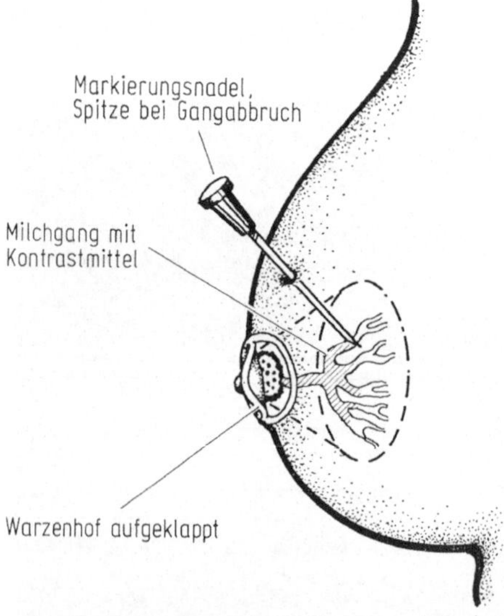

Abb. 6. Schema der Schnittführung von einem Bogenschnitt am Warzenhof ausgehend. Das zu entfernende Milchgangssystem ist in Form eines Kegelstumpfes geziert. Die suspekten Aussparungen im Milchgang sind zusätzlich mittels einer Markierungsnadel mit Indigoblau markiert.

3 Operative Behandlung

F. Kubli und D. v. Fournier

Durchführung der Probeexcision

Es wird zunächst kontrolliert, ob der getastete Knoten auch mit den suspekten Veränderungen im Röntgenbild übereinstimmt. Nicht selten werden Zysten getastet, während radiologisch an einer anderen Stelle ein kleines Mammakarzinom erkennbar ist. Wir überblicken 232 Fälle, bei denen neben dem zur Einweisung führenden Tastbefund weitere abklärungsbedürftige Veränderungen in derselben Brust oder in der Mammographie der anderen Brust vorlagen, welche nicht palpabel waren. Hierbei handelte es sich in 34 Fällen um invasive Karzinome, in weiteren 32 Fällen um ein Ca in situ oder um Epithelproliferationen mit Atypien.

Wahl des Hautschnittes

Die Wahl des Hautschnittes richtet sich nach der Lage des Tumors und den kosmetischen Vorstellungen der Patientin. Die besten kosmetischen Ergebnisse erbringt der periareoläre Bogenschnitt sowie der Bardenheuer-Schnitt in der

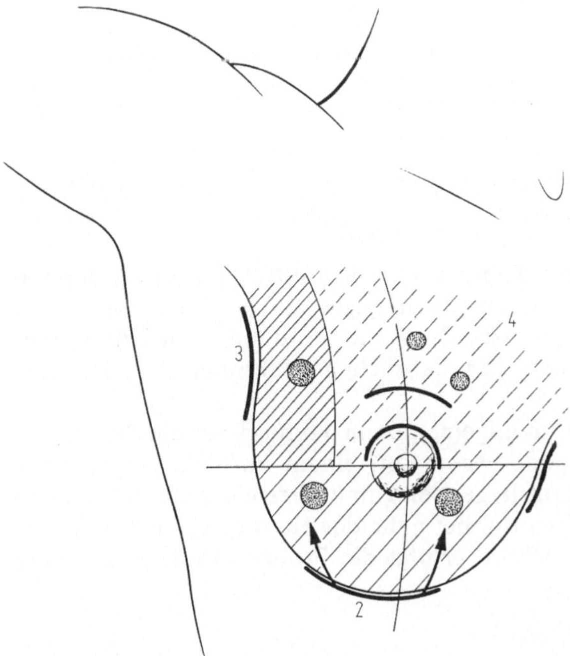

Abb. 1. Wahl des Hautschnittes bei unterschiedlichen Tumorlokalisationen.

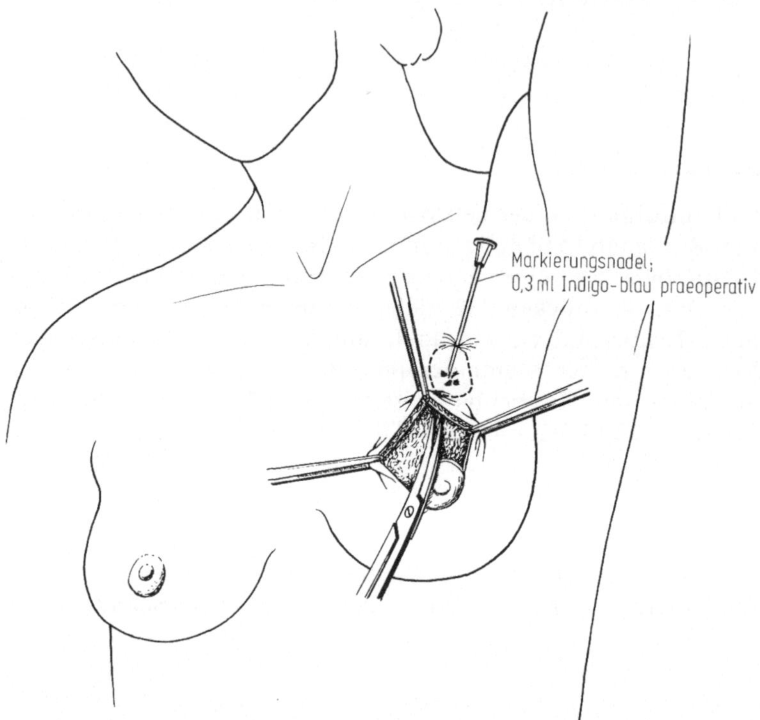

Abb. 2. Operatives Vorgehen von einem periareolären Bogenschnitt in Richtung auf eine nicht palpable Brustläsion. Diese wurde präoperativ mit einer Nadel, durch die 0,3 ml Indigoblau eingespritzt wurde, für den Operateur markiert

Umschlagsfalte (Abb. 1 u. 2). Weiter lateral und cranial gelegene Veränderungen können von einem Schnitt entlang dem freien Rand des Musculus pectoralis erreicht werden.

Lassen bei peripherer Lage des Tumors diese Schnittführungen intraoperative Probleme erwarten und ist die Patientin nicht auf eine der kosmetisch idealen Schnittführungen fixiert, so wird der Hautschnitt über den Tumor, vorteilhafterweise semicirculär entlang der natürlichen Spaltlinien der Haut, gelegt.

Wir führen die Probeexcision im allgemeinen in Vollnarkose durch, was besonders dann notwendig erscheint, wenn von einem kosmetisch günstigen Hautschnitt aus ein weiter entfernt liegender Tumor erreicht werden soll. Nur bei besonderem Wunsch der Patientin, bei nahe der Haut gelegenen Veränderungen und bei internistischem Risiko erfolgt die Probeexcision in Lokalanaesthesie.

Intraoperative Beurteilung des Excisates

Bei der Probeexcision ist der getastete Tumor oder das radiologisch suspekte Areal stets total und vollständig zu entfernen.

Der Operateur schneidet sofort das Gewebe auf und mißt die soliden Partien in 3 Richtungen.

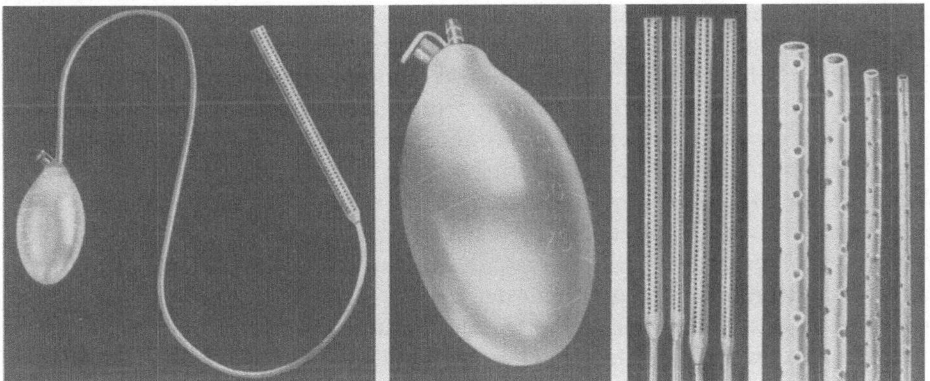

Abb. 3. Beispiele für runde und flache weiche Saugdrainagen mit Unterdruckreservoir

Wenn der Tumor karzinomverdächtig ist, so werden sofort entnommen:

a) Gewebemenge von ca. Erbsgröße (ohne Fettanteile) für die Hormonrezeptorbestimmung
b) Gewebemenge von mindestens Linsengröße für eine Schnellschnittuntersu chung, falls diese indiziert ist
c) Evtl. Gewebemenge von ca. Erbsgröße für Chemotherapie-Resistenzbestimmung oder andere therapeutische Teste.

Wundversorgung und -verschluß

Wichtig ist die sorgfältige Blutstillung, die wir, abgesehen von größeren spritzenden Gefäßen, elektrisch durchführen. Eine Saugdrainage ist die Regel. Wir bevorzugen dazu die weichen Drainagen, deren Durchmesser je nach Größe der Wunde gewählt wird (Abb. 3).

Die Drainage wird gezogen, wenn weniger als 20 ml pro Tag nachlaufen, meistens am 3. oder 4. postoperativen Tag.

Eine Adaptation des Drüsen-Fettgewebes durch Naht ist nur bei großen Defekten sinnvoll und notwendig. Dann muß allerdings das Drüsen-Fettgewebe in der Umgebung des Defektes von der darüberliegenden Haut in variablem Ausmaß mobilisiert werden, damit die Defektdeckung nicht zu einer Hauteinziehung führt. Die Subcutis wird relativ hautnahe mit resorbierbaren Einzelknopfnähten adaptiert. Die Haut wird bei perimamillärem Schnitt mit Einzelknopfnähten, bei allen anderen Schnittführungen durch Intrakutannaht verschlossen. Mit einem festsitzenden Büstenhalter wird die Brust für ca. 2 Wochen ruhiggestellt.

Zum Problem der Schnellschnittuntersuchung

Grundsätzlich soll der Zeitraum zwischen der Biopsie und der endgültigen Therapie so kurz wie möglich gehalten werden. Im Gegensatz zu immer wieder geäußerten Meinungen ist es jedoch aus tumorbiologischen Gründen nicht unbedingt erforderlich, daß Biopsie und endgültige Operation aufeinanderfolgend in einer Sitzung durchzuführen sind. Hingegen ist das einzeitige Vorgehen vorteilhaft bei alten Frauen und bei internistisch stark eingeschränkter

Operationsfähigkeit. In dieser Situation muß die Patientin vorher aufgeklärt werden und ein Schnellschnitt muß die erwartete Diagnose belegen.

Eine relative Schnellschnittindikation besteht auch, wenn bei klinisch-radiologisch offensichtlichem Karzinom eine vorinformierte Patientin, mit welcher der Behandlungsplan präoperativ in Ruhe abgesprochen werden kann, den endgültigen Eingriff schon in der ersten Narkose wünscht.

Wenn präoperativ die Karzinomdiagnose nicht eindeutig ist, bevorzugen wir aus psychologischen Gründen das zweizeitige Vorgehen. Bei den gutartigen Tumoren wird hierbei das Trauma erspart, am Vorabend des Eingriffs in eine ablative Operation einwilligen zu müssen.

Auch bei offensichtlich malignen Tumoren kann das zweizeitige Vorgehen vorteilhaft sein, wenn alternative Therapieverfahren, z. B. Amputation und brusterhaltende Behandlung, zur Diskussion stehen. Konkrete Informationen über Tumortyp, intraoperative und histologische Ausdehnung sowie Differenzierung des Karzinoms erleichtern die Entscheidung.

Modifizierte Radikaloperation

Die modifizierte Radikaloperation, bestehend aus totaler Mastektomie mit Ausräumung der Axilla unter Belassung eines (Patey) oder beider (Auchincloss-Madden) Brustmuskeln als gegenwärtiger Standardoperation des operablen Mammakarzinoms, ist mehrfach in der Literatur beschrieben (Patey, 1948,

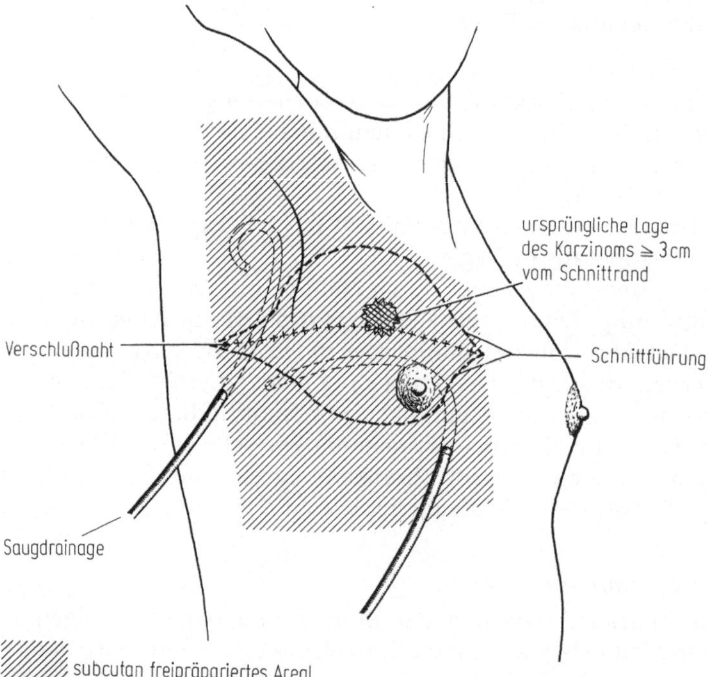

Abb. 4. Modifizierte Radikaloperation. Schematische Darstellung von Schnittführung, Ausdehnung der subkutanen Präparation, Drainagen und Wundverschluß. Modifiziert nach Donegan und Spratt

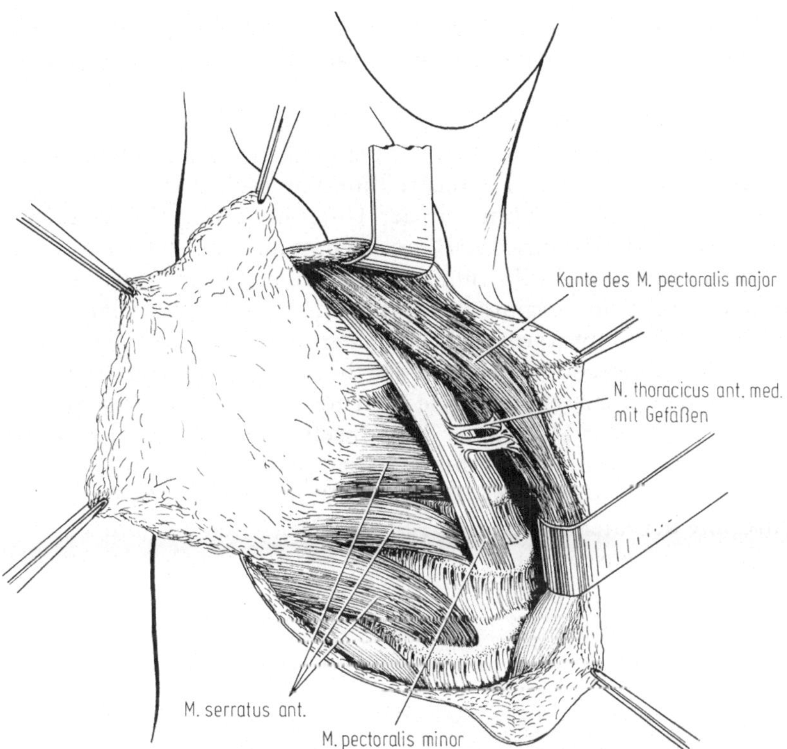

Abb. 5. Modifizierte Radikaloperation. Situs nach Eröffnung der Axilla. Darstellung des Nervus thoracicus ant. med. mit Gefäßen. Modifiziert nach Donegan und Spratt

Madden, 1956, Handley, 1965, 1972, Auchincloss, 1963, Donegan und Spratt, 1970). Im deutschsprachigen Schrifttum findet sich eine neuere detaillierte Operationsbeschreibung bei Käser et al. (1983).

Es sei daher hier nur auf einige Einzelheiten hingewiesen (Abb. 4–6).

Bei der quer-ovalen Umschneidung der Haut sollte nach Möglichkeit ein Tumor-Hautrandabstand von 3 cm eingehalten werden. Gleichzeitig sind die Voraussetzungen für einen spannungsfreien Verschluß der Hautränder zu wahren. Sind die beiden Forderungen nicht miteinander kompatibel, umschneiden wir mit kürzerem Abstand und kombinieren u. U. mit einer Nachbestrahlung der Thoraxwand. Dies ist allerdings selten, da sich durch eine Adaptation der typischen quer-ovalen Schnittführung an die individuelle Lage des Tumors in der Regel sowohl ausreichende Resektionsabstände wie auch spannungsfreier Verschluß sichern lassen.

Sofern der Tumor nicht in den medialen Quadranten sitzt, ist es aus kosmetischen Gründen vorteilhaft, die Ausdehnung des Hautschnittes nach medial zu begrenzen und diesen deutlich vor dem Sternalrand enden zu lassen.

Hingegen hat die Präparation des Drüsenkörpers von der Subcutis so vollständig wie möglich zu erfolgen, wobei vor allem bei jungen Frauen ein weites

Hautareal, nach medial zum Sternum, nach cranial nahe zur Clavikula und nach caudal bis zum Ansatz des Musculus rectus abdominis unterminiert werden muß (Abb. 4).

Die Brustdrüse wird im allgemeinen mit der Pectoralisfascie vom großen Brustmuskel entfernt. Ausnahmen machen wir bei kleinen Tumoren, vor allem wenn eine primäre oder sekundäre Rekonstruktion vorgesehen ist.

Die Präparation der Axilla beginnt mit der Unterminierung der Haut bis zum Rand des Musculus latissimus dorsi und nach cranial bis etwa zur Vena axillaris. Die Präparation der Axilla führen wir en bloque durch, wobei das axilläre Lymphfettgewebe in Verbindung mit dem nach lateral abgerollten Drüsenkörper bleibt. Geschont werden die beiden großen Nerven (Nervus thoracicus longus, Nervus thoracodorsalis) und das thoraco-dorsale Gefäßbündel. Die Erhaltung des letzteren hat eine gewisse Bedeutung erlangt im Zusammenhang mit der Anwendung der Latissimus dorsi-Insellappen für rekonstruktive Zwecke. Empfohlen wird auch die Schonung des zum lateralen Rand des Musculus pectoralis maior ziehenden Nervus thoracicus ant. medialis (Abb. 5), um eine spätere Atrophie der lateral-kaudalen Teile des Musculus pectoralis maior zu vermeiden (Gant und Vasconez).

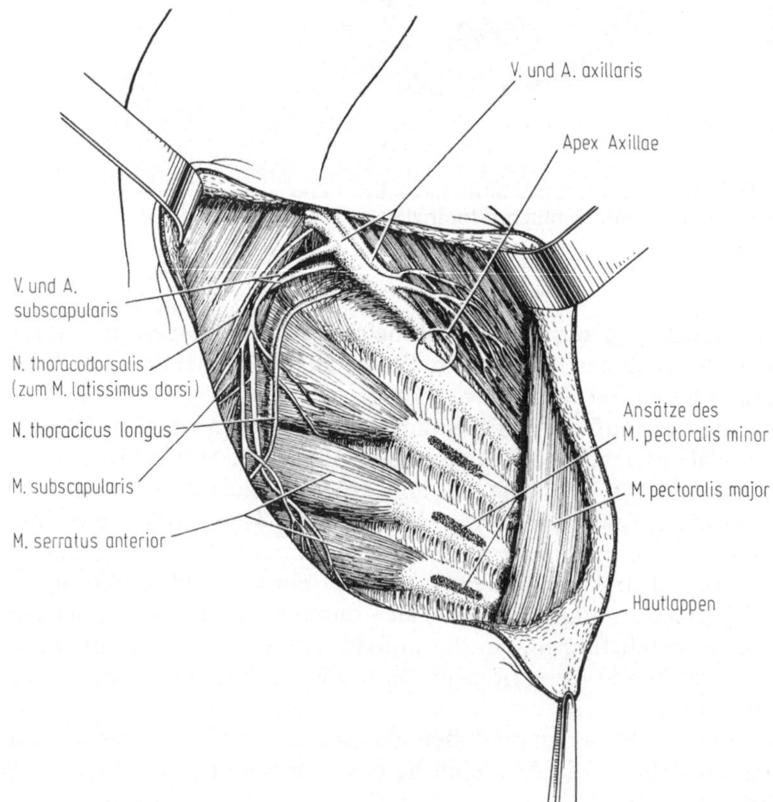

Abb. 6. Modifizierte Radikaloperation (Patey). Situs nach Ausräumung der Axilla unter Mitnahme des Musculus pectoralis minor. Modifiziert nach Donegan und Spratt, 1979

Das interpectorale Lymphfettgewebe zwischen den beiden Brustmuskeln wird digital exploriert. Wir haben kaum je karzinomatös befallene interpectorale Lymphknoten gefunden.

Durch kräftige Luxation des Musculus pectoralis minor läßt sich das unterhalb der Vena axillaris liegende Lymphfettgewebe der Gruppe II praktisch immer vollständig bis zum medialen Rand des Musculus pectoralis minor ausräumen. Das cranial der Vene liegende Lymphfettgewebe wird nicht tangiert, um das Risiko des Lymphödems gering zu halten.

Eine Resektion oder Spaltung des kleinen Brustmuskels führen wir dann durch, wenn wir in den Gruppen I oder II manifest befallene Lymphknoten finden.

Das Wundgebiet wird mit einer axillaren und präpectoralen Saugdrainage drainiert. Der Verschluß der Haut erfolgt bei jüngeren Frauen in den medialen ⅔ mit Intracutannaht, im lateralen Drittel mit Einzelknopfnähten.

Radikale Mastektomie nach Rotter-Halsted

Die klassische radikale Mastektomie wird heute nur noch selten, in der Regel bei ausgedehnterem Befall des Musculus pectoralis maior durchgeführt. Die Operation ist etwas leichter als die modifizierte Radikaloperation; sie ist ebenfalls bei Käser (1983) beschrieben.

Teilresektion oder Tumorektomie und axilläre Lymphonodektomie

Teilresektion

Die klassische Teilresektion ist die *Quadrantektomie,* d.h. Entfernung eines Viertels der Brust. Die Schnittführung erfolgt radiär unter Excision einer Hautspindel über dem Tumor, sofern präoperativ das Karzinom eindeutig gesichert ist, bzw. über der Biopsiehöhle. Für eine Neuformierung der um ein Viertel verkleinerten Brust muß der verbleibende Brustdrüsenkörper gegenüber Haut und Unterlage weitläufig mobilisiert werden; der Drüsenkörper wird dann mit versenkten Vicrylnähten wieder vereinigt und die Haut darüber verschlossen. Dabei kommt es im allgemeinen - in Abhängigkeit von der Größe der exstirpierten Hautspindel und des entfernten Volumens - zu einer exzentrischen Lage der Mamille, die durch Translokation der Mamille in die der Quadrantektomie entgegengesetzte Richtung ausgeglichen werden kann (Abb. 3).

Dabei entsteht gegenüber der Gegenseite sowohl eine Volumendifferenz wie auch ein Formunterschied. Dies beeinträchtigt - auch bei an sich gutem Ergebnis an der operierten Brust - das globale kosmetische Ergebnis.

Probleme der Asymmetrie lassen sich durch Angleichung der Gegenseite mittels einer analogen Operation beheben; wir haben dies in einem Teil unserer Fälle durchgeführt. In praxi dürfte die Entwicklung eher dahin gehen, daß in Relation zur Größe der Brust kleinere Volumina (und Hautspindeln) entfernt werden, also nicht Quadrantektomien, sondern *Segmentektomien* verschiedener Größe durchgeführt werden. Das zu excidierende Volumen hängt ab von der Größe des Tumors, wobei allseits eine Tumorschnittranddistanz von mindestens 1 cm zu fordern ist. Das kosmetische Ergebnis hängt ab von der Relation des exstirpierten Volumens zum Gesamtvolumen der Brust. Ist dieses Verhältnis günstig, kann auf die Mobilisierung des verbleibenden Drü-

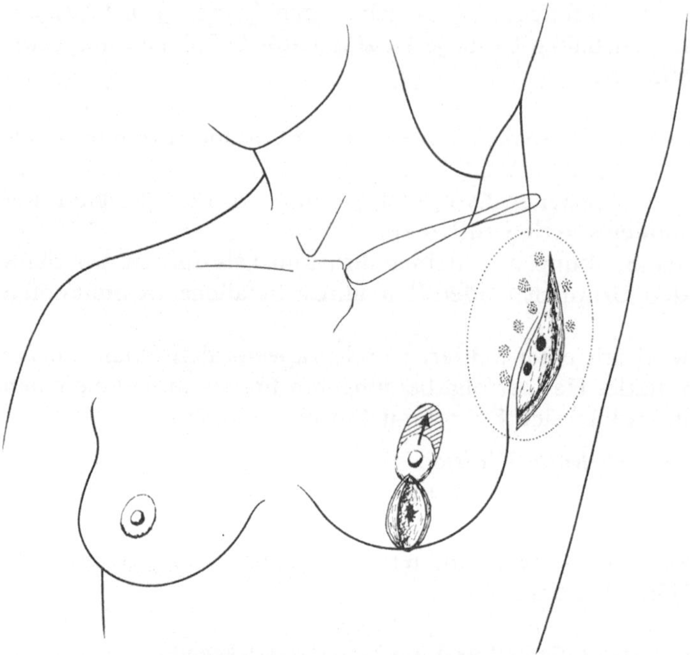

Abb. 7. Schematische Darstellung der Teilresektion mit axillärer Lymphonodektomie.

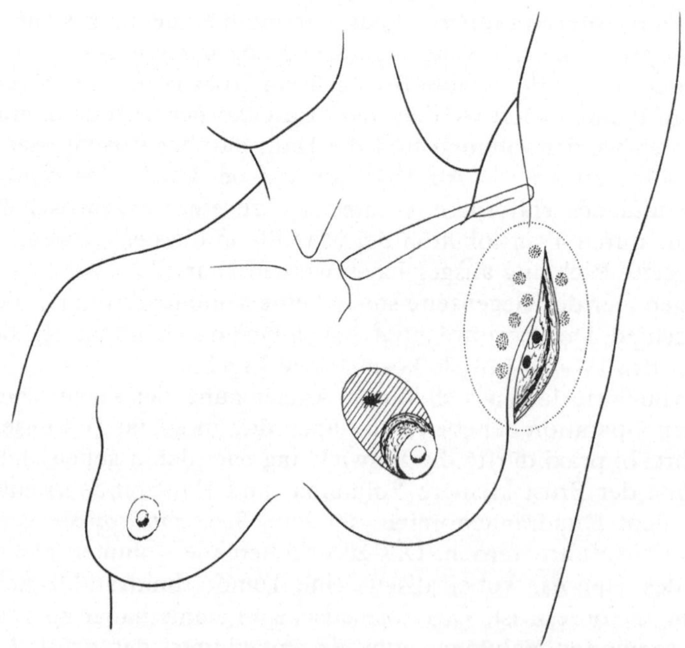

Abb. 8. Schematische Darstellung der Tumorektomie mit axillärer Lymphonodektomie.

senkörpers und die Translokation der Areola verzichtet werden. Die Problematik einer solchen Entwicklung liegt darin, daß damit die Teilresektion als Karzinomoperation nicht mehr eindeutig standardisiert ist.

Große, fettreiche Brüste bilden eine ungünstige Ausgangssituation für die einer Teilresektion nachfolgende Strahlentherapie. Hier wird vorteilhafterweise die Teilresektion mit einer *Reduktionsplastik* verbunden, deren Schnittführung der Lage des Tumors individuell anzupassen ist. Die Reduktionsplastik hat beidseits zu erfolgen. Es ist selbstverständlich, daß bei einem solchen Vorgehen zuerst der Tumor in toto exstirpiert werden muß, um Traumatisierung und Tumorzellausschwemmung bei der aufwendigeren Operation zu vermeiden.

Tumorektomie

Die Tumorektomie erfolgt nach den Prinzipien der Probeexcision. Dabei ist darauf zu achten, daß der Tumor in toto entfernt ist und keine makroskopisch faßbaren Tumorreste zurückbleiben. Es ist aber damit zu rechnen, daß in der Regel mikroskopische Tumorherde zurückgelassen werden.

Axilläre Lymphonodektomie bei Teilresektion und Tumorektomie

Bei einer Quadrantektomie im lateral oberen Quadranten ist der Zugang zur Axilla durch Verlängerung des radiären Schnittes entlang dem Pectoralisrand in die Axilla gegeben. Bei Tumorsitz in den anderen Quadranten, oder auch bei einem kleineren, weniger peripher gelegenen Eingriff im lateral oberen Quadranten, wird der Hautschnitt in die Axilla gelegt, und zwar entlang dem Pectoralisrand (Abb. 3), wobei der Schnitt gegebenenfalls in Form eines halben Z in der mittleren Axillarfalte verlängert wird. Dabei wird die Axilla etwa auf Höhe der Vena axillaris oder knapp unterhalb eröffnet und der Zugang zur Axilla stellt sich dem Operateur etwas anders dar als bei der Lymphonodektomie anläßlich der modifizierten Radikaloperation. Technisch ist die axillare Lymphonodektomie bei eingeschränkten Operationen der Brust schwieriger, da der Zugang zum Operationsfeld schlechter und die Luxierbarkeit der Pectoralismuskulatur geringer ist. Bei einer separaten axillären Incision ist vor allem der Zugang nach caudal relativ ungünstig und es ist sorgfältig auf ausreichende Radikalität in den tieferen Etagen der Axilla zu achten.

Teilresektionen und axilläre Lymphonodektomien werden immer mit Saugdrainagen drainiert. Der Verschluß der Haut erfolgt mit Intrakutannähten, in der Axilla mit Einzelknopfnähten.

Literatur

1. Auchincloss H (1963) Significance of location and number of axillary metastases in carcinoma of the breast, a justification for a conservative operation. Ann Surg 158:37
2. Donegan WL, Spratt JS (1979) Cancer of the breast. W. B. Saunders, Philadelphia
3. Gant TD, Vasconez LD (eds) (1981) Postmastektomy Reconstruction. Williams and Wilkins, Baltimore.
4. Käser O, Iklé FA, Hirsch HA (1983) Atlas der Gynäkologischen Operationen. 4. Auflage. Thieme, Stuttgart
5. Madden JL (1965) Modified radical mastectomy. Surg Gynec Obstet 121:1221
6. Patey DH, Dyson WH (1948) The prognosis of carcinoma of the breast in relation to the type of operation performed. Brit J Cancer 2:7

4 Radiologische Behandlung

D. v. Fournier, K. zum Winkel, F. Kubli und M. Bauer

Bestrahlung nach primär organerhaltender Therapie (Tumorektomie, Quadrantenresektion)

Die Strahlendosis bei primär brusterhaltender Therapie richtet sich bei uns nach der Größe, aber auch dem histologischen Malignitätsgrad und der lokalen Ausbreitungstendenz des Tumors. Je größer der operative Eingriff ist (Quadrantenresektion), desto zurückhaltender kann bestrahlt werden, während bei Tumorektomie mit einem Schnittrand nahe zum Tumor eine höhere Strahlendosis appliziert werden muß.

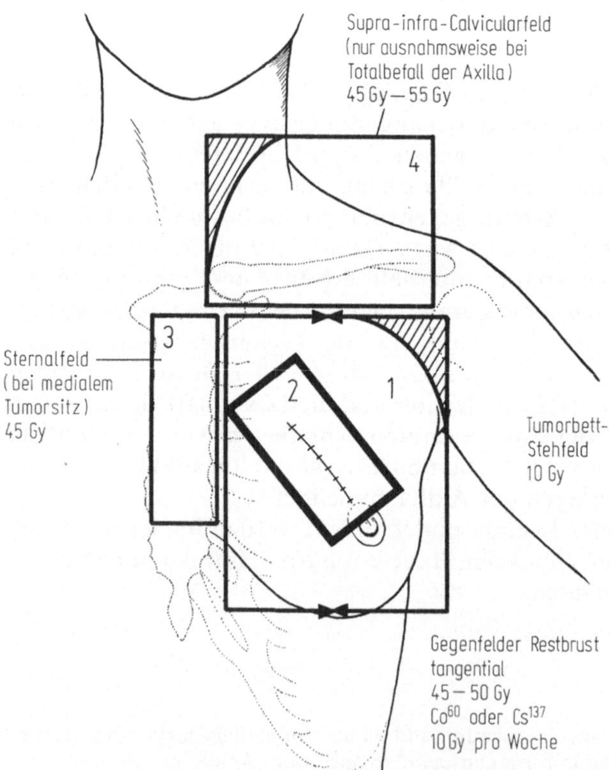

Abb. 1. Feldanordnung bei der postoperativen Bestrahlung bei organerhaltender Therapie. Nach D. v. Fournier, K. zum Winkel und F. Kubli.
Feld 1: Zangenbestrahlung mit Gegenfeldern der Restbrust, der Humeruskopf wird nach Röntgenkontrollaufnahme ausgeblendet. Feld 2: Tumorbettfeld. Feld 3: Sternales Feld. Feld 4: Supra-retro-infraclavikulare Lymphknoten mit Ausblendung der Schilddrüse

Wegen der nicht seltenen Multizentrizität wird eine Mindestdosis im Bereich der gesamten verbliebenen Restbrust von 45 Gy gegeben.

Bestrahlung nach Quadrantenresektion

Bei der Durchführung der oben angegebenen operativen Technik der Quadrantenresektion nach Veronesi wird mit zangenförmigen Gegenfeldern die gesamte Ausdehnung der verbliebenen Brustdrüse von etwa Parasternallinie bis zur vorderen Axillarlinie homogen mit 45 Kobalt-60-Gammastrahlen mit einer täglichen maximalen Herddosis von 2,5 Gy täglich während 5 Wochentagen bestrahlt.

Die Bestrahlungsfelder sind in Abb. 1 angezeichnet. Die Patientin liegt horizontal in Halbseitenlage, der Arm wird cranialwärts unter den Kopf gelegt.

Während bei durchschnittlich großen Mammae sich so eine relativ homogene gleichförmige Dosisverteilung in der gesamten Brust vergleichen läßt, wobei die 80%-Isodose den Brustmuskel und intercostale Anteile einbezieht, kommt es bei sehr flachen oder überdurchschnittlich großen Mammae zu einer ungenügenden Dosisverteilung. In diesen Situationen wenden wir nach Würthner und Seeger (1975) Keilfilter an, wodurch die Homogenität verbessert wird.

Bei histologisch ungünstigen Typen, wie bei massivem Einbruch in Lymphspalten oder lokal unscharfe Abgrenzung des Tumors zur Umgebung, wird auf den Bereich des Tumorbettes zusätzlich mit einem verkleinerten Feld 10 Gy Herddosis eingestrahlt, so daß im Maximum 55 Gy erreicht werden. Die Gesamtbestrahlungszeit beträgt jetzt 5 Wochen. Wird die Dosis noch weiter erhöht, so haben wir mit steigender Herddosis zunehmend narbige Schrumpfungen und Einziehungen gesehen.

Die Strahlenverträglichkeit ist individuell, jedoch kommt es bei 55–60 Gy in der Regel nicht zu unerwünschten Hautveränderungen wie Teleangiektasien oder Fibrosen.

Mammographisch sind die so bestrahlten Brüste zu 95% auch nach 5 Jahren relativ gut beurteilbar.

Bestrahlung nach Tumorektomie

Das operative Trauma ist deutlich geringer als bei Quadrantenresektion und die Verträglichkeit der Strahlentherapie erfahrungsgemäß günstiger. Routinemäßig bestrahlen wir mit 50 Gy Herddosis die gesamte Restbrust homogen unter sonst gleichen Bedingungen wie nach Quadrantenresektion. Eine zusätzliche Tumorbettdosis mit einem verkleinerten Feld direkt auf den Bereich des vormaligen Tumorsitzes geben wir bei histologisch ungünstigem Tumortyp. Es werden dann zusätzlich 10 Gy Kobalt-60-Gammastrahlung HD gegeben, so daß insgesamt während 6 Wochen 60 Gy Maximaldosis im Tumorbett erreicht werden.

Präoperative Bestrahlung

Die präoperative Bestrahlung bei lokal weit fortgeschrittenen Karzinomen beschreibt Fletcher (1970) mit vergleichsweise guten 10-Jahres-Überlebensraten und relativ geringer Rate an Lokalrezidiven.

Wir führen die primäre und präoperative Strahlentherapie bei einem ausgedehnten inflammatorischen Befall der Mamma und der Haut dann durch, wenn eine Schnittgrenze im gesunden Gewebe und ein spannungsfreier Hautverschluß nicht mehr erzielt werden können. Teilweise wird die primäre Chemotherapie in diesen Fällen bevorzugt, in der Hoffnung, daß der Tumor lokal operabel wird. Dabei ist aber nicht selten bei Nichtansprechen des Tumors die Rückbildung ungenügend. Dann ist die Zangenbestrahlung der inflammatorisch befallenen Brust das Verfahren der Wahl. Hierdurch wird beim relativ strahlensensiblen inflammatorischen Karzinomtyp fast immer eine weitgehende lokale Rückbildung der Tumorinfiltrationen erreicht, wobei wir mit Kobalt-60-Gammastrahlung, 5 MeV-Photonen-Bestrahlung oder mit 50 Gy 12–15 MeV Elektronenbestrahlung über 6 Wochen Dauer durchführen. Es werden an 5 Wochentagen 10 Gy Herddosis pro Woche nicht überschritten.

4–6 Monate nach Bestrahlungsabschluß kann dann in der Regel die Ablatio durchgeführt werden.

Die Strahlenreaktionen sind bei fettreichen Brüsten und bei jüngeren Frauen in der Regel heftiger als bei fettarmen Mammae und als bei älteren Frauen.

Alleinige Strahlentherapie ohne Operation

Calle (1981), Pierquin (1981) u. a. haben zur Organerhaltung die alleinige Strahlentherapie mit und ohne Tumorektomie durchgeführt. Die Langzeitergebnisse nach 10 Jahren waren bezüglich der Überlebensrate etwa gleich gut wie nach ablativen Methoden. Wir führen ausnahmsweise bei sehr ausgedehnten, lokal inoperablen Karzinomen die alleinige Strahlentherapie durch und verzichten auf die Operation, wenn zu diesem Zeitpunkt schon ausgedehnt Fernmetastasen vorliegen, durch welche das Schicksal der Patientin ohnehin vorbestimmt ist. In diesen Fällen bestrahlen wir mit Kobalt-60-Gammastrahlung 60–70 Gy Herddosis innerhalb 7 Wochen Bestrahlungszeit in 2 Serien.

Haagensen (1971) erzielte bei einer großen Anzahl Mammakarzinomen im Stadium III und IV (Columbia-Klassifikation) eine sehr gute lokale langzeitige Rezidivfreiheit der Brust.

Bei diesen hohen Dosen ist das kosmetische Ergebnis nach einigen Jahren allerdings ungünstig, da die Brust über viele Jahre kontinuierlich schrumpft und eine derbe bindegewebige Induration eintritt.

Postoperative Strahlentherapie

Wenn eine Dosis von mindestens 45 Gy bei nur mikroskopisch erkennbarer Tumoraussaat, z. B. in die Lymphknoten, erforderlich ist (Fletcher, 1976), und andererseits bei Dosen von über 30 Gy nach einer sehr sorgfältigen Axillarausräumung schon unerwünschte Nebenwirkungen im Axillarbereich aufgrund der Kombinationstraumas beobachtet werden (Spratt, 1977), ist die postoperative *Bestrahlung* auch *der befallenen Axilla* heute umstritten und wird bei uns nicht routinemäßig durchgeführt. Bei sorgfältiger Axillarausräumung ist die Rate von Lokalrezidiven in der Axilla innerhalb 5 Jahren zudem sehr gering, (2% nach Fletscher (1971)).

Grundsätzlich soll postoperativ möglichst nur eine Region bestrahlt werden, welche chirurgisch nicht wesentlich traumatisiert wurde.

Die Bestrahlung der *retrosternalen Lymphabflußgebiete* kann erfolgen, wenn der Tumorsitz medial oder retromamillär gelegen war, da dann ein großer Teil der Lymphdrainage in diese Richtung geht. Insbesondere bei Befall der axillaren Lymphknoten in dieser Situation scheint die Behandlung der retrosternalen Lymphknoten sinnvoll, da nicht selten später retrosternal und mediastinal Rezidive beobachtet werden. Wir bestrahlen mit 45 Gy Herddosis bei Anwendung von Kobalt-60-Gammastrahlung mit einer durchschnittlichen Feldgröße von 12 × 5 cm.

Über eine Verbesserung der 5-Jahres-Überlebenszeit um 10% bei dieser Indikation berichtet Wallgren (1981). Andere Autoren (Fisher, 1981) sahen keine Verbesserung der Überlebenszeiten durch die Bestrahlung sternaler Lymphknoten.

Die postoperative Bestrahlung der *Thoraxwand* im Bereich der Operationsnarbe wird von uns nicht routinemäßig durchgeführt.

Donegan (1966) berichtet über Thoraxwandrezidive bei histologisch freien Lymphknoten in Höhe von 6,5% und bei befallenen in 30% innerhalb 5 Jahre. Wir selbst bestrahlen die Thoraxwand im Falle eines Rezidivs. Ausnahmsweise wird postoperativ die Thoraxwand bestrahlt, wenn histologisch ein Hautbefall bis an die Schnittgrenzen nachgewiesen wurde. In dieser Situation führen wir eine tangentiale Gegenfeldbestrahlung mit Kobalt-60-Gammastrahlung in Höhe von 55 Gy Herddosis oder eine Elektronenbestrahlung mit 7,5 MeV in Höhe von 45–50 Gy innerhalb 5 Wochen Dauer durch, wobei ab 15. postoperativem Tag die Bestrahlung beginnt.

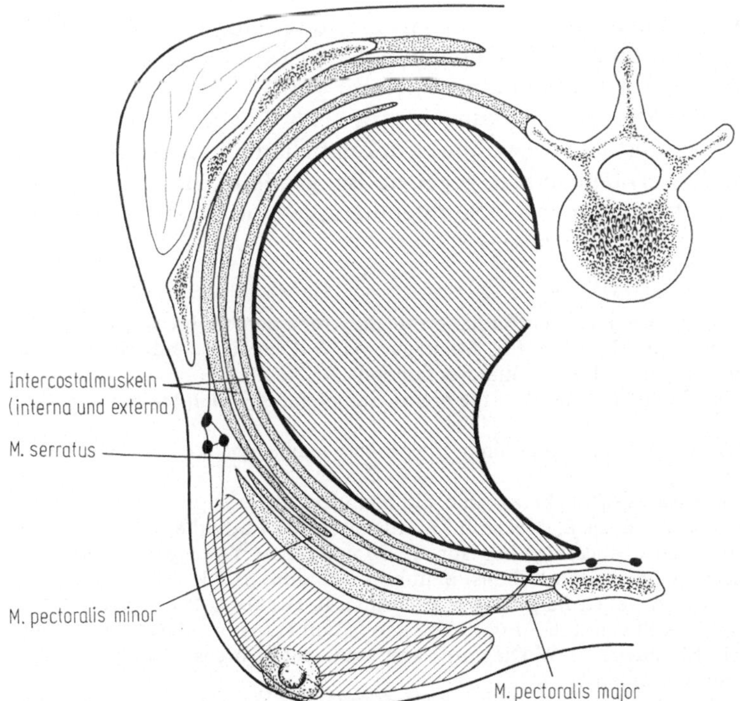

Abb. 2. Querschnitt durch den weiblichen Körper in Höhe der Brustdrüse: Die Lage der Lymphabflußgebiete, der Drüse, der Muskelschichten und des Lungenmantels ist für die Abschätzung der Herdtiefen bei der Bestrahlung dargestellt.

Die Bestrahlung der *supraclavikularen und retroclavikularen* Lymphabflußgebiete erfolgt bei uns routinemäßig auch bei axillarem Lymphknotenbefall nicht, da in dieser Situation die adjuvante Chemotherapie mit dem CMF-Schema oder AC-Schema durchgeführt wird. Ist der axillare Lymphknotenbefall jedoch subtotal oder total gewesen, so wird wegen der hohen Wahrscheinlichkeit der Metastasierung auch in diesem Gebiet eine postoperative Bestrahlung mit Kobalt-60-Gammastrahlung in Höhe von 50 Gy in 5 Wochen Dauer durchgeführt.

Nebenwirkungen der Strahlentherapie und ihre Vermeidung

Die Elektronenbestrahlung der Axilla ist wegen der langzeitig zunehmenden Fibrose mit Schädigungen von Nerven und Knochen verlassen worden. Solche Schäden werden bei den angegebenen Dosen mit Kobalt-60 kaum noch beobachtet. Am häufigsten noch werden leichte Fibrosen der Axilla durch das Kombinationstrauma mit leichtem Armödem und Fibrosen und Verhärtung im Bereich der Brustmuskulatur nach Thoraxwandbestrahlung mit 60 Gy beobachtet.

Abb. 2 zeigt die anatomische Lage von Lymphabflußgebieten und Muskeln im Querschnitt in Höhe der Thoraxwand. Nur ausnahmsweise kommt es zu radiogenen Knochenfrakturen und zu einer peripheren Lungenfibrose, die praktisch immer ohne klinische Beschwerden verläuft und nur röntgenologisch nachweisbar ist.

Die Patienten werden bei uns über zu erwartende oder mögliche Strahlennebenwirkungen aufgeklärt und tolerieren dann in der Regel die allgemeinen und lokalen Nebenwirkungen der Strahlentherapie sehr gut.

Zur Senkung der Strahlennebenwirkungen wird bis 6 Wochen nach Bestrahlungsabschluß die Haut mit Puder (Azulon) trocken behandelt. Zusätzlich wird Vitamin E (100 mg Evion) täglich p. o. gegeben. Bei größeren Bestrahlungsvolumina wird 4 × pro Woche unter der Strahlentherapie eine Nuklesid-Suspension infundiert (z. B. Actovegin, 20%ig).

Literatur

Calle R, Viloque JR, Schlienger P (1981): Radiation therapy for operable breast cancer with or without lumpectomy. In: Lewison EF, Montague ACW Diagnosis and treatment of breast cancer. Williams and Wilkins, Baltimore/London

Donegan WL, Spratt jun JS (1976) Cancer of the breast. Saunders, Philadelphia London Toronto

Fletcher GH (1972) Local results of irradiation in the primary management of localized breast cancer. Cancer 29:545

Haagensen CD (1974) Diseases of the breast, 2nd Ed. Saunders, Philadelphia, p 501

Pierquin B, Le Bourgeois JP, Brun B, Mazeron JJ, Huat J (1981) Radiotherapy as primary treatment of operable breast cancer. In: Lewison EF, Montague ACW Diagnosis and treatment of breast cancer. Williams and Wilkins, Baltimore/London, p 175

Wallgren AA, Strender LE, Arner O, Bergström F, Blomstedt B, Granberg PO, Nilsson B, Raf L, Silverswärd C (1981) Adjuvant pre- or postoperative radiotherapy in primary breast cancer. In: Lewison EF, Montague ACW Diagnosis and treatment of breast cancer. Williams and Wilkins, Baltimore/London

Würthner K, Seeger W (1975) Dosisverteilung und Bestrahlungstechnik bei der Strahlenbehandlung des Mammakarzinoms im Stadium I. Strahlentherapie 149:29

zum Winkel K (1979) Primäre Strahlentherapie des Mammakarzinoms. Röntgenpraxis 32:297

5 Gegenwärtiger Stand der adjuvanten Chemotherapie des Mammakarzinoms

C. G. Schmidt

Die adjuvante Chemotherapie stellt die postoperativ vorgenommene Applikation von Zytostatika bei solchen Tumoren dar, die trotz lokaler Operabilität häufig metastasieren. Die adjuvante Chemotherapie geht nach operativer Entfernung eines Tumors im Gesunden grundsätzlich von der Annahme aus, mögliche okkulte Metastasen vor ihrer Manifestation zu eliminieren. Auf diese Weise soll das Lokalrezidiv bzw. die Fernmetastasierung verhindert und die definitive Heilungsrate verbessert werden [1].

Da die adjuvante Chemotherapie zu einem Zeitpunkt gegeben wird, der nach einer Operation in sano den direkten Nachweis von Metastasen ausschließt, besteht das Dilemma dieser Therapie darin, daß das Metastasierungsrisiko im Einzelfall nicht erkannt werden kann. Im Hinblick auf große Untersuchungsreihen über das Fünf- und Zehnjahresverhalten der Mammakarzinome in Abhängigkeit von der Tumorgröße und dem axillären Befall ist es nur *statistisch* voraussagbar. Da die statistische Analyse auf der Summenbeurteilung größerer Kollektive beruht, müssen wir stets damit rechnen, in die oft eingreifenden adjuvanten Therapieformen auch eine unbekannte Zahl von Patienten einzubeziehen, die ihrer gar nicht bedürfen, weil sie schon durch die Operation geheilt sind.

Voraussetzung der adjuvanten Chemotherapie

Die Chemotherapie maligner Neoplasien ist eine Systemtherapie, die zunächst disseminierten Stadien vorbehalten wurde, die einer lokalen Therapie - Operation, Bestrahlung - nicht mehr zugänglich sind. Für den Erfolg der Chemotherapie ist das Ausmaß der Tumorausbreitung zu Beginn der Behandlung von Bedeutung, da die Höhe der applizierbaren Dosis limitiert ist. Für viele Neoplasien ist daher der Erfolg der Chemotherapie umgekehrt proportional zur Zahl der Tumorzellen zu Beginn der Behandlung. Mehr und mehr ist daher die Chemotherapie als „Frühtherapie“ unmittelbar bei Nachweis der Ausbreitung und nicht erst in den Spätstadien einzusetzen. Diese Überlegungen haben sich in dem Begriff der „kritischen Tumormasse“ niedergeschlagen, unter der wir die für jeden Tumor eigene kritische Ausbreitung verstehen, jenseits derer eine erfolgreiche Chemotherapie auch bei primärer Chemotherapiesensibilität nicht mehr im Sinne einer Vollremission durchführbar ist. Da bei chemotherapiesensiblen Tumoren eine „Frühtherapie“ bei Disseminierung rascher und besser zu Vollremissionen, ja sogar zu Heilungen führt, mußte als logische Konsequenz der Gedanke erwogen werden, die Chemotherapie nach initialer Operation und/oder Strahlentherapie einzusetzen, um okkulte Metastasen zu eliminieren. Die wichtige, durch zellkinetische Forschung und durch Tierversuche gestützte Hypothese besteht darin, daß auch beim Menschen mikroskopisch kleine Tumorherde, die nach einer Operation zurückbleiben, wesentlich besser auf eine tumorspezifische Therapie ansprechen als klinisch manifeste Tumorherde. Obgleich in der *Zellkinetik* die Hypothese der besseren Eliminierbarkeit von Mikrometastasen in jüngster Zeit durch gewisse theoretische Überlegungen etwas ins Wanken geraten ist, gilt z. B. für die Klinik der disseminierten Hodenteratokarzinome, daß eine Dissemination in Form der minimalen pulmonalen Metastasierung prognostisch weitaus besser zu behandeln ist als die fortgeschrittene pulmonale Beteiligung.

Schließlich muß der potentielle Nutzen einer adjuvanten Chemotherapiemaßnahme für eine bestimmte Patientengruppe in einer vernünftigen Relation zu den voraussehbaren Nachteilen und natürlich auch zum Aufwand stehen. Die wichtigsten Nachteile der adjuvanten Therapie bestehen in ihrer Anwendung bei einer nichtvoraussehbaren Zahl von Patienten ohne Mikrometastasen, die einer adjuvanten Therapie gar nicht bedürfen, und ferner in den kurz-, mittel- und langfristigen Nebenwirkungen einer solchen Behandlung [2].

Die entscheidende Voraussetzung für die klinische Anwendung einer adjuvanten Chemotherapie bildet somit die *Definierbarkeit des Metastasierungsrisikos* für ein bestimmtes Patientengut. Diese Definition kann nur aufgrund statistisch erforschter prognostischer Faktoren in dieser Gruppe faßbar sein. Dies gilt insbesondere für das Mammakarzinom.

Prognostische Faktoren beim Mammakarzinom

Für das Mammakarzinom zum Zeitpunkt der Operation sind in den letzten Jahren eine Reihe wichtiger prognostischer Faktoren erarbeitet worden. Die wichtigsten sind neben der Größe des Primärtumors der Rezeptorstatus, das histologische Grading und vor allem die Zahl der durch Metastasen befallenen axillären Lymphknoten. Es besteht eine enge Korrelation zwischen Lymphknotenbefall und Metastasierungsrate, bzw. Überlebenszeit beim Mammakarzinom (s. Tabelle 1).

Tabelle 1. Lymphknotenbefall und Metastasierungsrate bzw. Überlebenszeit beim Mammakarzinom

Ipsilaterale axilläre Lymphknoten (*N*)	Metastasierungsrate (%)		Überlebensrate (%)	
	5 Jahre	10 Jahre	5 Jahre	10 Jahre
N−	21	24	76	65
N+	67	76	46	25
N+(1-3)	53	65	62	38
N+(≧4)	80	86	31	13

Die Analysen zeigen, daß die Zehnjahresrückfallquote bei axillärem Lymphknotenbefall 65-86% ausmacht, im Vergleich zu 24% bei lymphknotennegativen Patienten. Daraus ergibt sich leider, daß die Überlebensrate nach 10 Jahren bei axillärem Lymphknotenbefall - bemerkenswerterweise in Abhängigkeit von der Zahl der befallenen Lymphknoten - auf 25-13% absinkt. Patienten mit negativem Lymphknotenstatus zum Zeitpunkt der Operation dürfen dagegen eine Zehnjahresüberlebenszeit in 65% der Fälle erwarten. Es ist daher der Rückschluß gerechtfertigt, Patientinnen mit Mammakarzinom, die zum Zeitpunkt der Operation einen axillaren Lymphknotenbefall aufweisen, in die hohe Risikogruppe einzustufen.

Neben dem Lymphknotenbefall als offensichtlich wichtigstem prognostischem Faktor ist die Tumorgröße ein weiterer prognostischer Faktor. Die Rückfallrate läßt bei Patienten mit positivem Lymphknotenbefall eine nahezu lineare Beziehung zur Tumorgröße erkennen, wohingegen bei N-negativen Patienten die Beziehung nicht ganz linear verläuft. Nach Untersuchungen in den USA bestehen folgende Beziehungen für die Fünfjahresrückfallquote: Bei einer Tumorgröße unter 1 cm = 7%, zwischen 1 und 2 cm = 13%, zwischen 2 und 3 cm = 16%, 3-4 cm = 28%, 4-5 cm = 24%, 5-6 cm = 33% und 6 und mehr cm = 24% [3].

Geht man von der ungünstigen Relation aus, daß etwa 85% aller Frauen, die zum Zeitpunkt der Operation einen axillären Lymphknotenbefall zeigten, innerhalb von 10 Jahren durch Metastasierung ihrem Leiden erliegen, muß das operative Vorgehen allein als unbefriedigend angesehen werden [4].

Auch das Metastasierungsmuster ist abhängig von dem Lymphknotenbefall, da bei N-positiven Patienten das Auftreten von lokoregionalen Rezidiven (81,4%) innerhalb der ersten 3 Jahre nach der Mastektomie eintritt, und sich innerhalb der folgenden 2 Jahre auch in 60,3% Fernmetastasen entwickeln [5].

In Kenntnis dieser Gegebenheiten lag es nahe, adjuvante Therapieverfahren anzuwenden, die einerseits in Form der Mono- und später als kombinierte Polychemotherapie durchgeführt wurden. Die Monotherapieserien gehen zunächst auf Studien von Nissen-Meyer zurück, der eine kurzfristige Monotherapie mit Cyclophosphamid (Endoxan) wählte. Die spätere Studie von Fisher benutzte L-Phenylalanin-Lost (Alkeran) als längerfristige Monotherapie. Da darüber hinaus die kombinierte Chemotherapie des metastasierenden Mammakarzinoms beachtliche Remissionsquoten in etwa 60% aller Fälle erreichen konnte, sind die späteren Studien der Mailänder Schule (Bonadonna) mittels des CMF-Protokolls durchgeführt worden.

Kurzfristige Monotherapie: Die von Nissen-Meyer [6] von 1965–1975 in Skandinavien durchgeführten Studien benutzten Cyclophosphamid in einer Dosis von 5 mg/kg KG i.v. täglich für 6 Tage, bzw. eine Einzeldosis von 30 mg/kg KG unmittelbar nach der Mastektomie. In der behandelten Gruppe traten bis zum April 1978 von insgesamt 559 Fällen 232 Rückfälle und 210 Todesfälle auf, wohingegen die unbehandelte Kontrollgruppe (577 Fälle) 284 Rückfälle und 265 Todesfälle aufwies. Die Differenzen zwischen beiden Gruppen sind mit einem P-Wert $<0{,}01$ statistisch signifikant. Die nähere Analyse ergab den interessanten Hinweis, daß die Differenzen zwischen der adjuvanten Chemotherapiegruppe und dem unbehandelten Kontrollkollektiv langsam größer wurden und nach 6 Jahren 7,12% und erst nach 12 Jahren 11,43% ausmachten. Aufmerksamkeit verdient ferner die Beobachtung, daß die durchgehende Verbesserung der Ergebnisse in der adjuvanten Chemotherapiegruppe verloren geht, wenn ein Zeitintervall von 2–4 Wochen zwischen der Mastektomie und dem Beginn der adjuvanten Chemotherapie vorgelegen hatte. Schließlich ist zu erwähnen, daß ablative hormonale Maßnahmen - sei es eine Radiomenolyse oder die chirurgische Kastration - den Effekt der adjuvanten Chemotherapie nicht beeinflußten und ferner der Post- bzw. Prämenopausalstatus keine Differenzen im Verhalten erkennen ließ. Dieses Ergebnis steht im interessanten Gegensatz zu den Befunden unter der CMF-Therapie, die im Prämenopausalstatus zu besseren Ergebnissen führt. Die von Nissen-Meyer [7] gefundene Verbesserung der Heilungsrate um etwa 10% durch die kurzfristige postoperative Endoxan-Monotherapie legt die Frage nahe, ob eine so kurzfristige Applikation einer alkylierenden Substanz in der Lage ist, unsere Vorstellungen von der fraktionierten Zellabtötung pro Chemotherapiekurs in Frage zu stellen, oder ob mit diesem Verfahren möglicherweise jene Grenzfälle erfaßt wurden, die kurz vor oder während der Mastektomie disseminieren. Bisher herrscht aus Berechnungen über den Generationszyklus und die Wachstumsgeschwindigkeit des Mammakarzinoms eher der Eindruck vor, daß okkulte Mikrometastasen schon längere Zeit vor der Diagnose und dem operativen Eingriff angesiedelt sein müssen. Die Ergebnisse der skandinavischen Gruppe zeigen eine gewisse Ähnlichkeit zu frühen Versuchen, die Prognose der operierten Mammakarzinome durch die Anwendung von Thiotepa zu verbessern. Da diese Studien bereits 1958 initiiert wurden und eine langjährige Beoachtung ermöglichten, gehören sie zu den bisher vorliegenden Ergebnissen, die nicht nur die Zahl der Therapieversager reduzierten, sondern auch zu einer Verbesserung der Überlebenszeit für jene Patientinnen führte, die in der Prämenopause mit 4 oder mehr positiven axillären Lymphknoten behandelt wurden. Auf der Basis dieser Ergebnisse wurde die sequentielle Applikation verschiedener Zytostatika durch Fisher [8] vorgenommen. Diese Studie enthielt 3 Arme:

1. L-PAM plus Placebo
2. L-PAM im Vergleich zu L-PAM plus 5-Fluouracil
3. Vergleich von L-PAM plus 5-Fluouracil zur Dreierkombination - L-PAM plus 5-Fluouracil plus Methotrexat.

Ad 1): Patientinnen mit axillärer Beteiligung erhielten 0,15 mg Alkeran/kg/Tag für 5 Tage im Vergleich zur Placebogabe. Bereits unter dieser Therapie zeigte sich, daß besonders im prämenopausalen Status unter der Alkeran-Therapie das rezidivfreie Intervall im Verhältnis zur Placebogruppe verbessert werden konnte. Bei einer durchschnittlichen Beobachtungszeit von 56 Monaten profitierten Frauen unter 50 Jahren am meisten. Die L-PAM-Therapie bewirkte bei diesen Patientinnen in 66% ein krankheitsfreies Intervall von 4 Jahren, welches in der Placebogruppe nur in 45% der Fälle erreicht wurde. Analysiert man diese Gruppe im Hinblick auf die Zahl der axillären Lymphknoten, so fällt ein bemerkenswert gutes Abschneiden der Fälle auf, die weniger als 4 positive axilläre Lymphknoten aufweisen, da nach 4 Jahren 87% der alkeranbehandelten Patientinnen gegenüber 56% der Placebogruppe ohne Hinweis auf Rezidive bzw. Metastasen geblieben sind. Betrachtet man die Gesamtgruppe, so läßt sich keine signifikante Differenz der Überlebensquote zwischen der Alkeran-Therapie und der Placebogruppe nachweisen, mit der bemerkenswerten Ausnahme, daß bei Frauen unter dem 50. Lebensjahr mit 1-3 positiven Lymphkno-

ten eine zunehmende Differenz in der Mortalität zwischen der alkeranbehandelten und der Placebogruppe nachweisbar wird (10 im Vergleich zu 22%).
Ad 2: L-PAM im Vergleich zu L-PAM plus 5-FU. Dosis: L-PAM 6 mg/m^2 oral im Vergleich zu L-PAM 4 mg/m^2 oral plus 300 mg 5-FU/m^2 i. v. Die Applikation erfolgte an 5 aufeinanderfolgenden Tagen/6 Wochen/2 Jahre. Die Ergebnisse belegen eine statistisch signifikante Differenz zugunsten der kombinierten Therapie bei einer 30monatigen Kontrollperiode (75 gegenüber 66% Krankheitsfreiheit). Ganz im Gegensatz zum Therapiearm 1 sind diese Differenzen bei Frauen unter 50 Jahren nicht erkennbar, wohingegen Patientinnen, die älter als 50 Jahre waren, unter der kombinierten Therapie den größeren Vorteil aufwiesen. In dieser Gruppe älterer Patientinnen wurde darüber hinaus der größte Effekt in Fällen von vier und mehr Lymphknoten beobachtet.
Ad 3: Vergleich L-PAM plus 5-FU versus L-PAM plus 5-FU plus MTX (MTX-Dosis 25 mg/m^2 i. v. an den Tagen 1 und 5 jedes Therapiezyklus). Bei der relativ kurzen Beobachtungszeit (25 Monate) ergab sich keine Differenz der Dreier- gegenüber der Zweierkombination.

Das CMF-Protokoll

Das CMF-Protokoll wurde im Juni 1973 im Mailänder Tumorinstitut begonnen und vereinigt 3 monotherapeutisch wirksame Substanzen, nämlich Cyclophosphamid, Methotrexat und 5-Fluouracil. Die Kriterien der Randomisierung und Stratifikation folgen nach der radikalen Mastektomie (RM) der TNM-Klassifikation, wobei Patientinnen mit Primärtumoren, die als T_{1b}-T_{2b}-T_{3b} oder T_4 eingestuft werden mußten, ebenso von der Studie ausgeschlossen wurden, wie N_2-Lymphknoten (LK miteinander oder gegenüber anderen Geweben fixiert) sowie N_3 (supraklavikuläre oder infraklavikuläre Lymphknoten oder Lymphödem der homolateralen Extremität) [9]. Die CMF-Behandlung begann innerhalb von 4 Wochen nach der Mastektomie und wurde zunächst für eine Periode von 12 Therapiezyklen konzipiert. Die bisher vorliegenden Daten belegen eine signifikante Verbesserung des krankheitsfreien Intervalls und der Ge-

Tabelle 2. Comparative percent 4-year relapse-free (actuarial analysis as of February 1, 1979)

	Control	CMF	P[a]
Total	47.3	63.1	0.0001
1 node	58.0	76.7	0.02
2–3 nodes	47.3	67.1	0.01
>3 nodes	35.2	44.8	0.03
Premenopause	43.4	70.0	0.00002
1 node	52.2	80.9	0.01
2–3 nodes	49.3	84.2	0.0005
>3 nodes	26.7	45.4	0.005
Postmenopause	51.7	56.5	0.22
1 node	63.2	72.0	0.24
2–3 nodes	45.4	53.0	0.10
>3 nodes	43.6	46.2	0.23

[a] On time distribution

samtüberlebensrate [11]. In Tabelle 2 sind die Daten für das 4jährige krankheitsfreie Intervall zusammengefaßt. Für die gesamte Gruppe ist der Vorteil der CMF-Therapie gegenüber der Kontrollgruppe statistisch hoch signifikant (63,1 gegen 47,3%). Dies bedeutet, daß die CMF-Therapie zunächst unabhängig von der Zahl der befallenen Lymphknoten das Gesamtergebnis verbessert,

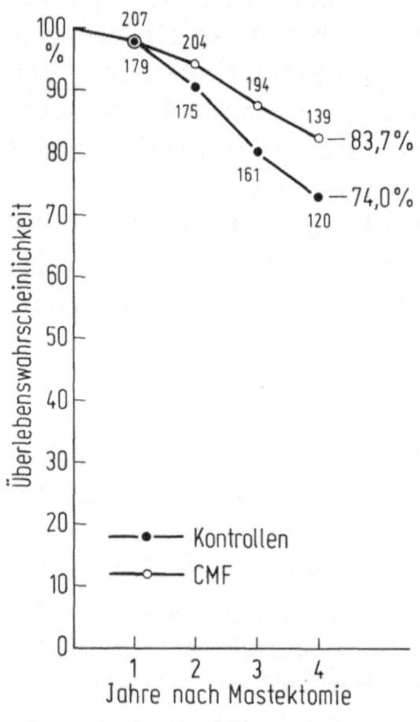

Abb. 1. CMF-Programm. Totale Überlebensraten

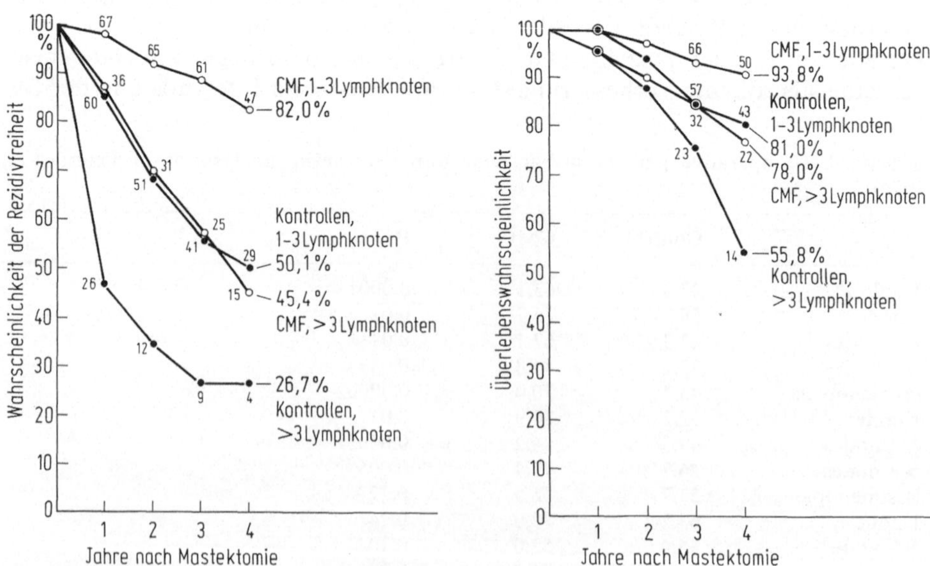

Abb. 2. CMF-Programm. Rezivfreiheit und totale Überlebensraten bei prämenopausalen Patienten in Relation zum Ausmaß des axillaren Lymphknotenbefalls

wobei es darüber hinaus keine Rolle spielt, ob die involvierten axillären Lymphknoten bereits der Palpation zugänglich oder nur mikroskopisch infiltriert waren [12].

Die nähere Analyse in bezug auf den Menopausalstatus bestätigt die oft diskutierte Feststellung, daß die Differenzen unabhängig von der Zahl der befallenen Lymphknoten für den Prämenopausalstatus hoch signifikant sind, wohingegen sie in der Postmenopause nicht gesichert werden können. Die Abb. 1 u. 2 zeigen die rückfallfreie Überlebensquote und die Gesamtüberlebensrate unter CMF-Therapie.

Von besonderem Interesse ist die nähere Analyse hinsichtlich Rezidivverhalten und Überlebenszeit mit Bezug auf den Lymphknotenstatus (Abb. 2).

Die Trennung des Lymphknotenstatus von 1–3 und mehr als 3 Lymphknoten ist evident, da prämenopausale Patientinnen mit 1–3 Lymphknoten eine rückfallfreie Quote von 82% ausmachen, die im Kontrollarm auf 50,1% absinkt. Wie sehr die primär gegebene Tumormasse die Prognose beeinflußt, erhellt aus dem relativ schlechten Abschneiden des CMF-Protokolls bei mehr als 3 Lymphknoten, weil hier die Zahlen mit 45,4% auf den Wert des Kontrollarms von 1–3 Lymphknoten (50,1%) absinkt. Der Wert der CMF-Therapie ergibt sich aber auch hier aus dem Vergleich zur Kontrollgruppe mit mehr als 3 Lymphknoten, in der die Quote auf 26,7% absinkt. Analog ist das Überlebensverhalten, welches evidente Unterschiede je nach Befall erkennen läßt. Bei 1–3 axillären Lymphknoten ist die Zahl von 93,8% unter dem CMF-Protokoll beachtlich, obgleich auch in der Kontrollgruppe noch 81% erreicht werden. Die größten Unterschiede sind auch hier bei Befall von mehr als 3 Lymphknoten erkennbar.

Es ist naheliegend, den axillären Lymphknotenbefall als ausschlaggebend einzustufen. Interessanterweise zeigt das CMF-Protokoll eine signifikante Verbesserung der rückfallfreien Überlebensrate nicht nur nach der radikalen und der extendierten radikalen Mastektomie, sondern auch bei Patientinnen mit negativen und mit positiven Lymphknoten der Mammaria-interna-Kette. Derselbe positive Unterschied besteht auch in bezug auf die Größe des Primärtumors, da Patientinnen mit T_{2a}- und T_{3a}-Primärtumoren unter CMF-Therapie besser abschneiden.

Die vorliegenden Ergebnisse belegen nicht nur eine Verminderung der Disseminierung, sondern auch des Auftretens von lokoregionalen Rezidiven, wiederum mit Bevorzugung des Prämenopausalstatus. Die 4jährige lokoregionale Rückfallrate unter CMF-Therapie beträgt 6,4% und entspricht damit den Werten, die unter postoperativer Strahlentherapie zur Vermeidung des Lokalrezidivs erreicht werden.

Auffällig ist der bemerkenswerte Unterschied der CMF-Ansprechraten getrennt nach Prä- bzw. Postmenopausalstatus. Die Unterschiede sind hoch signifikant in der Prämenopause, verwischen sich dagegen im Postmenopausalstatus. Dieser bemerkenswerte Befund kann unter zwei Gesichtspunkten betrachtet werden: Zunächst einmal könnte in der Tat bei jüngeren Frauen im Prämenopausalstatus ein schnelleres Tumorwachstum eintreten, welches einer antiproliferativen Behandlung besser zugänglich ist, möglicherweise aber auch eine Selektion unter Überwiegen von chemotherapieresistenten Tumoren in der Postmenopause. Diese Erklärung dürfte jedoch nicht ganz befriedigen. Die nähere Analyse zeigt darüber hinaus, daß im Postmenopausalstatus, bedingt durch das höhere Alter der Patientinnen, die kalkulierte CMF-Dosis im geringeren Maße applizierbar war als bei jüngeren Frauen. Es könnte also durchaus der Fall sein, daß das Versagen der CMF-Therapie in der Postmenopause dosisabhängig ist. Es lag daher nahe, jene Fälle in der Postmenopause abzutrennen, die mindestens 75% der kalkulierten Dosis erhalten haben, gegenüber dem Rest, der bedingt durch myelosuppressive und andere Nebenwirkungen eine verminderte Dosis erhielt. Dabei zeigt sich, daß in der Regel in der Postmenopause die Patientinnen geringere Dosen erhielten, die zu schlechteren Resultaten führten. Patientinnen, die mindestens 75% der Dosis erhielten, zeigten auch in der Postmenopause ein erheblich besseres Abschneiden mit Verminderung der Disseminierungsrate gegenüber solchen, die weniger als 75% der Dosis tolerieren konnten [11]. Die Ergebnisse sind daher dosisabhängig und erlauben die vorsichtige Feststellung, daß auch in der Postmenopause – die Applikation von mindestens 75% der Dosis vorausgesetzt – ein positiver Effekt der adjuvanten Chemotherapie zu erwarten ist [13]. Die CMF-Therapie reduziert daher in der Prä- und in der Postmenopause die residuelle Tumormasse.

Im Hinblick auf die skandinavischen Erfahrungen mit der relativ kurzfristigen postoperativen Chemotherapie stellte sich die Frage nach der Länge der als wünschenswert oder notwendig erachteten adjuvanten Chemotherapie. Die theoretische Begründung für die über 12 Kurse durchgeführte Therapie beruht auf experimentellen Analysen zur fraktionierten Zellabtötung pro Therapiekurs, so daß die Vorstellung vorherrschte, viele Therapiezyklen zur Zytoreduktion notwendig zu haben. Ein Vergleich der Ergebnisse von 12 gegenüber nur 6 Therapiezyklen, welche bei 326 Frauen in der Prämenopause durchgeführt wurden, zeigt nach 2 Jahren glücklicherweise keine Differenzen im rezidivfreien Überlebenswert, der bei 12 Kursen 89,6 und bei 6 Kursen 82,1% beträgt, so daß man auf 12 Kurse offensichtlich verzichten kann und die adjuvante Therapie nur für die Dauer von 6 Monaten durchführt.

Im Hinblick auf das anfänglich erwähnte bessere Abschneiden von Patientinnen in der Prämenopause unter CMF-Therapie ist verständlicherweise die Frage der chemischen Kastration gestellt worden. Die Tatsache, daß 71,6% der Patientinnen, die zu Beginn der CMF-Therapie eine normale Menstruation aufwiesen, eine Amenorrhö unter der Chemotherapie entwickelten, hat im Zusammenhang mit dem besseren Abschneiden in der Prämenopause diese Frage entstehen lassen. Endokrinologische Untersuchungen zeigen, daß unter der CMF-Therapie eine Senkung der Plasmaspiegel von Östradiol, Östrol und Androstendion eintritt, wohingegen die Plasmawerte von LH und FSH ansteigen. Dennoch läßt sich keine signifikante Differenz der rückfallfreien Überlebensquoten zwischen Patientinnen mit und ohne CMF-induzierter Amenorrhö erkennen. Dies gilt ganz besonders bei Patientinnen von 40 Jahren und weniger. Schließlich ist zu erwähnen, daß die später durchgeführte therapeutische Ovarektomie auch bei jenen Frauen noch positive Wirkung zeigte, die initial mit radikaler Mastektomie und adjuvanter CMF-Therapie behandelt worden sind, gleichgültig, ob diese Fälle unter der CMF-Therapie eine Amenorrhö entwickelt hatten oder nicht. Dieses Ergebnis muß auch im Hinblick auf die histologische Untersuchung der Ovarien gesehen werden, die nur bei etwa 60% der Patientinnen mit CMF-induzierter Amenorrhö eine Atrophie der ovariellen Follikel beobachtete. Die bisher vorliegenden Daten legen die Annahme nahe, daß der therapeutische Effekt der adjuvanten CMF-Therapie in der Prämenopause nicht oder allenfalls nur zu geringem Teil auf eine Suppression der ovariellen Funktion zurückgeführt werden kann. Diese Annahme wird ferner unterstützt durch eine retrospektive Analyse über das rezidivfreie Überleben und die Gesamtüberlebensquote nach CMF-Therapie im Vergleich mit Vierjahresüberlebensquoten in der Prämenopause bei positivem Lymphknotenbefall nach adjuvanter, d.h. prophylaktischer Kastration mit und ohne prolongierte Prednison-Therapie [12].

Die Frage der adjuvanten Chemotherapie muß, da sie auf statistischen Überlegungen beruht und stets eine unbekannte Zahl von Patienten einschließt, die einer solchen Behandlung nicht bedürfen, die Frage der kurz- und langfristigen Nebenwirkungen besonders sorgfältig behandeln. Die prolongierte Applikation von CMF bewirkt praktisch keine akute Toxizität. Die Myelosuppression ist tolerabel und steuerbar, die Alopezie, die nur in etwa 10% der Fälle auftritt, voll reversibel. Nach unseren eigenen Erfahrungen ist die Gefahr einer passageren Hepatotoxizität, die möglicherweise auf Methotrexat zurückgeführt werden könnte, nicht gravierend, da die sorgfältige Analyse der hepatischen Enzymparameter unter Einschluß der Cholinesterase keinen Hinweis auf eine schwerwiegende Hepatotoxizität ergibt. Das Hauptproblem dürfte in der chronischen Toxizität und der theroetisch nicht auszuschließenden kanzerogenen Wirkung der alkylierenden Substanzen zu sehen sein. Die Chemotherapie-induzierte Karzinogenese ist in der bisherigen Literatur unter langjähriger Beobachtung nicht als nennenswerter Faktor erkennbar gewesen. Die Zahl der Zweittumoren ist unter der CMF-Therapie bisher nicht erkennbar angestiegen. Kontralaterale Mammakarzinome traten bei 4 Frauen nach der alleinigen Mastektomie und nur bei 2 Fällen auf, die mit Mastektomie plus CMF behandelt wurden. In der Mailänder Gruppe traten insgesamt 4 Zweittumoren unter Mastektomie plus CMF auf im Vergleich zu 3 Zweittumoren nach radikaler Mastektomie allein. 3 der 4 Zweittumoren, die in der CMF-Gruppe auftraten, wurden bei Frauen beobachtet, die es abgelehnt hatten, eine volle Dosis zu erhalten. Bei ihnen waren nur 3 bzw. 4 CMF-Zyklen appliziert worden. Allerdings dürfte die bisherige Beobachtungszeit zu einer endgültigen Beurteilung noch nicht ausreichen.

Zusammenfassung

Die gegenwärtigen Ergebnisse belegen, daß die adjuvante Chemotherapie – sei es als Mono-, besser jedoch als Polychemotherapie – in der Lage ist, statistisch signifikante Verbesserungen der rückfallfreien Überlebensquote und der Gesamtüberlebensrate bei Patientinnen in der Prämenopause mit positivem Lymphknotenbefall zu erreichen. Die Ergebnisse in der Postmenopause sind nicht einheitlich, wobei das Versagen möglicherweise durch Dosisreduktion bedingt ist. Die Verkürzung von 12 auf 6 Therapiezyklen ist bisher ohne erkennbare Nachteile geblieben. Die adjuvante Chemotherapie läßt bisher eine langwirkende kumulative Toxizität sowie kanzerogene Wirkungen nicht erkennen. Für die Zukunft ist möglicherweise die Einführung von alternierenden sequentiellen Therapieverfahren geeignet, die bisherigen Ergebnisse zu verbessern.

Literatur

1. Schmidt CG, Seeber S (1975) Neue Perspektiven für eine adjuvante Chemotherapie bei soliden Tumoren. Dtsch Med Wochenschr 100:2342-2348
2. Brunner KW (1981) Nutzen und Gefahren der adjuvanten Chemotherapie und Bestrahlung zur Metastasenprophylaxe. Internist (Berlin) 22:62-67
3. Fisher B, Slack NH, Bross IDJ (1969) Cancer of the breast: size of neoplasm and prognosis. Cancer 24:1071-1080
4. Fisher B (1977) Biological and clinical considerations regarding the use of surgery and chemotherapy in the treatment of primary breast cancer. Cancer 40:574-587
5. Valagussa P, Bonadonna G, Veronesi U (1978) Patterns of relapse and survival following radical mastectomy. Analysis of 716 consecutive patients. Cancer 41:1170-1178
6. Nissen-Meyer R (1979) One short chemotherapy course in primary breast cancer: 12-year follow-up in series 1 of the Scandinavian Adjuvant Chemotherapy Study Group. In: Jones SE, Salmon SE (eds) Adjuvant therapy of cancer, vol 2. Proceedings of the Second International Conference, Tucson, Ariz., Mar. 28-31, 1979. Grune & Stratton, New York London Toronto Sydney San Francisco, pp 207-213
7. Nissen-Meyer R, Kjellgren K, Malmio K, Mansson R, Norin T (1978) Surgical adjuvant chemotherapy. Results with one short course with cyclophosphamide after mastectomy for breast cancer. Cancer 41:2088-2098
8. Fisher B, Redmond C (1979) Breast cancer studies on the National Surgical Adjuvant Breast and Colon Project (NSABP). In: Jones SE, Salmon SE (eds) Adjuvant therapy of cancer, vol 2. Proceedings of the 2nd International Conference, Tucson, Ariz., Mar. 21-31, 1979. Grune & Stratton, New York London Toronto Sydney San Francisco, pp 215-226
9. Bonadonna G, Brusamolino E, Valagussa P, Rossi A, Brugnatelli L, Brambilla C, De Lena M, Tancini G, Bajetta E, Musumeci R, Veronesi U (1976) Combination chemotherapy as an adjuvant treatment in operable breast cancer. N Engl J Med 294:405-410
10. Bonadonna G, Rossi A, Valagussa P, Banfi A, Veronesi U (1977) The CMF program for operable breast cancer with positive axillary nodes. Updated analysis on the disease-free interval, site of relapse and drug tolerance. Cancer 39:2904-2915
11. Bonadonna G, Valagussa P, Rossi A, Tancini G, Bajetta E, Marchini S, Veronesi U (1979) CMF adjuvant chemotherapy in operable breast cancer. In: Jones SE, Salmon SE (eds) Adjuvant therapy of cancer, vol 2. Proceedings of the 2nd International Conference, Tucson, Ariz., Mar. 28-31, 1979. Grune & Stratton, New York London Toronto Sydney San Francisco, pp 227-235
12. Bonadonna G, Valagussa P, Rossi A, Zucali R, Tancini G, Bajetta E, Brambilla C, De Lena M, Di Fronzo G, Banfi A, Rilke F, Veronesi U (1978) Are surgical adjuvant trials altering the course of breast cancer? Semin Oncol 5:450-464
13. Bonadonna G, Rossi A, Tancini G, Bajetta E, Valagussa P (1979) CMF adjuvant chemotherapy in operable breast cancer: 4-year results. In: Second breast cancer working conference - Experimental and clinical aspects. European Organization for Research on Treatment of Cancer, Breast Cancer Cooperative Group, Copenhagen, Denmark, May 31-June 2, 1979; Abstracts, p 51

6 Tierexperimentelle Untersuchungen zur karzinogenen Wirkung der adjuvanten Krebschemotherapie mit dem Cyclophosphamid-Methotrexat-5-Fluorouracil-Schema

M. Habs und D. Schmähl

Einleitung

Das von Bonadonna und Mitarbeitern eingeführte CMF-Schema gehört zu den therapeutisch erfolgversprechendsten Kombinationen für die adjuvante Chemotherapie des Brustkrebses. Es wird - oft in leicht modifizierter Form - gegenwärtig in zahlreichen klinischen Studien erprobt. 1979 wurden mehrere tausend Frauen mit einer Kombination dieser Arzneimittel oder Kombinationen, die zusätzlich ein oder zwei weitere Medikamente beinhalteten, therapiert.

Material und Methoden

Prüfsubstanzen: Cyclophosphamid (C) wurde von den Asta-Werken, Bielefeld, Methotrexat (M) von Lederle-Cyanamid, München, und 5-Fluorouracil (F) von Hoffmann-La Roche, Grenzach-Wyhlen, zur Verfügung gestellt. Cyclophosphamid wurde als 2%ige Lösung und Methotrexat als 1%ige Lösung in physiologischer Kochsalzlösung, 5-Fluorouracil als 3%ige Lösung in Aqua destillata jeweils vor den Applikationen frisch hergestellt.

Tiere: Die Untersuchungen zur Karzinogenität der kombinierten Gabe von C, M und F wurden mit Sprague-Dawley-Ratten (Ivanovas, Kisslegg) beiderlei

Tabelle 1. Kumulative Letaltoxizität und Kanzerogenität einer Kombinationsbehandlung mit Cyclophosphamid (*C*), Methotrexat (*M*) und 5-Fluorouracil (*F*) bei Sprague-Dawley-Ratten (Gesamttierzahl: 320 Tiere)

Applikationsschema

Gruppen-Nr.	Behandlung	Applikationsart	Einzeldosis (mg/m^2)	Gesamtzahl monatlicher Zyklen	Ausgangstierzahl ♂	♀
0	Kontrolle	—	—	—	40	40
1	C Tag 1-14	p.o.	50			
	M Tag 1+8	i.p.	20	6	40	40
	F Tag 1+8	i.v.	300			
2	C Tag 1-14	p.o.	25			
	M Tag 1+8	i.p.	10	15	40	40
	F Tag 1+8	i.v.	150			
3	C Tag 1-14	p.o.	50			
	M Tag 1+8	i.p.	20	15	40	40
	F Tag 1+8	i.v.	300			
Anwendung beim Menschen. (Nach Bonadonna et al. 1976)						
	C Tag 1-14	p.o.	100			
	M Tag 1+8	i.v.	40	12		
	F Tag 1+8	i.v.	600			

Geschlechts durchgeführt. Nach einer zweiwöchigen Quarantänephase wurden der unbehandelten Kontrollgruppe und den Dosierungsgruppen randomisiert je 40 männliche und 40 weibliche Tiere zugeordnet. Die Applikationsschemata sind in der Tabelle 1 dargelegt. Die als Dosierungsgrundlage verwendeten Körperoberflächen wurden nach der von Freireich angegebenen Methode aus dem Tiergewicht ermittelt.

Die Tumorhäufigkeiten wurden nach einer von Peto et al. (1980) mitgeteilten Methode analysiert. Sie beruht auf dem Vergleich von Beobachtungswerten und alterstandardisierten verzerrungsfreien Erwartungswerten.

Prämaligne und maligne Formen des gleichen Tumortyps (z. B. adenomatöse Hyperplasien und Dysplasien oder Adenokarzinome der Lunge) wurden gemeinsam ausgewertet. Da viele der behandelten Versuchstiere starben, bevor eine für Ratten normale Lebenserwartung erreicht war, wurde unterstellt, daß sich bei ausreichender Latenzzeit prämaligne Neoplasien in aller Regel in bösartige Tumoren entwickelt hätten. Unterstützend kann angeführt werden, daß prämaligne Geschwülste meist inzidentell zur Sektion kamen, während maligne Krebsformen überwiegend den Tod des Versuchstiers bewirkten.

Ergebnisse

Die unbehandelten Kontrolltiere zeigten keine Besonderheiten. Das durchschnittliche Überleben nach Versuchsbeginn war mit 790 Tagen bei den männlichen, und 871 Tagen bei den weiblichen Tieren eine zufriedenstellende Lebenserwartung für Ratten in konventioneller Haltung. Frequenz und Lokalisation der im unbehandelten Kollektiv bei lebenslanger Beobachtung aufgetrete-

Tabelle 2. Kumulative Letaltoxizität und Kanzerogenität einer Kombinationsbehandlung mit Cyclophosphamid (*C*), Methotrexat (*M*) und 5-Fluorouracil (*F*) bei Sprague-Dawley-Ratten. Ausgangstierzahl: 40 männliche und 40 weibliche Tiere je Gruppe

Zusammenfassung der Basisdaten

A. Behandlungsschema

Gruppen-Nr.	Behandlungsschema[a]	Einzeldosis (mg/m²)	Anzahl monatlicher Zyklen	Max. Gesamtdosis (g/m²)	Mediane Gesamtdosis (g/m²)	95%-Vertrauensschranke
0	Unbehandelte Kontrolle	0	0	0,00	0,00	0,00
1	C Tag 1–14	50		4,20	4,20	4,20
	M Tag 1+8	20	6	0,24	0,24	0,24
	F Tag 1+8	300		3,60	3,60	3,60
2	C Tag 1–14	25		5,25	5,25	5,25
	M Tag 1+8	10	15	0,30	0,30	0,30
	F Tag 1+8	150		4,50	4,50	4,50
3	C Tag 1–14	50		10,50	6,30	6,15
	M Tag 1+8	20	15	0,60	0,36	0,34
	F Tag 1+8	300		9,00	6,00	5,70

[a] Cyclophosphamid wurde oral, Methotrexat intraperitoneal und 5-Fluorouracil intravenös appliziert

B. Überlebenszeiten

Gruppen-Nr.	Mediane Überlebenszeit (95%-Konfidenzintervall) (Tage)[b]	
	♂	♀
0 (Kontrolle)	790 (778–821)	871 (799–897)
1	658 (562–676)	599 (329–756)
2	593 (517–681)	660 (516–690)
3	269 (260–333)	269 (214–379)

[b] Nach Versuchsbeginn (100 ± 4 Lebenstage)

C. Kanzerogene Wirkungen

Gruppen-Nr.	Neoplastische Veränderungen[c]		Maligne Tumoren	
	♂ abs. (%)[d]	♀ abs. (%)[d]	♂ abs. (%)[d]	♀ abs. (%)[d]
0 (Kontrolle)	12 (32)	29 (81)	7 (18)	14 (39)
1	36 (95)	26 (83)	28 (76)	12 (39)
2	29 (75)	39 (100)	27 (69)	23 (62)
3	13 (37)	8 (26)	4 (11)	0 (0)

[c] Zusammenfassung aller Tiere mit malignen oder benignen Tumoren sowie mit prämalignen Veränderungen

[d] Bezogen auf die Anzahl auswertbarer Tiere; wenn ein Tier mehr als einen Tumor in unterschiedlichen Organen zeigte, wurden diese einzeln gewertet

D. Organotropie der neoplastischen Veränderungen

Gruppen-Nr.	Nervengewebe		Harnblase		Hämatopoetisches und lymphatisches Gewebe		Brustdrüse		Vormagen		Sonstige Organe
	♂ abs. (%)	♀ abs. (%)	♂ abs. (%)	♀ abs. (%)	♂ abs. (%)	♀ abs. (%)	♂ abs. (%)	♀ abs. (%)	♂ abs. (%)	♀ abs. (%)	abs. (%)
0	0(0)	2(6)	0(0)	0(0)	2(5)	2(6)	1(3)	11(31)	2(5)	0(0)	21(23)
1	12(32)	2(6)	4(11)	0(0)	3(8)	1(3)	1(3)	9(29)	2(6)	2(6)	26(38)
2	13(33)	8(21)	1(3)	0(0)	2(5)	5(13)	1(3)	7(19)	3(8)	5(13)	23(30)
3	0(0)	0(0)	6(17)	2(7)	3(6)	0(0)	0(0)	3(10)	1(3)	0(0)	5(8)

nen neoplastischen Veränderungen entsprachen den früheren Erfahrungen bei diesem Rattenstamm. Die Ergebnisse sind gemeinsam mit denen der CMF-behandelten Tiere in Tabelle 2 wiedergegeben.

In Tabelle 3 sind die Organe mit erhöhtem Tumorrisiko nach wiederholter CMF-Kombinationsbehandlung bei Sprague-Dawley-Ratten aufgelistet.

Tabelle 3. Organe mit erhöhtem Tumorrisiko

Organ	♂	♀
Nervengewebe	++	++
Harnblase	(+)	(+)
Hämatopoetisch-lymphatisches Gewebe	(+)	+
Nebenniere	+	±
Brustdrüse	∅	(+)
Uterus		±

P<0,001 ++ P<0,05 (+)
P<0,01 + P<0,1 ±

Diskussion

Es liegen erst begrenzt experimentelle Studien zum Krebsrisiko bei kombinierter Gabe von Zytostatika vor. Unseres Wissens wurden Arzneimittelkombinationen, wie sie in der postoperativen adjuvanten Krebschemotherapie Verwendung finden, bisher nicht untersucht. Die postoperative unterstützende Chemotherapie wird bei primär operablen Tumoren mit begrenzter tumorfreier Überlebensrate zunehmend angewandt.

Die Kombination CMF wurde in klinikadaptierter Form im Lebenszeitkanzerogeneseexperiment als ein praktisch wichtiges Beispiel für eine Zytostatikakombination untersucht, die Patienten verabreicht wird, von denen ein Teil aufgrund seiner Lebenserwartung dem Risiko ausgesetzt ist, einen iatrogen induzierten Zweittumor zu erleben. Die Anwendung dieser Arzneimittelkombination beim Menschen ist bisher noch nicht so lange erfolgt, daß aus dem Fehlen des Nachweises von therapiebedingten Zweittumoren geschlossen werden dürfte, daß kein reales Risiko bestehe. Die Arzneimittelkombination erwies sich als multilokulär karzinogen. Das CMF-Schema führte bereits in einer Dosierung, die bei 25% der in der Klinik verwendeten Substanzmengen lag (Bezug: mg/m^2 Körperoberfläche), zu einem gesteigerten Krebsrisiko.

Aus diesem Versuch sollten folgende praktische Konsequenzen gezogen werden:

1. In der adjuvanten Chemotherapie einzusetzende Arzneimittelkombinationen sind vor ihrer Erprobung in der Klinik tierexperimentell-toxikologisch zu untersuchen.
2. Bei der Bewertung neuer Zytostatika und neuer Krebsschemotherapeutikakombinationen sind spättoxische Effekte mit dem erwarteten therapeutischen Nutzen abzuwägen, insbesondere, wenn Indikationsstellungen geplant sind, die ein Langzeitüberleben der Patienten erwarten lassen.
3. In der Zytostatikaentwicklung sollte versucht werden, solche Arzneimittelderivate zur Verfügung zu stellen, die bei erhaltener therapeutischer Wirkung über ein reduziertes krebsauslösendes Risiko verfügen.

Literatur

Schmähl D (Hrsg) (im Druck) Maligne Tumoren – Entstehung, Wachstum und Chemotherapie. Int J Cancer.

7 Steroidhormonrezeptoren beim Mammakarzinom

K. Klinga, M. Kaufmann und B. Runnebaum

Einleitung

Im Jahre 1896 konnte Beatson [1] erstmals einen direkten Zusammenhang zwischen dem Wachstum des Brustkrebs und ovariellen Hormonen nachweisen, als er nach beidseitiger Ovarektomie bei zwei Patientinnen mit fortgeschrittenem Mammakarzinom eine deutliche Remission des Tumorwachstums erhielt. Diese Beobachtung blieb in den folgenden Jahren ohne Auswirkung auf die Therapie von Karzinomen und fand erst wieder Interesse, als Huggins 1941 [8, 9] den positiven Effekt der Orchiektomie auf das Prostatakarzinom beschrieb. Die Ausschaltung der ovariellen Hormonproduktion durch Ovarektomie oder Bestrahlung wurde schließlich eine allgemein anerkannte Therapie bei prämenopausalen Frauen mit Brustkrebs. In postmenopausalen Patientinnen wurde als ablative Maßnahme die Adrenalektomie [10] und die Hypophysektomie [22, 27] eingeführt. Neben der ablativen führte auch die additive Hormontherapie zu Erfolgen, z. B. mit Androgenen [25], Östrogenen [7, 16] und in neuerer Zeit mit Antiöstrogenen [3, 39]. Sowohl bei der ablativen als auch bei der additiven Hormontherapie des Mammakarzinoms zeigte sich nur bei etwa einem Drittel der Patientinnen eine Ansprechbarkeit auf die Behandlung. Es gab noch keine Möglichkeit, vor der Therapie zwischen hormonabhängigen und hormonunabhängigen Tumoren zu unterscheiden. Klinische Erfahrungen zeigten, daß Frauen mit einem langen Intervall zwischen Mastektomie und Auftreten von Metastasen eher von einer Hormontherapie profitierten als jene, die schnell ein Rezidiv entwickeln. Eine gute Ansprechbarkeit auf Hormontherapie findet sich auch bei Haut- und Lymphknotenmetastasen im Vergleich zu Metastasen im Gehirn oder in den Eingeweiden.

Mit der Herstellung von radioaktiv markiertem Östradiol-17β gelang es Jensen und Jacobson [11] auf elegante Art zu beweisen, daß dieses Steroid nur in seinen entsprechenden Erfolgsorganen wie Uterus, Vagina und Brustdrüsen vermehrt aufgenommen und zurückgehalten wird. Folca und Mitarbeiter [4] verabreichten Frauen mit Brustkrebs tritiiertes Hexöstrol und stellten fest, daß die Frauen, die später auf eine ablative Hormontherapie ansprachen, wesentlich mehr Hexöstrol im Tumor aufgenommen hatten. Die Bindung der Steroide erfolgte an hochmolekulare Proteine, die sogenannten Hormonrezeptoren, die in der Folgezeit in den verschiedenen menschlichen und tierischen Zielorganen nachgewiesen und charakterisiert wurden [37, 12, 18, 13].

Inzwischen weiß man, daß eine enge Korrelation zwischen Rezeptorstatus und Hormonabhängigkeit bei Patientinnen mit Mammakarzinom besteht. Auf dem sogenannten Consensus Meeting in Bethesda, USA im Juni 1979 wurde über die Erfahrungen an 1336 mit verschiedenen endokrinen Verfahren behandelten Frauen mit Brustkrebs berichtet [24]. Von den östrogenrezeptorpositiven

Patientinnen sprachen 56% mit einer objektiven Remission an, während nur 5,6% der rezeptornegativen Frauen eine Remission zeigten.

Definition und Wirkungsweise der Hormonrezeptoren

Hormonrezeptoren sind hochmolekulare Proteine, die folgende Voraussetzungen erfüllen: hohe Spezifität, niedrige Anzahl von Bindungsstellen, hohe Affinität bei geringer Kapazität und Vorkommen in den entsprechenden Zielorganen, die auf das Hormon ansprechen. Durch diese Eigenschaften lassen sich die Rezeptoren eindeutig von den unspezifisch bindenden Proteinen wie Albumin, Transcortin oder Sexhormonbindendem Protein unterscheiden. Da der Östrogenrezeptor am häufigsten untersucht worden ist, soll dieser als Beispiel näher beschrieben werden. Die Empfindlichkeit gegenüber proteolytischen Enzymen sowie die Hitzeempfindlichkeit weisen den Östrogenrezeptor als ein Protein aus. Das Molekulargewicht der physiologischen Form des Rezeptors ist nicht genau bekannt. In Abhängigkeit von der Ionenstärke des zur Aufarbeitung verwendeten Puffers lassen sich zwei molekulare Formen des Rezeptors mit Molekulargewichten von 70000 und 130000 nachweisen [14]. Die beiden Formen unterscheiden sich bei der Dichtegradientenzentrifugation auf Zuckerlösung durch verschiedene Sedimentationskonstanten von 4 bzw. 8 S (Einheit der Sedimentationskonstanten S = Svedberg, $1\ S = 10^{-13}$ sec).

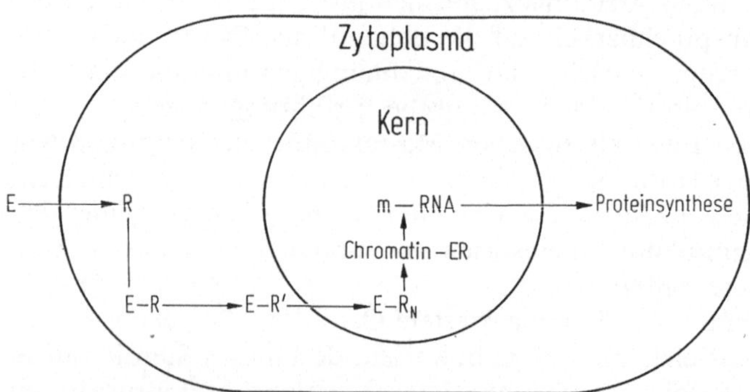

Abb. 1. Wirkungsmechanismus von Östradiol

Den Mechanismus der Steroid-Rezeptorfunktion stellt man sich folgendermaßen vor (Abb. 1): Östradiol (E) tritt, wahrscheinlich durch passive Diffusion, in die Zellen des Zielorganes ein. Im intrazellulären Raum (Zytoplasma) wird es von den Rezeptorproteinen unter Bildung des Komplexes E-R gebunden. Nach der Bindung erfolgt eine temperaturabhängige Transformation in den Hormon-Rezeptor-Komplex E-R' mit der Sedimentationskonstante 4-5 S. Dieser Komplex wird in den Zellkern transloziert (E-R_N), wo er von spezifischen Bindungsstellen des Chromatins [30] gebunden wird (Chromatin-ER). Dort aktiviert er die RNA-Polymerase und es beginnt die Synthese von Messenger RNA (Transkription). Das führt zu einer vermehrten Synthese von Proteinen, DNA und schließlich zur Zellteilung [20].

Methoden der Rezeptorbestimmung

Aufbereitung der Gewebeproben

Wegen der Empfindlichkeit der Hormonrezeptoren stellt die Methodik gewisse Voraussetzungen an die Aufarbeitung der Gewebeproben in der Klinik. Sofort nach Entnahme soll das Tumorgewebe in einer auf Eis liegenden Schale von unerwünschten Begleitgeweben (Fett- und Bindegewebe) freipräpariert werden. Kann die histologische Aufarbeitung nicht in der jeweiligen Klinik durchgeführt werden, muß das Gewebe unter Kühlung sofort dem Pathologen zugeführt werden. Dieser entnimmt eine Probe für die Histologie und eine weitere Probe mit möglichst ähnlicher Zusammensetzung für die Rezeptorbestimmung. Ein Versand des Gewebes unter Trockeneiskühlung in entsprechenden Isoliergefäßen ist möglich. Auch bei dieser Art der Kühlung sollen jedoch Lagerzeiten von mehr als zwei Wochen vermieden werden. Nach irrtümlicher Fixierung des Gewebes oder nach Unterbrechung der Kühlkette ist eine Rezeptorbestimmung nicht mehr möglich. Verläßliche Hormonrezeptordaten können nur bei einer guten Kooperation zwischen Operateur, Pathologen und dem Rezeptorlabor erhalten werden.

Die Rezeptorbestimmung

Abbildung 2 zeigt das Arbeitsschema der Rezeptorbestimmung. Das Tumorgewebe wird unter Kühlung mit flüssigem Stickstoff mit einem Mikrodismembrator pulverisiert. Die Rezeptoren werden mit Puffer extrahiert. Feste Zellbestandteile werden durch Ultrazentrifugation abgetrennt. In dem erhaltenen Zytosol wird als Bezugsgröße der Proteingehalt nach Lowry und Mitarbeiter [21] bestimmt. Zur Bestimmung des Östrogenrezeptors wird Zytosol mit ^{3}H-Östra-

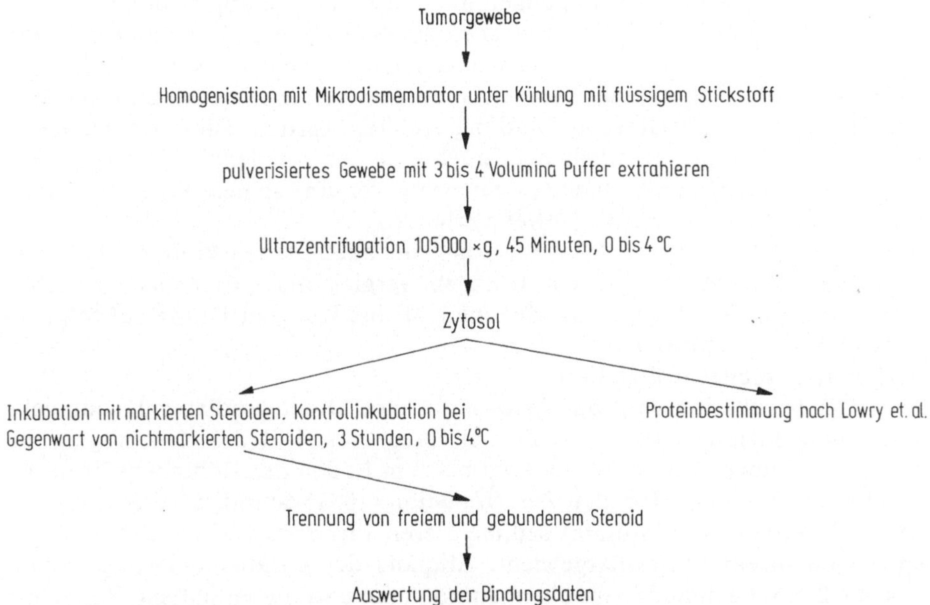

Abb. 2. Arbeitsschema der Rezeptorbestimmung Tumorgewebe

diol-17β inkubiert. Für die Bestimmung des Progesteronrezeptors wird das synthetische Progestin R5020 (17,21-dimethyl-19-nor-pregna-4,9-diene-3,20-dione) eingesetzt. Kontrollinkubationen zur Bestimmung der unspezifischen Bindung werden parallel durchgeführt. Nach einer Inkubationszeit von mindestens drei Stunden wird der vom Rezeptor gebundene Anteil markierten Steroids vom ungebundenen Anteil abgetrennt und die Aktivität gemessen. Es gibt verschiedene Methoden, den freien und den rezeptorgebundenen Teil des Steroids zu messen: a. Zugabe einer Kohlesuspension zur Adsorption des freien Steroids [17], b. Dichtegradientenzentrifugation [37], c. Agargelelektrophorese [38], d. Ausfällen des Hormon-Rezeptor-Komplexes mit Protaminsulfat [34], e. Bindung des Hormon-Rezeptor-Komplexes an Hydroxylapatit [5] und f. Gelfiltration mit Sephadex [6].

Bei allen diesen Verfahren ist es nötig, den Anteil der sogenannten unspezifischen Bindung zu ermitteln und bei der Auswertung der Rezeptorbindung zu berücksichtigen. Die unspezifische Bindung wird von Gewebs- und/oder Serumproteinen verursacht, die Steroide mit zwar geringer Affinität aber unter Umständen großer Kapazität binden können. Die unspezifische Bindung wird gemessen, indem in Parallelansätzen das radioaktiv markierte Steroid zusammen mit einem mindestens 100fachen Überschuß an entsprechendem nichtmarkierten Steroid inkubiert wird. Die spezifische Rezeptorbindung wird kompetitiv gehemmt und die noch verbleibende Bindung entspricht der unspezifischen Proteinbindung. Eine sichere Unterscheidung der Bindungen von Progesteron an seinen Rezeptor oder an Kortikoidbindendes Protein ist nicht möglich. Deshalb wird für die Progesteronrezeptorbestimmung das oben erwähnte R5020 als Ligand eingesetzt. Diese Verbindung reagiert fester mit dem Rezeptor als Progesteron selbst, sie dissoziiert nicht so schnell wie Progesteron und wird unter den Versuchsbedingungen nicht enzymatisch abgebaut [29].

Da die Bindungsverhältnisse zwischen den Steroiden und den unterschiedlichen Bindungsproteinen im Zytosol von recht komplexer Natur sind, ist es nicht verwunderlich, daß mit den verschiedenen Methoden auch unterschiedliche Meßwerte für die Rezeptorbindung erhalten werden. Diese Umstände erschweren die Vergleichbarkeit der Ergebnisse verschiedener Arbeitsgruppen. Es gibt auch keinen einheitlichen Grenzwert, der eine sichere Einteilung in rezeptorpositive und -negative Gewebe erlaubt.

Zur Zeit gibt es keine Methode, die von allen Arbeitskreisen ohne Einschränkung akzeptiert wird. Um trotzdem vergleichbare Ergebnisse zu erhalten, wurde auf dem Consensus-Meeting [24] eine Konzentrierung auf folgende zwei Methoden empfohlen:

Dichtegradientenzentrifugation:

Nach der Inkubation wird das Zytosol auf eine Dichtegradientenlösung gelagert. Diese Lösung enthält 5% Zucker im oberen Teil des Zentrifugenröhrchens. Die Zuckerkonzentration steigt bis zum Boden des Röhrchens linear bis auf 20% an. Bei der folgenden Zentrifugation (10–15 Stunden bei 2°C und ca. 55000 Umdrehungen/Minute) sedimentieren die Proteine des Zytosols entsprechend ihrem Molekulargewicht. Aliquots der Gradientenlösung werden anschließend, beginnend von oben, entnommen und die enthaltene Radioaktivität gezählt. Auf diese Weise erhält man das Sedimentationsprofil des Hormon-Rezeptorkomplexes. Die 4S- und 8S-Einheiten des Rezeptors können unterschieden und einzeln quantitativ gemessen werden. Wittliff und Mitarbeiter [40] haben Hinweise, daß die Hormonabhängigkeit eines Tumors besser vorhergesagt werden kann, wenn die molekulare Form des Rezeptors bekannt ist.

Kohleadsorptionsmethode:
Diese Methode ist wegen der einfachen Durchführung am weitesten verbreitet. Verschiedene Konzentrationen (0,5–10 nMol/l) der markierten Steroide werden mit dem Zytosol inkubiert. Nach der Gleichgewichtseinstellung (mindestens 3 Stunden bei 0–4 °C) wird das ungebundene Steroid mit Dextran-Kohle adsorbiert und der rezeptorgebundene Anteil des Steroids gemessen. Nach Korrektur um die unspezifische Bindung wird von den Daten ein Scatchard-Plot erstellt [33]. Aus diesem kann graphisch die maximale Bindungskapazität und die scheinbare Dissoziationskonstante ermittelt werden.

Andere Methoden

Die bereits erwähnten Methoden arbeiten mit Gewebshomogenaten. Das bringt folgende Nachteile mit sich: Die Heterogenität einer Tumorprobe wird nicht berücksichtigt. Im Homogenat liegt eine Mischung von gutartigen und bösartigen Zellen vor. Der Radioligand kann durch Dissoziation, durch Einwirkung von Metallionen oder durch Zerstörung des Rezeptors während der Aufarbeitung verdrängt werden. Endogene Steroide können den Rezeptor maskieren und so der quantitativen Erfassung entziehen.

Bei histologischen Rezeptorassays werden diese Nachteile vermieden, da morphologisch intakte Gewebsproben für die Rezeptorbestimmung eingesetzt werden. Die Sichtbarmachung der Rezeptoren auf histochemischem Weg kann erreicht werden durch Reaktion des Rezeptors mit fluoreszeinmarkiertem Antikörper [26] oder fluoreszeinmarkiertem Östradiol [28]. Mit Hilfe eines UV-Mikroskopes kann der Rezeptor dann im histologischen Schnitt lokalisiert werden. Noch nicht gelöst ist bei den histochemischen Verfahren das Problem der Spezifität und die quantitative Messung der Rezeptorbindung.

1981 gelang es Jensen [15], monoklonale Antikörper gegen den Östrogenrezeptor zu entwickeln. Zur Zeit wird untersucht, inwieweit diese Antikörper zur Messung der Östrogenrezeptoren im Mammakarzinom eingesetzt werden können.

Verteilungsmuster von Östrogen- und Progesteronrezeptoren im Primärtumor

Der Rezeptorstatus einer Patientin ist keine konstante Größe, sondern von verschiedenen Faktoren abhängig. Die Verteilung von Östrogen(ER)- und Progesteron(PR)-Rezeptoren in Abhängigkeit von Patienten- und Tumormerkmalen ist in Tabelle 1 dargestellt. Für ER besteht eine signifikante ($p < 0,001$) Abhängigkeit sowohl vom Alter als auch vom Menopausezustand mit weniger ER-positiven Fällen in jungen, prämenopausalen Frauen als in älteren, postmenopausalen Frauen. Eine Erklärung für die niedrigen ER-Werte in prämenopausalen Frauen sind die vergleichsweise hohen Östradiol-Konzentrationen im Serum, die einen Teil der ER blockieren, so daß sie von den gebräuchlichen Methoden

Tabelle 1. Östrogen(ER)- und Progesteron(PR)-Rezeptoren im primären Mammakarzinom (197 Patientinnen)

	Patientinnen n	ER-positiv %	PR-positiv %
Alter (Jahre)			
≤50	83	36,1	33,7
>50	114	78,1	44,7
Menopausestatus			
Prämenopause	66	42,4	39,4
Postmenopause	131	70,2	38,9
Tumorgröße			
T_1 0–2 cm	62	56,4	37,1
T_2 2–5 cm	105	61,0	39,0
$T_{3,4}$	30	66,7	46,7
positive Lymphknoten			
0	102	58,8	28,4
1–3	45	55,6	37,8
>4	50	70,0	56,0

ER-positiv: >10 fmol/mg Zytosolprotein
PR-positiv: >20 fmol/mg Zytosolprotein

nicht erfaßt werden. Als kritische Serumkonzentrationen werden von Maas und Mitarbeitern [23] 300 pg/ml, von Theve und Mitarb. [35] 40 pg/ml angegeben. Eine Abhängigkeit der ER-Konzentration vom Serum-Progesteronspiegel wird ebenfalls diskutiert [32]. Auffallend ist, daß das Vorkommen von PR unabhängig vom Alter und Menopausezustand der Patientin ist. Das spricht dafür, daß noch andere Faktoren wie Serumhormonspiegel die Konzentrationen der Rezeptorproteine beeinflussen.

Die Tumorgröße hat keinen wesentlichen Einfluß auf den ER- und PR-Gehalt. Wie aus der Tabelle 1 ersichtlich ist, nimmt zwar die Häufigkeit der ER- und PR-positiven Fälle mit der Größe des Tumors zu, der Unterschied zwischen den Gruppen ist jedoch statistisch nicht gesichert. Ebenfalls nicht statistisch gesichert ist eine Abhängigkeit des Rezeptorvorkommens von der Zahl der befallenen Lymphknoten.

Variation der Rezeptorkonzentrationen in individuellen Patientinnen mit Brustkrebs

Bei 55 Patientinnen wurden ER und PR sowohl im Primärtumor als auch in den axillären Lymphknoten bestimmt. 34 dieser Frauen hatten maligne Lymphknoten. 56% der befallenen Lymphknoten waren ER-positiv. Östrogenrezeptoren kommen also in malignen Lymphknoten gleich häufig vor wie im Primärtumor. PR wurde in nur 24% der Lymphknoten gefunden. Übereinstimmender Rezeptorstatus, das heißt beide Gewebsarten rezeptorpositiv oder beide rezeptornegativ, liegt in 68% der Fälle für ER und in 76% der Fälle für PR vor. In etwa einem Drittel der Frauen werden somit unterschiedliche Rezeptorvorkommen gefunden. Diese Befunde sind in guter Übereinstimmung mit den Ergebnissen von Rosen und Mitarb. [31].

Von Bedeutung ist die Tatsache, daß verschiedene Proben des gleichen Tumors große Schwankungen im Rezeptorgehalt aufweisen [19, 2, 36]. Das ist auf die Heterogenität der Tumoren zurückzuführen. Da bei den herkömmlichen Verfahren der Rezeptorbestimmung mit Gewebshomogenaten gearbeitet wird, kann eine gewisse Ungenauigkeit der Bestimmung aufgrund des heterogenen Untersuchungsmaterials nicht verhindert werden.

Zusammenfassung

Im menschlichen Mammakarzinom lassen sich Hormonrezeptoren für Östrogene, Gestagene, Androgene und Kortikoidsteroide nachweisen. Etwa 60% der Tumoren enthalten Östrogenrezeptoren und etwa 40% Progesteronrezeptoren. Die anderen Steroidrezeptoren kommen selten vor und sind so wenig untersucht, daß eine klinische Bewertung für das Mammakarzinom noch aussteht.

Es gibt zur Zeit keine Methode, die die Rezeptorbestimmung mit ausreichender Zuverlässigkeit messen kann. Die Einteilung in rezeptorpositive und -negative Tumoren basiert auf willkürlich festgelegten Rezeptorkonzentrationen, die von verschiedenen Arbeitskreisen unterschiedlich angesetzt werden.

Wegen der Heterogenität der Tumoren muß eine Gewebsprobe allein nicht unbedingt repräsentativ für den Gesamttumor oder für Metastasen in verschiedenen Organen sein. Um Rezeptoren auf zellulärer Basis zu messen, werden histochemische und immunologische Verfahren ausgearbeitet, die die jetzigen Methoden ergänzen, aber noch nicht ersetzen können.

Trotz mancher methodischer Schwierigkeiten hat die Bestimmung von Hormonrezeptoren im Mammakarzinom eine große klinische Bedeutung erlangt. Der Rezeptorstatus gibt Aufschluß über eine Hormonabhängigkeit des Tumors und dient als wichtiger prognostischer Faktor für den weiteren Verlauf eines metastasierenden Mammakarzinoms.

Literatur

1. Beatson GT (1896) On the treatment of inoperable cases of carcinoma of the mamma: Suggestions for a new method of treatment with illustrative cases. Lancet 2:104–107
2. Braunsberg H (1975) Factors influencing the estimation of estrogen receptors in human malignant breast tumors. Europ J Cancer 11:499–507
3. Cole MP, Jones CTA, Todd JDH (1971) A new anti-estrogenic agent in late breast cancer. Br J Cancer 25:270–275
4. Folca PJ, Glascock RF, Irvine WT (1961) Studies with tritium-labeled hexoestrol in advanced breast cancer. Lancet 2:796–798
5. Garola RE, McGuire WL (1978) A hydroxylapatite micromethod for measuring oestrogen receptor in human breast cancer. Cancer Res 38:2216–2220
6. Godefroi VC, Brooks SG (1973) Improved gel filtration method for analysis of oestrogen receptor binding. Analyt Biochem 51:335–344
7. Haddow A, Watkinson JM, Patterson E (1944) Influence of synthetic estrogens upon advanced malignant disease. Br Med J 2:393–398
8. Huggins C, Hodges CV (1941) Studies on prostatic cancer. I. The effect of castration, of estrogen and of androgen injection on serum phosphatases in metastatic carcinoma of the prostate. Cancer Res 1:293–297
9. Huggins C, Stevens RE, Hodges CV (1941) Studies on prostatic cancer. II. The Effects of castration on advanced carcinoma of the prostate gland. Arch Surg 43:209–223
10. Huggins C, Bergenstal DM (1952) Inhibition of human mammary and prostatic cancer by adrenalectomy. Cancer Res 12:134–141

11. Jensen EV, Jacobson HJ (1962) Basic guides to the mechanism of estrogenic action. Recent Progr Hormone Res 18:387–414
12. Jensen EV, DeSombre ER, Jungblut PW (1967) Estrogen receptors in hormoneresponsive tissues and tumors. In: Endogenous factors influencing host-tumor balance. Wissler RW, Dao TL, Wood S (Hrsg) pp. 15–28, Chicago: University Chicago Press
13. Jensen EV, Block GE, Smith S, Kyser K, DeSombre ER (1971) Estrogen receptors and breast cancer response to adrenalectomy. Natl Cancer Inst Monogr 34:55–70
14. Jensen EV, DeSombre ER (1973) Estrogen-receptor interaction. Science 182:126–134
15. Jensen EV (1981) Hormone dependency of breast cancer. Cancer 47:2319–2326
16. Kennedy BJ (1962) Massive estrogen administration in premenopausal women with metastatic breast cancer. Cancer 15:641–648
17. Korenman SG (1968) Radioligand binding assay of specific estrogens using a soluble uterine macromolecule. J Clin Endocrinol Metabol 28:127–130
18. Korenman SG, Dukes BA (1970) Specific estrogen binding by the cytoplasm of human breast carcinoma. J Clin Endocrinol Metabol 30:639–645
19. Leclercq G, Heuson JC, Deboel MC (1975) Oestrogen receptors in breast cancer: a changing concept. Br Med J 1:185–189
20. Lippman ME, Bolan G (1975) Oestrogen-responsive human breast cancer in long-term tissue culture. Nature (London) 256:592–593
21. Lowry OH, Rosebrough NJ, Farr AL, Randall RJ (1951) Protein measurement with the Folin phenol reagent. J Biol Chem 193:265–275
22. Luft R, Olivecrona H (1955) Hypophysectomy in man; experiences in metastatic cancer of the breast. Cancer 8:261–270
23. Maass H, Engel B, Trams H, Nowakowski G, Stolzenberg G (1975) Steroid hormone receptors in human breast cancer and the clinical significance. J Steroid Biochem 6:743–749
24. Maas H, Jonat W (1979) Steroidrezeptoren im Mammakarzinom. Bericht über ein Consensus-Meeting im National Institute of Health, Bethesda, USA. Geburtsh u. Frauenheilk 39:761–764
25. Nathanson JT (1952) Clinical investigative experience with steroid hormones in breast cancer. Cancer 5:754–762
26. Nenci J, Beccati MD, Piffanelli A, Langa G (1976) Detection and dynamic localization of estradiol-receptor complexes in intact target cells by immunofluorescence. J Steroid Biochem 7:505–510
27. Pearson OH, Ray BS, Harrold CC (1956) Hypophysectomy in treatment of advanced cancer. J Am Med Assoc 161:17–21
28. Pertschuk LP, Tobin EH, Gaetjens E, Carter AC, Degensheim GA, Bloom ND, Brigati DJ (1980) Histochemical Assay of estrogen and progesterone receptors in breast cancer. Cancer 46:2896–2901
29. Philibert D, Raynaud JP (1974) Binding of progesterone and R5020, a highly potent progestin, to human endometrium and myometrium. Contraception 10:457–466
30. Puca GA, Silca V, Nola F (1974) Identification of a high affinity nuclear acceptor site for estrogen receptor of calf uterus. Proc Natl Acad Sci 71:979–983
31. Rosen PP, Menendez-Botet CJ, Urban JA, Fraccia A, Schwartz MK (1977) Estrogen receptor protein in multiple tumor specimens from individual patients with breast cancer. Cancer 39:2194–2200
32. Saez S, Martin PM, Chouvet CD (1978) Estradiol and progesterone receptor levels in relation to plasma estrogen and progesterone levels. Cancer Res 38:3468–3473
33. Scatchard G (1949) The attractions of proteins for small molecules and ions. Ann N Y Acad Sci 51:660–672
34. Steggles AW, King RJB (1970) The use of protamine to study (6,7-^{3}H)-oestradiol-17β binding in rat uterus. Biochem J 118:695–701
35. Theve NO, Carlstrom K, Gustafsson JA (1978) Oestrogen receptors and peripheral serum levels of oestradiol-17β in patients with mammary carcinoma. Europ J Cancer 14:1337–1340
36. Tilley WD, Keightly DD, Cant ELM (1978) Intersite variation of oestrogen receptors in human breast cancer. Br J Cancer 38:544–546

37. Toft D, Gorski J (1966) A receptor molecule for estrogens: Isolation from the rat uterus and preliminary characterization. Proc Natl Acad Sci 55:1574–1581
38. Wagner RK (1972) Characterization and assay of steroid hormone receptors and steroid binding serum proteins by agar gel electrophoresis at low temperature. Hoppe Seyler's Z Physiol Chem 353:1235–1245
39. Ward HWC (1973) Anti-oestrogen therapy for breast cancer: A trial of tamoxifen at two dose levels. Br Med J 1:13–14
40. Wittliff JL, Beatty BW, Baker DT, Savlov ED, Cooper RA (1977) Clinical significance of molecular forms of estrogen receptors in human breast cancer. In: Research in Steroids VII. Vermeulen A, Jungblut P, Klopper A (Hrsg) pp 393–403, Amsterdam: Elsevier North Holland

8 Die klinische Bedeutung von Steroid-Hormonrezeptoren beim Mammakarzinom

M. Kaufmann, K. Klinga, B. Runnebaum und F. Kubli

Beim Mammakarzinom gilt heute von den Steroid-Hormonrezeptoren vor allem die Bestimmung der Östrogen-Rezeptoren als klinisch etablierte Methode [5, 6, 10, 15, 16]. Grundsätzlich dient der Hormonrezeptor-Nachweis zur Unterscheidung von hormonabhängigen und hormonunabhängigen Geweben. Die Bedeutung der Hormonrezeptoren zeigt sich durch folgende Beziehungen und prognostische Aussagemöglichkeiten (Rezeptor-Bestimmung als biochemischer „Prediction-Test"):

1. Hormonrezeptoren dienen zur *Entscheidung des Einsatzes* einer *Hormontherapie* beim *fernmetastasierenden* Mammakarzinom.
2. Hormonrezeptoren sind *prognostische Faktoren* beim *primären* Mammakarzinom.
3. Es besteht eine Korrelation von Hormonrezeptoren und *histopathologischen* Befunden und es
4. besteht beim Mammakarzinom eine Korrelation zur *Proliferationsrate* in vitro (Thymidin-Labeling-Index, Chemosensibilitäts-Kurzzeittest).

Biologische Grundlagen

Steroid-Hormonrezeptoren sind zelluläre Proteine. Nach Eintritt von Steroiden in die Zelle eines endokrinen Erfolgsorgans werden diese von den Rezeptoren spezifisch in Form eines Steroid-Rezeptor-Komplexes gebunden und nach struktureller Veränderung in den Zellkern transportiert. Mit verschiedenen Methoden läßt sich sowohl die Bindungskapazität der zytoplasmatischen Rezeptoren als auch die der Kernrezeptoren nachweisen.

Über den Progesteronrezeptor, dessen Synthese Östrogen-abhängig ist und eventuell mehr Informationen über die Östrogen-regulierte Protein-Biosynthese gibt als der Östrogenrezeptor, liegen bisher noch zu wenige verläßliche klinische Korrelationen vor. Für Androgen- und Corticoidrezeptoren fehlen beim Mammakarzinom ebenfalls noch ausreichende klinische Daten.

Verteilungsmuster von Rezeptoren

Eigene Untersuchungen:

Für den Östrogen-Rezeptor (ER) lassen sich signifikant häufiger rezeptorreiche Werte bei postmenopausalen Frauen finden im Vergleich zu prämenopausalen Patientinnen. Dieser Unterschied zeigt sich beim Progesteron-Rezeptor (PR) allerdings nicht. Bei Primärtumoren hat die Tumorgröße allein keinen signifikanten Einfluß auf den ER- und PR-Gehalt des Tumorgewebes. Diese Ergebnisse stehen in Übereinstimmung mit anderen Autoren [1]. Bei Zunahme der Anzahl befallener axillärer Lymphknoten zeigt sich vor allem für den PR eine Zunahme von positiven Rezeptor-Befunden (Tabelle 1).

Tabelle 1. Beurteilung von Östrogen- (ER) und Progesteron-Rezeptoren (PR) in Abhängigkeit von Patienten- und Tumormerkmalen

	n Pat.	positiv[a] (%) ER		positiv[a] (%) PR	
Alter					
≤50	83	(36,1)	$p > 0{,}001$	(33,7)	$p = 0{,}14$
>50	114	(78,1)		(44,7)	
Menopausenstatus					
prä	66	(42,4)	$p > 0{,}001$	(39,4)	$p = 0{,}28$
post	131	(70,2)		(38,9)	
Tumorgröße					
T_1 0–2 cm	62	(56,4)		(37,1)	
T_2 2–5 cm	105	(61,0)		(39,0)	
$T_{3/4}$	30	(66,7)		(46,7)	
Anzahl der pos. Lymphknoten					
0	102	(58,8)		(28,4)	
1–3	45	(55,6)		(37,8)	
≥4	50	(70,0)		(56,0)	
gesamt	197	(62,4)		(41,1)	

[a] ER + > 10 fmol/mg Cytosolprotein
PR + > 20 fmol/mg Cytosolprotein

Hormonrezeptoren beim fernmetastasierenden Mammakarzinom

Hormonrezeptoren und endokrine Therapie

Das Mammakarzinom gehört bekanntlich zu den hormonabhängigen Tumoren und ist damit auch therapeutisch durch hormonelle Maßnahmen beeinflußbar. Die umfangreichsten Analysen zum Problem Rezeptorstatus und Hormontherapie beim metastasierenden Mammakarzinom wurden auf dem sog. Consensus-Development-Meeting 1979 in Bethesda, USA, vorgenommen. Bei ER-positiven Tumoren sind in 56% von insgesamt 1336 Patientinnen (11 Arbeitsgruppen) objektive Remissionen nach endokriner Therapie feststellbar. Dagegen lassen sich nur 5,6% Remissionen bei ER-negativen Tumoren finden. Eine zusätzliche Bestimmung des PR (Analyse von 358 Patientinnen aus 9 Arbeitsgruppen) ergibt mit 77% Remissionsrate eine deutliche Verbesserung der Vorhersagemöglichkeit. ER/PR-negative Befunde zeigen in 11% ein objektives Ansprechen einer Hormontherapie [5, 15].

Es findet sich außerdem eine direkte Beziehung zwischen der Höhe des Rezeptor-Gehaltes und dem Ansprechen auf eine Hormontherapie. Diese Tatsache wurde bisher bei größeren klinischen Auswertungen noch nicht genügend berücksichtigt.

ER und PR erweisen sich also beim Mammakarzinom als biochemischer Marker für eine generelle, nicht weiter spezifizierbare endokrine Beeinflussung eines Tumors. Dies kann mit additiven (Östrogene, Androgene, Glucocorticoide, Antiöstrogene, Nebennierenrinden-Blocker) oder ablativen (Ovarektomie, Adrenalektomie) Maßnahmen geschehen.

Hormonrezeptoren und zytotoxische Chemotherapie

In Untersuchungen von Lippman und Mitarb. [14] zeigte sich, daß Tumoren mit negativem ER-Gehalt auf eine zytotoxische Chemotherapie besser reagieren im Vergleich zu ER-positiven Tumoren. Zusammenfassende retrospektive Analysen [5, 15, 16] von sehr inhomogen, zytotoxisch und teilweise hormonell vorbehandelten Patientengruppen konnten diese Beobachtung nicht bestätigen. Die Frage, ob rezeptor-negative Tumoren auf eine zytotoxische Chemotherapie besser als rezeptor-positive Tumoren ansprechen, bleibt deshalb weitgehend noch ungeklärt und kann eigentlich nur durch prospektive Analysen geklärt werden.

Hormonrezeptoren beim primären Mammakarzinom

Primäre Mammakarzinome ohne nachweisbaren ER rezidivieren häufiger und früher im Vergleich zu rezeptor-reichen Tumoren [4, 10, 11, 13, 21]. In eigenen Untersuchungen [13] konnten wir entsprechend den Ergebnissen von Pichon [18] diese Beziehung für den PR, nicht dagegen mit signifikanten Unterschieden bezüglich des rezidivfreien Intervalles nach Mastektomie für den ER nachweisen. Abbildung 1 zeigt bei 74 nodal-positiven Tumoren des Stadiums $T_{1,2}$,

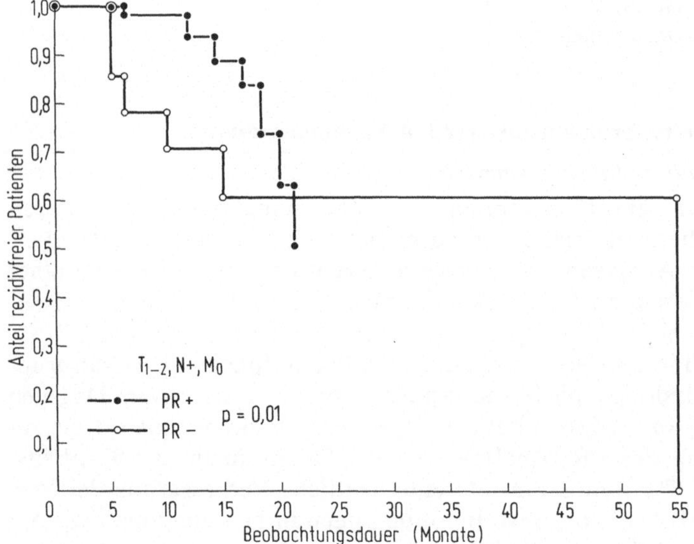

Abb. 1. Rezidivfreie Überlebensrate bei 74 primären nodal-positiven Mammakarzinomen (T_{1-2}) und Progesteronrezeptor (PR)-Status (Kaplan-Meier-Schätzung der Überlebenszeit)

daß PR-negative Tumoren signifikant ($p = 0{,}01$) kürzere rezidivfreie Überlebensraten aufweisen im Vergleich zu PR-positiven Tumoren. Cooke und Mitarb. [4] konnten zeigen, daß ER-negative und nodal-negative Tumoren prognostisch entsprechend nodal-positiven Tumoren zu werten sind. ER-positive Tumoren zeigen neben einem verlängerten rezidivfreien Intervall auch verlängerte Überlebenszeiten [11].

Der Rezeptorstatus kann somit zur Selektion von Risiko-Patientinnen, vor allem für adjuvante Therapieformen, herangezogen werden. Erste Ergebnisse adjuvanter Chemotherapie-Studien zeigen vor allem bei PR-positiven Tumoren eine Überlegenheit einer zytotoxischen Therapie in Kombination mit einer Hormontherapie mit Antiöstrogenen (Tamoxifen). In einigen Studien mit allerdings noch experimentellem Charakter werden ER-negative und nodal-negative Tumoren aufgrund der erhöhten Risikosituation adjuvant mit Zytostatika behandelt.

Der ER-Status erweist sich nach den bisherigen Ergebnissen adjuvanter Chemotherapie-Studien neben dem Lymphknoten-Status als wichtigster prognostischer Faktor beim primären Mammakarzinom [3].

Hormonrezeptoren und histopathologische Befunde

Gut differenzierte Mammakarzinome lassen meist Östrogen-Rezeptoren nachweisen [9, 20] und dies v. a. bei älteren Frauen. Steroid-Hormonrezeptoren sind demnach Marker für den Grad der histologischen Differenzierung und damit für die Prognose [7]. Teilweise finden sich allerdings widersprüchliche Aussagen einzelner Autoren, da es sich bei der histopathologischen Auswertung um subjektive Analysen handelt.

Hormonrezeptoren und Proliferationsrate in vitro

Sowohl beim metastasierenden, als auch beim primären Mammakarzinom zeigte sich, daß für den Thymidin-Markierungsindex, als Maß für die Zellproliferation, eine direkte Beziehung zum rezidivfreien Intervall und zur Überlebenszeit besteht [17]. ER-negative Tumoren korrelieren umgekehrt proportional mit der Proliferationsrate [12, 19].

Methoden zur Hormonrezeptor-Analyse und praktisches Vorgehen

Methoden

Für den klinischen Routinebetrieb hat sich die weniger aufwendige und dennoch ausreichend empfindliche Kohle-Adsorptionsmethode [8] zur Bestimmung zytoplasmatischer Rezeptoren gegenüber der Agargel-Elektrophorese-Methode durchgesetzt. In Zukunft werden wohl immunologische Verfahren mit gleichzeitiger histologischer Kontrolle des untersuchten Gewebes an Bedeutung gewinnen.

Praktisches Vorgehen

Von Binde- und Fettgewebe freipräpariertes Karzinomgewebe (Mindestmenge ca. 0,5–1 g, bzw. 0,4–0,8 cm Kantenlänge) wird *sofort* nach der chirurgischen Exstirpation *unfixiert* unter Kühlung (mind. 4 °C) transportiert (Trockeneis, flüssiger Stickstoff) und kann tiefgefroren (–70 °C) bis zur weiteren Aufarbeitung gesammelt und gelagert werden (am günstigsten weniger als 4 Wochen). Mit Hilfe radioaktiv-markierter Steroide und durch Kohle-Adsorption ist eine Trennung und Erkennung von freien und gebundenen Steroidhormonen möglich. Das Ausmaß der spezifischen Rezeptor-Bindung wird in fmol gebundenes Steroid/mg Cytosolprotein angegeben. Werte für den ER-(PR-)Gehalt <10

(<20) fmol/mg Cytosolprotein gelten normalerweise als rezeptor-negativ bzw. rezeptor-arm im Vergleich zu rezeptor-positiven Befunden.

Qualitätskontrollen sind heute zwischen den einzelnen Laboratorien zum Vergleich der Ergebnisse klinischer Studien dringend erforderlich.

Rezeptorgehalt-Bestimmungen können zur Zeit unter anderem an folgenden Institutionen durchgeführt werden: Frauenkliniken in Aachen, Berlin, Bremen, Düsseldorf, Erlangen, Frankfurt, Freiburg, Hamburg, Heidelberg, Mainz, Tübingen, Deutsches Krebsforschungszentrum in Heidelberg und Fa. Bioscientia Mainz.

Empfehlungen für die Praxis

Aufgrund der bisher gefundenen klinischen Bedeutung von Steroid-Hormonrezeptoren als biochemischem Marker mit „Prediction"-Funktion sollten heute bei jedem Mammakarzinom-Gewebe sowohl von Primärtumoren, als auch von Metastasen Östrogen- und Progesteron-Rezeptoranalysen bei gleichzeitiger histologischer Sicherung vorgenommen werden. Dabei muß jedoch gewährleistet sein, daß sowohl die Arbeit im Labor, als auch die klinische Auswertung unter standardisierten und kontrollierten Bedingungen erfolgt.

Schlußfolgerungen

Der Nutzen von Steroid-Hormonrezeptoranalysen zur Voraussage der Effektivität einer Hormontherapie beim fernmetastasierenden Mammakarzinom ist unumstritten. Die bisher erzielten in vitro-in vivo-Korrelationen von nur ca. 50 bis maximal 80% können durch fehlerhafte methodische Aufarbeitung, durch die biologische Individualität der Patienten selbst und v. a. aber durch die heterogenen Tumorzellpopulationen des Mammatumorgewebes bedingt sein.

Es ist unklar, wieweit die am Primärtumor gewonnenen Befunde auch für die biochemische Charakterisierung des Tumorgewebes im Stadium späterer Fernmetastasierung relevant sind. Allerdings gibt es viele Hinweise, welche darauf hindeuten, daß sich meist keine großen Unterschiede hinsichtlich des Rezeptorverhaltens ergeben. Jedoch ist bekannt, daß sich der Rezeptorgehalt im Tumorgewebe insbesondere unter einer Therapie ändern kann - meist von positiven nach negativen Werten [2].

Vor allem durch die Selektion von Risiko-Patientinnen aufgrund des Rezeptorstatus können in prospektiv angelegten Studien mit adjuvanten systemischen Therapieformen zusätzliche Verbesserungen bisher erzielter Therapieerfolge erwartet werden.

Literatur

1. Allegra JC, Lippman ME, Thompson EB, Simon R, Barlock A, Green L, Huff KK, Do HMT, Aitken SC (1979) Distribution, frequency, and quantitative analysis of estrogen, progesterone, androgen, and glucocorticoid receptors in human breast cancer. Cancer Res 39:1447-1454
2. Allegra JC, Barlock A, Huff KK, Lippman ME (1980) Changes in multiple or sequential estrogen receptor determinations in breast cancer. Cancer 45:792-794
3. Carter SK (1981) Adjuvant chemotherapy of breast cancer. N Eng J Med 304:45-48
4. Cooke T, George WD, Griffiths K (1980) Possible tests for selection of adjuvant systemic therapy in early cancer of the breast. Br J Surg 67:747-750

5. DeSombre ER, Carbone PP, McGuire WL, Wells SA, Wittliff JL, Lipsett MB (1979) Steroid receptors in breast cancer (Consensus-Development Meeting). N Engl J Med 301:1011-1012
6. Editorial (1980) Hormone receptors and human breast cancer. Brit Med J 281:694-695
7. Elston CW, Blamey RW, Johnson J, Bishop HM, Haybittle JL, Griffiths K (1980) The relationship of oestradiol receptor (ER) and histological tumor differentiation with prognosis in human primary breast carcinoma. In: Mourisden HT, Palshof T (Hrsg) Breast Cancer. Experimental and Clinical Aspects. Pergamon Press Oxford and New York, S 59
8. EORTC (1973) Breast Cancer Co-operative Group. Standards for the assessment of estrogen receptors in human breast cancer. Europ J Cancer 9:379-381
9. Fisher ER, Redmond CK, Liu H, Rockette H, Fisher B (1980) Correlation of estrogen receptor and pathologic characteristics of invasive breast cancer. Cancer 45:349-353
10. Hawkins RA, Roberts MM, Forrest APM (1980) Oestrogen receptors and breast cancer: current status. Br J Surg 67:153-169
11. Hähnel R, Woodings T, Vivian AB (1979) Prognostic value of estrogen receptor in primary breast cancer. Cancer 44:671-675
12. Kaufmann M, Klinga K, Runnebaum B, Kubli F (1980) In vitro adriamycin sensitivity test and hormonal receptors in primary breast cancer. Europ J Cancer 16:1609-1613
13. Kaufmann M, Klinga K, Runnebaum B, Kubli F (im Druck) Steroid-Rezeptor Status und Prognose beim primären Mammakarzinom. In: Frischbier JJ (Hrsg) International Congress on Senology, Thieme
14. Lippman ME, Allegra JC, Thompson EB, Simon R, Barlock A, Green L, Huff KK, Do HMT, Aitken SC, Warren R (1978) The relation between estrogen receptors and response rate to cytotoxic chemotherapy in metastatic breast cancer. New Engl J Med 298:1223 1228
15. Maass H, Jonat W (1979) Steroidrezeptoren im Mammakarzinom. Geburtsh u Frauenheilk 39:761-764
16. McGuire WL (1980) The usefulness of steroid hormone receptors in the management of primary and advanced breast cancer. In: Mourisden HT, Palshof T (Hrsg) Breast Cancer. Experimental and Clinical Aspects. Pergamon Press Oxford and New York, S 39
17. Meyer JS, Lee JY (1980) Relationship of S-phase fraction of breast carcinoma in relapse to duration of remission, estrogen receptor content, therapeutic responsiveness, and duration of survival. Cancer Res 40:1890-1896
18. Pichon MF, Pallud C, Brunet M, Milgrom E (1980) Relationship of presence of progesterone receptors to prognosis in early breast cancer. Cancer Res 40:3357-3360
19. Silvestrini R, Daidone MG, DiFronzo G (1979) Relationship between proliferative activity and estrogen receptors in breast cancer. Cancer 44:665-670
20. Stegner HE, Maass H, Trams G, Pape C (1980) Estrogen receptors and ultrastructural pathology of mammary carcinoma. In: Dallenbach-Hellwig G (Hrsg) Functional Morphologic Changes in Female Sex Organs Induced by Exogenous Hormones. Springer, Berlin Heidelberg, S 221
21. Valagussa P, DiFronzo G, Bignami P, Buzzoni R, Bonadonna G, Veronesi U (1981) Prognostic importance of estrogen receptors (ER) to select node negative (N_-) patients for adjuvant chemotherapy. Abstract 3rd. Int. Conf. Adj. Therapy Cancer, Tucson, Arizona, USA

9 Immunität beim Mammakarzinom

D. Fritze

Anfang der 70er Jahre hoffte man noch, daß sich gerade das Mammakarzinom als Modell für Studien der Tumorimmunität eignen würde (Nathanson 1977). Von diesem Optimismus ist nicht viel übrig geblieben. Zwar waren die gelegentlich zu beobachtende lymphoide Infiltration und Aggregation von Plasmazellen im Tumorrandbereich schon lange bekannt, aber darin das histopathologische Äquivalent einer Immunreaktion vom verzögerten Typ zu sehen, hat sich nicht allgemein durchgesetzt. Immerhin geht die Infiltration mit Lymphozyten und Plasmazellen, wie sie beim medullären Karzinom beobachtet wird, mit einer relativ günstigen Prognose einher.

Ähnlich ist es mit der immunologischen Rolle der Lymphknoten. So sollte die Sinushistiozytose prognostisch günstig sein, aber die Meinungen dazu blieben kontrovers. Ob die axillären Lymphknoten nun die Rolle einer zellulären immunologischen Barriere haben oder nicht, ist für den Therapeuten weniger wichtig als die prognostische Aussage ihres histologischen Befalls oder Nichtbefalls. Vom immunologischen Standpunkt aus wird die Bedeutung der lymphozytären Infiltrate im Primärtumor und die Funktion der Lymphozyten nach karzinomatöser Okkupation der axillären Lymphknoten schon dadurch relativiert, daß solche Lymphozyten Suppressorzellfunktionen haben können (Vose u. Moore 1979).

Kontrovers wird die Immunkompetenz in Relation zur Prognose des Mammakarzinoms diskutiert. Sicher ist wohl nur, daß im Stadium der fortgeschrittenen Metastasierung relativ häufiger eine Immuninkompetenz vorliegt. Zelluläre und andere Immunkompetenzteste haben in vivo und in vitro gegenüber dem klinischen und pathologischen Staging jedoch eine untergeordnete prognostische Bedeutung (Krown et al. 1980). Ähnlich korreliert der serologische Nachweis von Immunkomplexen, bei denen es sich wahrscheinlich um Tumorantigenantikörperkomplexe handelt, mit den fortgeschrittenen Stadien des Tumorleidens (Höffken u. Schmidt 1980). Eine eingeschränkte Immunität, also eher Folge als Ursache der Tumorerkrankung, oder doch auch Ursache?

Bei virus- und karzinogeninduzierten Tumoren hatten Tierexperimente ergeben, daß Änderungen der antigenen Membranstrukturen dem Wirtsorganismus häufig nicht entgingen. Aber schon Ende der 60er Jahre zeigten Baldwin und Embleton, daß spontan entstehende Mammaadenokarzinome der Ratte keine oder nur wenig immunogen wirkende Tumorantigene besaßen. Bedeutete dies, daß spontan entstehende Mammakarzinome des Menschen ebenfalls kaum immunogen wirkten? Die chronische Neigung, lokal zu rezidivieren, läßt wirklich daran denken. Und was geschah mit den Tumorzellen, die immerhin in 6–34% der untersuchten Fälle im peripheren oder „regionalen" Venenblut nach Mastektomie mit Lymphadenektomie gefunden wurden (Golinger et al. 1977)?

Serologische Hinweise für die Existenz von Tumorantigenen beim Mammakarzinom

Turnbull et al. (1978) zeigten, daß Autoantikörper z.B. gegen antinukleäre Antigene mit etwa 20% schon in den Frühstadien des Mammakarzinoms häufiger vorkommen als bei Kontrollpersonen. Dabei fanden sich die antinukleären Faktoren nur bei Patientinnen mit axillärem Lymphknotenbefall, nicht dagegen bei Patientinnen mit negativen Lymphknotenbiopsien.

Besonders interessant ist die serologische Beziehung zwischen humanen und Mausmammakarzinomen. Die Seren der Patientinnen enthielten zum Teil Antikörper, die sich gegen zytoplasmatische Antigene viraler Mammatumoren der Maus (MMT-Virus) richteten. Die Antikörperaktivität konnte mit intrazytoplasmatischen Typ-A-Partikeln und gereinigtem MMT-Virus absorbiert werden. Die letzten Ergebnisse der Arbeitsgruppe um Spiegelman et al. (1980) lassen vermuten, daß sich die Antikörperaktivität gegen ein gruppenspezifisches Antigen, gp52, des MMT-Virus richtet. Dabei handelt es sich um ein Glykoprotein mit einem Molekulargewicht von 52000. Der serologische Nachweis von Tumorantigenen ist so schwierig, weil u.a. Blutgruppen- und Histokompatibilitätsantigene vorhanden sind. Folgt man einem Vorschlag von Old, dann lassen sich durch Typisierung mit autologen Seren 3 Klassen von Antigenen definieren (Tabelle 1), nämlich individuelle, gemeinsame tumortypspezifische und normale Zellantigene. Für das Mammakarzinom ist anzunehmen, daß sich die meisten serologischen Reaktionen in den wenigen bisher durchgeführten Studien nicht gegen Tumor-, sondern gegen Normalzellantigene richteten.

Mit Hilfe des sog. Thomsen-Friedenreich-(T-)Antigens soll nach den Arbeiten von Springer et al. (1980) eine Unterscheidung von gut- und bösartigen Brustdrüsenepithelien in einem sensitiven Immunperoxydasetest möglich sein (Howard u. Taylor 1979).

Mit serologischen Methoden wurde weiterhin auf Mammakarzinom- und normalen Brustdrüsenepithelzellen epitheliales Membranantigen (EMA) nachgewiesen (Sloane u. Ormerod 1981). Über den ersten Einsatz von monoklonalen Antikörpern in Gewebsschnitten mit der Immunperoxydasetechnik liegen erste Erfahrungen vor.

Die zelluläre Immunität beim Mammakarzinom

Mit Hilfe verschiedener zellulärer Immunitätstests war in den 70er Jahren versucht worden, eine spezifische Sensibilisierung der Lymphozyten gegen tu-

Tabelle 1. Bisher nachgewiesene „Typen" von Oberflächenantigenen beim Mammakarzinom

		Beim Mammakarzinom nachgewiesen (+) oder nicht nachgewiesen (–)
Typ 1	Individuelle Tumorantigene („privat")	–
Typ 2	Tumortypspezifische Antigene	+(?)
Typ 3	Normalzellantigene (z.B. HLA)	+
Typ 4	Epitheliales Membranantigen (EMA)	+
Typ 5	Onkofetale Antigene (z.B. CEA)	+

morassoziierte Antigene nachzuweisen. Außerdem hatte man mit löslichen Extrakten aus Brusttumor- und anderen Geweben versucht, Hautreaktionen vom verzögerten Typ auszulösen. Die Ergebnisse bis 1977 sind von Nathanson (1977) zusammengefaßt. Zur Zeit herrscht die Meinung vor, daß sich keine tumorspezifischen Reaktionen nachweisen ließen. Mindestens 3 Gründe lassen sich dafür anführen: Viele der „positiven" Ergebnisse wurden mit zellulären Mikrozytotoxizitätstests erhoben. Statt spezifischer wurde im peripheren Blut natürliche Killerzellaktivität gefunden. Das natürliche Killerzellsystem wurde als ein unspezifisches Überwachungssystem anerkannt, in dem Fc-Rezeptor-positive Lymphozyten Tumorzellen zumindest in vitro zerstörten (Pross u. Bains 1977). Ein weiteres Argument gegen den Tumorimmunitätsnachweis mit zellulären Tests basiert auf der Heterogenität der jeweils verwendeten mononukleären Effektorzellen. Man fand, daß T-Lymphozyten Rezeptoren für den Fc-Teil von IgM oder IgG besitzen und dadurch in eine Population von Helferbzw. Suppressorzellen der Antikörpersynthese getrennt werden können.

Neben Helfer- und Suppressorzellen greifen Monozyten/Makrophagen, je nach Aktivitätszustand, in die zelluläre Tumorimmunantwort ein. Dabei üben Prostaglandine (PGE_2) wichtige regulative Funktionen aus. Physiologische

Tabelle 2. Ergebnisse einer prospektiven „Blindstudie" mit Leukozytenadhärenzinhibitions-(LAI-)Tests bei *I* 83 hospitalisierten Patienten mit biopsieerforderndem Mammakarzinomverdacht; *II* 50 Patienten aus der Mammographiesprechstunde, jeweils vor Kenntnis der histologischen und klinischen Befunde, und *III* 37 gesunden Kontrollen. Die 3 mol/l KCL-Extrakte wurden aus 14 Mammatumoren zunächst unbekannter Histologie, 10 Mammakarzinomen und 5 malignen Kontrolltumoren hergestellt. Evidenz für organspezifische statt tumorspezifische LAI-Reaktivität (Fritze et al. 1981)

		Extrakte hergestellt aus: Zunächst unbekannte Histologie			
Personen	n	9 Mammakarzinom [%]	5 benigne Brusttumoren [%]	5 maligne Kontrolltumoren [%]	10 Mammakarzinom [%]
I. Hospitalisierte Patienten (n = 83)					
Mammakarzinom Stadium I–III	65	76	85	0	78
Mammakarzinom Stadium IV	9	33	33	0	33
Benigne Brusttumoren	9	86	89	0	83
II. Mammographie-Patienten (n = 50)					
Mammakarzinom Stadium I	6	NT[a]	0	NT[a]	50
Biopsie negativ	12	0	8	0	8
Nicht biopsiert	32	13	22	0	28
III. Gesunde (n = 37)		0	5	0	0

[a] Nicht getestet

Konzentrationen von PGE_2 (10^{-8} mol/l oder weniger) unterdrücken die meisten in vitro T-Zellfunktionen, zuweilen sogar nach deren vorheriger Stimulation mit Interferon (Ceuppens u. Goodwin 1981). Noch komplexer werden diese Aspekte der zellulären Tumorimmunität dadurch, daß ein Teil der Mammakarzinome selbst Prostaglandine in relativ hohen Konzentrationen enthält, angeblich im Unterschied zu gutartigen Brusttumoren. Nicht nur gegen allogene, sondern auch gegen autologe Tumoren ließen sich im Leukozytenmigrationsinhibitionstest und Leukozytenadhärenzinhibitionstest Reaktionen zeigen, die für eine zelluläre Sensibilisierung gegen Tumorantigene beim Mammakarzinom sprachen (Nathanson 1977). Am Beispiel der von uns durchgeführten Leukozytenadhärenzinhibitionstests sei kurz skizziert, wie problematisch der Nachweis tumorassoziierter Antigene beim Mammakarzinom ist. Nach den ermutigenden Berichten Anfang der 70er Jahre von den Arbeitsgruppen Halliday und Thomson (Übersicht: International Workshop on leukocyte adherence inhibition, 1979), die zum Teil auch neuerdings bestätigt werden (Tsang et al. 1980), erhielten wir in prospektiven Studien mit „Doppelblindcharakter" weniger tumorspezifische Ergebnisse. Tabelle 2 zeigt die Ergebnisse einer prospektiven Studie, bei der Extrakte bekannter und nicht bekannter Brustpathologie bei Patientinnen mit biopsieerforderndem Mammakarzinomverdacht in die Untersuchungen miteinbezogen wurden. Statt der erhofften tumorspezifischen Reaktionen fanden sich weitgehend organspezifische Reaktionsmuster, die auf Kreuzreaktionen zwischen benignen und malignen Brustdrüsenantigenen basieren dürften. Allerdings ist nicht auszuschließen, daß es sich bei einem Teil dieser „falsch-positiven" Reaktionen mit histologisch gesicherten gutartigen Brusttumoren um präkanzeröse Mastopathien handelte (Fritze et al. 1979, 1981).

Chemische und immunchemische Hinweise für die Existenz von Brusttumorantigenen

Bisher ist nur vereinzelt über die Isolierung von Tumorantigenen beim Mammakarzinom berichtet worden. Dabei fällt auf, daß es sich überwiegend um Glykoproteine von allerdings unterschiedlichen Molekulargewichten handelte. Während die Antigene von Gentiele u. Flickinger (1972), Kuo et al. (1973) und Fritsche u. Mach (1975) für das Mammakarzinom wohl nur teilweise spezifisch waren, beschrieben Leung et al. (1978) und Kamiyama et al. (1980) jeweils tumorassoziierte Antigene von hoher Spezifität, aber mit recht unterschiedlichen Molekulargewichten (Molekulargewicht 19500 bzw. 67000).

Schlußfolgerungen

Sichere Hinweise für die Existenz tumorspezifischer Antigene konnten beim Mammakarzinom bisher nicht erbracht werden. Das karzinoembryonale Antigen (CEA) und andere Immunmarker haben sich für Verlaufsbeobachtungen bewährt. In einer Reihe verschiedener In-vitro-Tests blieb die Spezifität zellulärer Immunreaktionen unsicher, obwohl zum Teil autologe Tumorzellkulturen oder -extrakte verwendet wurden. Immerhin könnte den zellvermittelten Immunreaktionen gegen autologe Tumoren und bestimmte Mausviruspräparationen ätiologische Bedeutung zukommen (Black et al. 1978). Ob sich unspezifische oder spezifische Immunkompetenz als prognostisch nützliche Indikatoren eignen, ist weiterhin umstritten. Häufig ist die Immunkompetenz im Stadium der Metastasierung eingeschränkt. So scheint sich gegenwärtig das Interesse von den zellulären Immuntests wieder mehr serologischen Tumorantigennachweisen zuzuwenden. Existiert Immunität beim Mammakarzinom? Sehr viele Untersuchungen sprechen dafür, aber nach der Spezifität dieser Reaktionen suchen wir noch (Old 1981). Mit Hilfe der neuen immunologischen Techniken, z. B. tumorspezifische zytotoxische T-Lymphozyten in Langzeitkulturen züchten zu können (Gillis u. Smith 1977) und der Produktion von u. U. für das Mammakarzinom spezifischen monoklonalen Antikörpern, werden sich die immundiagnostischen und vielleicht auch therapeutischen Chancen beim Mammakarzinom erhöhen. Dabei erweist es sich als nützlich, humane Mammakarzinome in die „nackte Maus“ explantieren zu können, weil außer histopathologischen Vergleichen mit dem Originaltumor Informationen über die Membranantigene geliefert werden (Bailey et al. 1981).

Literatur

Bailey MJ, Ormerod MG, Imrie SF, Humphreys J, Roberts JDB, Gazet JC, Neville AM (1981) Comparative functional histopathology of human breast carcinoma xenografts. Br J Cancer 43:125–134

Black MM, Zachrau RE, Shore B, Dion AS, Leis HP Jr. (1978) Cellular immunity to antologous breast cancer and R III-Murine mammary tumor virus preparations. Cancer Res 38:2068–2076

Ceuppens J, Goodwin J (1981) Prostaglandins and the immune response to cancer (review). Anticancer Res 1:71–78

Fritze D, Schulte-Uentrop C, Kaufmann M (1979) Leukocyte adherence inhibition (LAI) tests in patients clinically suspected of having breast cancer using a panel of breast carcinoma extracts. Eur J Cancer 15:1491–1496

Fritze D, Kaufmann M, Fournier D v (1981) Frühdiagnostik des Mammakarzinoms mit Leukozyten-Adhärenz-Inhibitions(LAI)-Tests, in vitro. Dtsch. Ges. f. Senologie, Heidelberg 28.–29. 3. 1981

Gillis S, Smith K (1977) Long term culture of tumor-specific cytotoxic T cells. Nature 268:154–156

Goldrosen MH, Howell JH (1979) International workshop on leukocyte adherence inhibition. Cancer Res 39:555–662

Golinger RC, Gregorio RM, Fisher ER (1977) Tumor cells in venous blood draining mammary carcinomas. Arch Surg 112:707–708

Höffken K, Schmidt CG (1980) Immunkomplexe bei malignen Erkrankungen: Tumormarker oder Epiphänomen? Dtsch Med Wochenschr 105:1697–1699

Howard DR, Taylor C (1979) A method for distinguishing benign from malignant breast lesions utilizing antibody present in normal human sera. Cancer 43:2279–2287

Kamiyama M, Hashim GA, Kyriakidis G, Fitzpatrick HF (1980): A tumor-associated antigen isolated from human breast adenocarcinoma. Clin Immunol Immunopathol 16:151–165

Krown SE, Pinsky CM, Wanebo HJ, Braun DW, Wong PP, Oettgen HF (1980) Immunologic reactivity and prognosis in breast cancer. Cancer 46:1746–1752

Leung JP, Plow EF, Nakamura RM, Edgington TS (1978) A glykoprotein set specifically associated with the surface and cytosol of human breast carcinoma cells. J Immunol 121:1287–1296

Nathanson L (1977) Immunology and immunotherapy of human breast cancer. Cancer Immunol Immunother 2:209–224

Old LJ (1981) Cancer immunology: The search for specificity – G. H. A. Clowes memorial lecture. Cancer Res 4:361–375

Pross HF, Baines MG (1977) Spontaneous human lymphocyte-mediated cytotoxicity against tumor target cells. VI. A brief review. Cancer Immunol Immunother 3:75–85

Sloane JP, Ormerod MG (1981) Distribution of epithelial membrane antigen in normal and neoplastic tissues and its value in diagnostic tumor pathology. Cancer 47:1786–1795

Spiegelman S, Keydar I, Mesa-Tejada R, Ohno T, Ramanarayanan M, Nayak R, Bausch J, Fenoglio C (1980) Possible diagnostic implications of a mammary tumor virus related protein in human breast cancer. Cancer 46:879–892

Springer GF, Murthy MS, Desai PR, Scanlou EF (1980) Breast cancer patient's cell-mediated immune response to Thomsen-Friedenreich (T)antigen. Cancer 45:2949–2954

Tsang PH, Tangnavarad K, Lesnick G, Perloff M, Holland JF, Bekesi JG (1980) Radioisotopic ^{51}Cr-leukocyte adherence inhibition (LAI) assay. I. Demonstration of anti-tumor immunity in patients with breast carcinoma. J Immunol Methods 36:119–135

Turnbull R, Turner TL, Fraser JD, Lloyd RS, Lang CJ, Wright R (1978) Autoantibodies in early breast cancer: a stage-related phenomenom? Br J Cancer 38:461–463

Vose BM, Moore M (1979) Suppressor cell activity of lymphocytes infiltrating human lung and breast tumors. Int J Cancer 24:579–585